一般病棟でもできる！

終末期がん患者の緩和ケア

第3版

あなたの疑問に認定看護師が答えます

編集
岩崎紀久子
酒井由香
中尾正寿

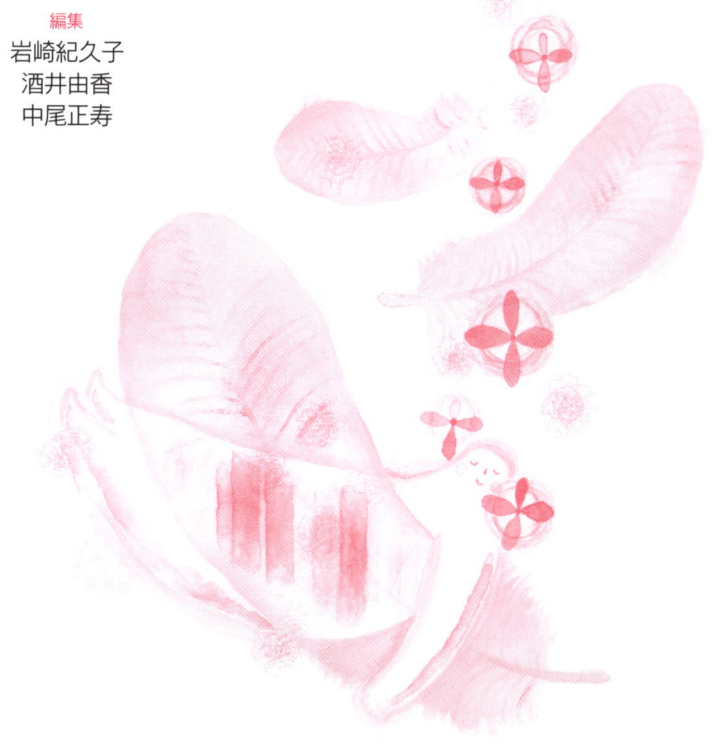

日本看護協会出版会

はじめに

雑誌『ナーシング・トゥデイ』の増刊号として2005年の春にこの本の原型が出版され、2009年の第2版発行から5年余りの歳月が経ちました。この5年間に、がん対策推進基本計画の策定や緩和ケアチームの整備が進み、いくつかの重要なガイドラインがつくられたことで、緩和ケアの提供体制がソフト・ハードの両面で拡充されてきました。また、高齢化の進展による多死社会が現実になる中で、あらゆる医療場面において、緩和ケアの知識が求められるようになってきています。

こうした背景もあり、一般病棟で緩和ケアを提供する機会が増えてきました。一方で、終末期の患者・家族のケアは「難しい」という声を聞くこともまた増えているように感じます。終末期の患者を看る中で、鎮痛薬を増量しても痛みが取り除けず、つらい時間を過ごしている場面や、患者の死が近づき悲しみにくれている家族に声をかける場面など、いくつか思い浮かぶ場面があるでしょう。

医療者によっては、こうした場面を負担に感じ、できれば避けたいと思う人もいるかもしれません。そのように感じることは不思議なことではありません。それだけ、終末期の患者・家族のケアでは、いろいろな難しい問題に直面する可能性があります。そして、対処も一様でないことが多く、解決ができないこともあります。ケアを提供する傍らで、ケアをする者もともに悩み、苦しみ、場合によっては無力感に苛まれることさえあるのです。

終末期の患者のケアには、こうした困難な側面もある一方で、患者・家族と私たち医療者が、ケアを通して関わり合い、希望を持ち、ともに成長をする可能性を秘めた側面もあります。

死を前にして希望・成長という言葉が出ることに疑問を持たれる方もいるかもしれません。しかし、日々患者・家族と接していると、生が続く限り、希望を持ち続けているのをよく感じます。「人に迷惑をかけずに生きたい」「痛みに苦しむことなく、穏やかな最期を迎えたい」「孫が育つのを少しでも長くみたい」など、表現はさまざまです。そして、希望を持ちつつも、変化する自らの状況を受け入れていく姿をみる時、人としての成長が続いていくように感じることがあります。

では、患者の希望・成長を支えるために、私たちは何ができるのでしょうか。ある小説に次のような言葉がありました。「希望とは常に人との係わりのなかに在る」——人はさまざまなつながりによって、支えられています。終末期の患者・家族が直面する最も大きな苦痛は、痛みにせよ、つらい症状にせよ、また予後に対する不安にせよ、それにより患者を支えてい

るつながりが脅かされることにあるのではないでしょうか。そうした時こそ、患者・家族の傍らで気にかけ、彼らの言葉に耳を傾けながらケアを行うことが、最も大切な姿勢であるように思います。そうすることで、患者が孤独に陥ることを防ぎ、痛み・苦しみを分かち合えること、さらには「自分は大切にされている」という感覚をもてることが、死を前にして揺らいでいる患者の価値観を支え、つながりを保つことを可能にするのではないでしょうか。

その結果、苦しんでいた痛みなどの症状が和らぎ、患者・家族がよい時間を過ごすことができたと感じる時、あるいは看取りの場に立ち会って、よい別れを迎えることができたと感じる時、私たちもある種の充実感を持ちます。それが次のケアへの原動力となるのです。さらにはこうした経験を重ねることで、看護師として、あるいはそれ以上に人として成長できるのではないでしょうか。

本書では、一般病棟において終末期患者のケアを実際に行う、あるいはこれから行っていこうとする看護師に、知識の整理と考え方を提供することを念頭に内容を構成しています。終末期の患者・家族のケアでよくみられる問題場面を具体的な質問や悩みの形で紹介し、日々そうした問題に直接取り組んでいるがん性疼痛看護および緩和ケア認定看護師らが中心となって、今の時点で考えられる標準的な考え方やケアの方法を提示しました。

また今回の改訂では、最新のガイドラインやサイコオンコロジーの知見をもとに、従来の記述内容を全面的に見直すとともに、高齢者やリハビリテーションといった緩和ケアにおいて重要となってきた領域の知見を新たに追加しました。

終末期の患者・家族のケアでは、病態や症状、心の問題、家族背景などが複雑に絡み合い、問題がみえにくくなっていることがよくあります。本書に取り上げられている基本的な視点を用いて問題を分析し、ケアの方向性を見出す際の参考にしていただければ幸いです。

最後に、本書の制作にあたり、素敵な表紙カバーイラストを描いていただいた小林雅代さん、本文のわかりやすいイラストを描いていただいた志賀均さん、読みやすい装丁をしていただいた齋藤久美子さん、そして原稿の細部にまで気を配り、粘り強く編集作業を進めていただいた日本看護協会出版会の金子あゆみさんに厚くお礼を申し上げます。

2014年5月

編集を代表して　中尾　正寿

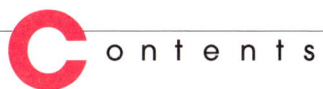

目次

第1章 総論　　［担当編集：岩崎紀久子］

一般病棟での緩和ケアとは？　　1

❶ 緩和ケアとは
　定義と最近の動向……内海 明美——2
❷ 終末期のがん患者
　身体的・精神的特徴……松本 俊子——6
❸ 人を看取る上での心構え
　一般病棟でも知っておきたいこと……内海 明美——8
❹ ホスピス・緩和ケア病棟での看護
　ホスピス・緩和ケアの流れ……内海 明美——11
❺ 患者の自己決定への支援
　療養の場の選択への支援……松本 俊子——18
❻ 積極的治療から症状緩和中心のケアへの移行におけるナースの役割……松本 俊子——22
❼ 緩和ケアの広がりとチーム医療……藤本 亘史——25
❽ 高齢者の特徴と緩和ケア……山本 美和——29
❾ 緩和ケアとリハビリテーション……荒木 聡子——33

第2章 各論

Q&A 認定看護師が答える
困難事例・こんな時どうする？　　37

ペインコントロール　　［担当編集：酒井由香］

❶ 痛みの種類と見分け方……塚越 美由紀——38
❷ 痛みの訴えの評価と目標の設定……塚越 美由紀——41
❸ オピオイドの種類と特徴……塚越 美由紀——45
❹ 麻薬の使用に抵抗を示す患者への説明……塚越 美由紀——49
❺ オピオイドの換算の仕方……髙山 裕子——52
❻ レスキューの使用方法……髙山 裕子——56
❼ 鎮痛薬増量のポイント……髙山 裕子——59
❽ オピオイドの副作用……髙山 裕子——62
❾ オピオイドローテーション……千田 英理子——66
❿ 非ステロイド抗炎症薬（NSAIDs）の役割……千田 英理子——69

Contents

⑪ オピオイドの効く痛み・効かない痛み……………千田 英理子 ─── 72
⑫ 鎮痛補助薬の種類と使用方法………………千田 英理子 ─── 75

身体症状とケア　　　　　　　　　　　　　　　　　　　　　　［担当編集：酒井由香］

❶ 呼吸困難………………………山口 聖子 ─── 79
❷ 喀　痰…………………………山口 聖子 ─── 84
❸ 嘔気・嘔吐……………………山口 聖子 ─── 88
❹ 便秘・下痢……………………山口 聖子 ─── 92
❺ 消化管閉塞・腸閉塞…………………松尾 理代 ─── 96
❻ 倦怠感・眠気…………………松尾 理代 ─── 99
❼ 食欲不振………………………松尾 理代 ─── 102
❽ 口腔ケア………………………松尾 理代 ─── 105
❾ 浮　腫…………………………吉田 有里 ─── 108
　　Pick Up リンパ浮腫……………松浦 れい子 ─── 111
❿ 腹水・腹部膨満感……………吉田 有里 ─── 117
⑪ 掻痒感・スキンケア…………吉田 有里 ─── 120
⑫ 悪臭の対策……………………吉田 有里 ─── 123
⑬ 身体症状に対するステロイドの使用………………山口 聖子 ─── 125
⑭ ナースができる **疼痛緩和技術**………………吉田 有里 ─── 128
⑮ セルフコントロールにつながる **補完代替療法**………………荒川 唱子・土谷 恭子 ─── 132

精神症状とケア　　　　　　　　　　　　　　　　　　　　　　［担当編集：中尾正寿］

❶ 不　眠…………………………菊地 里子 ─── 138
❷ 不　安…………………………菊地 里子 ─── 140
❸ 抑うつ・希死念慮……………菊地 里子 ─── 142
❹ せん妄・混乱…………………菊地 里子 ─── 146
❺ スピリチュアルな痛み………藤本 亘史 ─── 150
❻ 希望を支える…………………藤本 亘史 ─── 153
❼ バッドニュースを伝える……藤本 亘史 ─── 156
❽ 話を聴く方法・傾聴…………小野 芳子 ─── 159
❾ チームコンサルテーション……………藤本 亘史 ─── 161

目 次

臨死期のケア　　　　　　　　　　　　　　　　　　　　　　　　　［担当編集：中尾正寿］

1. 予後予測とケアの方向性……………………馬場 玲子 ——— 164
2. 鎮静の適応と方法………………………馬場 玲子 ——— 167
3. 患者・家族への鎮静についての説明………………馬場 玲子 ——— 173
4. 倫理的ジレンマに対するチームでの検討……………津金澤 理恵子 ——— 175
5. 臨死期患者への輸液………………馬場 玲子 ——— 179
6. 臨死期の喘鳴………………津金澤 理恵子 ——— 183
7. 臨死期のけいれん・ミオクローヌス……………津金澤 理恵子 ——— 185
8. 病状の説明と自己決定への支援………………小野 芳子 ——— 187
9. ケアの見直し………………津金澤 理恵子 ——— 189
10. 臨死期患者の身体的変化と家族を呼ぶタイミング……………長澤 昌子 ——— 192
11. 家族の悲嘆への支援………………長澤 昌子 ——— 195
12. 死後のケア………………長澤 昌子 ——— 198

家族へのケア　　　　　　　　　　　　　　　　　　　　　　　　　［担当編集：岩崎紀久子］

1. 死別の準備………………柴田 昌枝 ——— 202
2. 終末期患者の家族の心理的特徴と支援……………柴田 昌枝 ——— 205
3. 死亡直前の家族からの蘇生希望………………井上 豊子 ——— 209
4. 子どもへの病状の伝え方………………井上 豊子 ——— 211
5. 交流の乏しい家族しかいない場合………………井上 豊子 ——— 215
6. 家族の疲労に対する支援………………井上 豊子 ——— 217
7. 経済的な支援………………高澤 亮子・鈴木 由佳 ——— 219
   Pick Up 遺言にまつわる相談………………高澤 亮子・鈴木 由佳 ——— 224
8. 在宅への移行に伴う支援………………得 みさえ ——— 226
9. グリーフケア………………松沼 晶子 ——— 230

Pick Up 緩和ケアの教育………………中尾 正寿 ——— 235

● 索 引 ——— 237

執筆者一覧

● **編集**

岩崎紀久子	淑徳大学看護栄養学部教授
酒井(脇)由香	神奈川県立がんセンター●がん性疼痛看護認定看護師
中尾 正寿	NTT東日本関東病院

● **執筆者(執筆順)**

内海 明美	JA北海道厚生連 札幌厚生病院●がん看護専門看護師，緩和ケア認定看護師
松本 俊子	JA茨城県厚生連 総合病院 土浦協同病院●緩和ケア認定看護師
藤本 亘史	照井在宅緩和クリニック●緩和ケア認定看護師
山本 美和	医療法人匠光会 深澤りつクリニック●緩和ケア認定看護師
荒木 聡子	NTT東日本関東病院●理学療法士
塚越美由紀	医療法人社団創進会 みつわ台総合病院●がん性疼痛看護認定看護師
髙山 裕子	JCHO東京新宿メディカルセンター●がん看護専門看護師，がん性疼痛看護認定看護師
千田英理子	日本医科大学付属病院●がん性疼痛看護認定看護師
山口 聖子	医療法人財団明理会 行徳総合病院●緩和ケア認定看護師
松尾 理代	公益財団法人 天理よろづ相談所病院●緩和ケア認定看護師
吉田 有里	東京女子医科大学病院●緩和ケア認定看護師
松浦れい子	NTT東日本関東病院●がん性疼痛看護認定看護師
荒川 唱子	福島県立医科大学名誉教授
土谷 恭子	福島県立医科大学附属病院●看護師，AEAJ認定アロマセラピスト
菊地 里子	筑西市役所中核病院整備部人材育成センター●緩和ケア認定看護師
小野 芳子	日本赤十字社 綜合病院 山口赤十字病院●緩和ケア認定看護師
馬場 玲子	筑波大学附属病院●緩和ケア認定看護師
津金澤理恵子	富岡地域医療事務組合 公立富岡総合病院●緩和ケア認定看護師
長澤 昌子	岩手医科大学附属病院●緩和ケア認定看護師
柴田 昌枝	社会医療法人財団池友会 福岡和白病院●緩和ケア認定看護師
井上 豊子	日本赤十字社 姫路赤十字病院●緩和ケア認定看護師
髙澤 亮子	NTT東日本関東病院●ソーシャルワーカー，社会福祉士，精神保健福祉士
鈴木 由佳	元・NTT東日本関東病院●ソーシャルワーカー，社会福祉士，精神保健福祉士
得 みさえ	神奈川県立がんセンター●がん性疼痛看護認定看護師
松沼 晶子	群馬県立がんセンター●緩和ケア認定看護師
中尾 正寿	前掲

● **質問提供**

高野 文恵	高松 靖子	都築あさお
中尾 正寿	眞鍋有美子	宮子あずさ

第 1 章 総論

一般病棟での緩和ケアとは？

❶ 緩和ケアとは
　定義と最近の動向

❷ 終末期のがん患者
　身体的・精神的特徴

❸ 人を看取る上での心構え
　一般病棟でも知っておきたいこと

❹ ホスピス・緩和ケア病棟での看護
　ホスピス・緩和ケアの流れ

❺ 患者の自己決定への支援
　療養の場の選択への支援

❻ 積極的治療から症状緩和中心のケアへの
　移行におけるナースの役割

❼ 緩和ケアの広がりとチーム医療

❽ 高齢者の特徴と緩和ケア

❾ 緩和ケアとリハビリテーション

一般病棟での緩和ケアとは？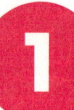

緩和ケアとは
定義と最近の動向

疾患早期に提供したい緩和ケア

　がんを取り巻く医療情勢はこの数年の間に著しい変化を遂げています。中でも緩和ケアは、ケアを提供する体制の法整備などが急速に進んでいます。これは、国が緩和ケアの質向上の重要性を認識してきていることを示しています。表1-1に、1990年以降の、緩和ケアに関連した診療報酬や法律の動きを紹介します。

　緩和ケアと聞いて、「終末期ケア」「看取りのケア」という印象を持つ医療者もいると思いますが、そうしたイメージは大きく変わりつつあります。その原因とも言えるのが、「がん対策基本法」の施行や「がん診療連携拠点病院」の急速な整備です。がん診療連携拠点病院の要件に緩和ケアチームの設置があげられたことは、緩和ケアが、病状が終末期の状態になった時だけでなく、診断後から早期に提供されるべき医療として位置づけられていることを明確に表しているといえます。

　2002年には、一般病棟に入院しているがん患者への緩和ケアチームによる症状緩和などのコンサルテーション活動に対し、診療報酬「緩和ケア診療加算」によるケアの評価が新設され、疾患早期からの緩和ケアの必要性がより明確と

表1-1 ● 緩和ケアに関連した診療報酬や法律に関連した事項

1990年	「緩和ケア病棟入院料」新設
2002年	「緩和ケア診療加算」
2006年	改訂「緩和ケア病棟入院料の基準」
2007年	「がん対策基本法」施行
2008年	「がん性疼痛緩和指導管理料」 「がん医療の推進について」診療報酬の改定 「緩和ケア診療加算」診療報酬の改定
2012年	改定「緩和ケア病棟入院料」診療報酬の在院期間による段階的引き下げ 新設「外来緩和ケア管理料」 「がん性疼痛緩和指導管理料」診療報酬の一部改定 「緩和ケア診療加算」診療報酬の改定 「がん対策基本法」一部見直し

表1-2 ● 「がん対策基本法」における基本的施策

①がんの予防および早期発見の推進
・がん予防の推進
・がん検診の質の向上等

②がん医療の均てん化の促進等
・専門的な知識および技能を有する医師その他の医療従事者の育成
・医療機関の整備等
・がん患者の療養生活の質の維持向上
・がん医療に関する情報の収集提供、体制の整備等

③がん研究の推進等
・がんに関する研究の促進
・研究成果の活用
・医薬品および医療機器の早期承認に資する治験の推進
・臨床研究に係る環境整備

〈重点的に取り組むべき課題（2012年のがん対策基本法の一部見直しにより掲げられた*）〉
①放射線療法、化学療法、手術療法の更なる充実とこれらを専門的に行う医療従事者の育成
②がんと診断された時からの緩和ケアの推進
③がん登録の推進
④働く世代や小児へのがん対策の充実

*厚生労働省：がん対策推進基本計画．
http://www.mhlw.go.jp/bunya/kenkou/gan_keikaku.html

なりました。こうしたことから、医療者の中でも緩和ケアのイメージは大きく変化しつつあります。表1-2と表1-3に、がん対策基本法における緩和ケアの位置づけを紹介します。

世界の流れも大きく変化

「緩和ケアを疾患早期に提供すべき」という認識は世界全体の認識でもあります。2002年、

表1-3● がん対策基本法における緩和ケアの位置づけ

がん患者の療養生活の質の維持向上として、第16条「国及び地方公共団体は、がん患者の状況に応じて疼痛等の緩和を目的とする医療が早期から適切に行われるようにすること、居宅においてがん患者に対しがん医療を提供するための連携協力体制を確保すること、医療従事者に対するがん患者の療養生活の維持向上に関する研修の機会を確保することその他のがん患者の療養生活の維持向上のために必要な施策を講ずるものとする」と定められている

■がん対策基本法案に対する附帯決議
「十二．緩和ケアについては、がん患者の生活の質を確保するため、緩和ケアに関する専門的な知識及び技能を有する医療従事者の育成に努めるとともに、自宅や施設においても、適切な医療や緩和ケアを受けることができる体制の整備を進めること」

表1-4● 緩和ケアとは（WHOの定義、2002年）

緩和ケアとは、生命を脅かす疾患による問題に直面している患者とその家族に対して、痛みやその他の身体的問題、心理社会的問題、スピリチュアルな問題を早期に発見し、的確なアセスメントと対処（治療・処置）を行うことによって、苦しみを予防し、和らげることで、クオリティ・オブ・ライフを改善するアプローチである

（WHO：Definition of Palliative Care, World Health Organization, 2002）

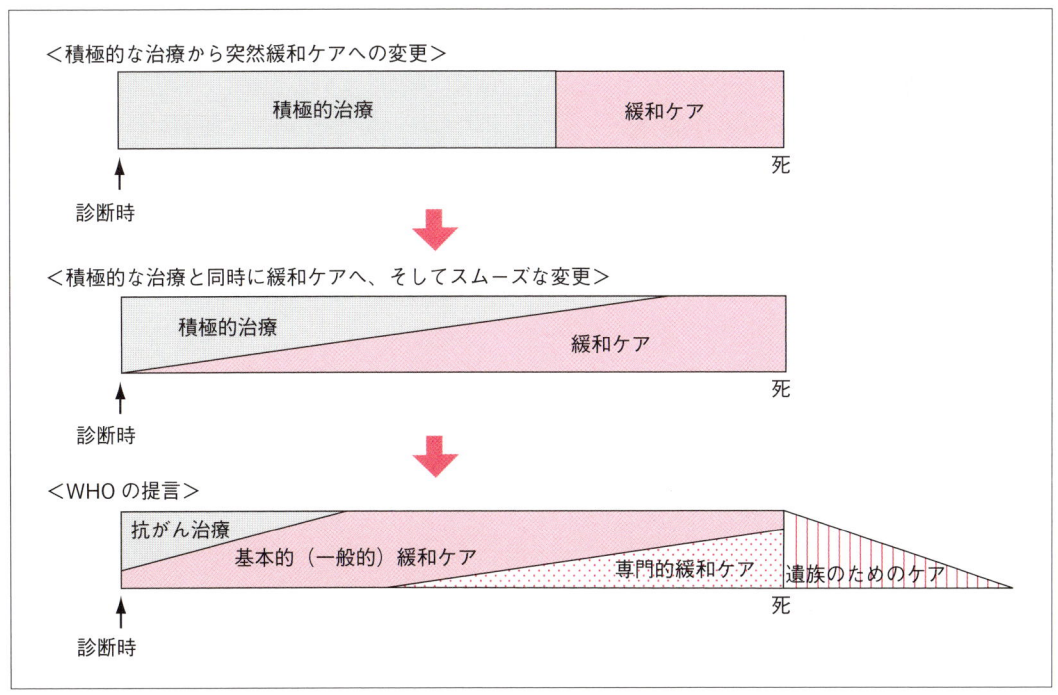

図1-1● 緩和ケアの枠組みの変化

WHOにおいて緩和ケアに関する定義が改定され、緩和ケアが、疾患の早期から提供されるケアとして追記されました[1]。このことは、緩和ケアに関する知識や技術が、さまざまな状態にあるがん患者とその家族に対して提供されるべきであることを改めて認識させることになりました。表1-4にWHOの緩和ケアの定義を、図1-1に緩和ケアの枠組みの変化を紹介します。

緩和ケアは特定の場所で、特定の時期から始めるケアではありません。必要な時に早期に実施されるべきものです。その重要性を医療者が認識することは、緩和ケアの本質を理解することに他ならず、看護師はそれに基づいて、緩和ケアについての知識と技術の向上に努めていかなければならないと思います。現在、緩和ケアを提供する人員の確保などの体制の整備は進んでいるものの、それに関わる専門スタッフの教育体制の整備が新たな課題となっています。緩和ケア認定看護師は、緩和ケアに関する専門的な役割を担う中心的な存在として、その責任を自覚しながら努力を積み重ね、患者とその家族に対してケアを提供し続ける必要があります。

症状緩和のための治療法

がん治療の早期から適切に緩和ケアが提供されるためには、がん治療に携わる看護師が症状緩和の専門的な知識を身につけることが基本となります。また、その治療が適応となるかどうかを検討するためには、苦痛症状のアセスメントがなされていることや、治療のメリットやデメリットを患者の状態に合わせて多角的にアセスメントできることが重要となります。これにより、病状が進行し複雑化する前に効果的に症状緩和が図られ、患者の心身の安定やQOLの維持にもつながる可能性が高くなります。

もちろんすべての治療に関する細かい知識を身につけることは困難です。しかし看護師が豊富な知識を身につけ、緩和ケアチーム内や主治医らと検討したり、専門家に相談することを提案する役割を担うことはできます。

ここでは、症状緩和における主な治療の概要について述べます。

❶ 薬物療法（疼痛緩和に関して）

緩和ケアにおける最も重要な症状緩和、特に疼痛緩和に対する治療の中心は薬物療法が基本となることは周知のとおりです。薬物療法は日々進化を遂げており、その知識の吸収が求められます。

がん疼痛緩和治療の中心を担うオピオイドに関して例にあげると、種類が増えたことで、患者の状態に合わせて細やかな対応が可能となり、選択の幅が広がっています。疼痛緩和では薬物を多数併用する場合が多いことから、薬物動態や薬物相互作用の特徴を学び理解を深めることで、有効的な疼痛緩和が図られるよう努力することが望まれます。

また、診断の早期から疼痛緩和治療が併用して行われている状況では、例えば化学療法中の患者に起こっている症状がその治療による副作用なのか、病気そのものの進行に伴う症状なのか、さらに疼痛緩和治療の副作用なのか、を判断した上での対応が求められます。

❷ 神経ブロック

薬物を用いた治療法である神経ブロックの主な目的は、神経機能の遮断による痛みや感覚異常の症状を取り除くことにあります。

神経機能を遮断することは、神経を麻痺させ痛覚刺激をブロックし、痛みを緩和させることにつながります。また交感神経や運動神経の興奮をブロックすることにより、筋の攣縮や血管収縮が抑えられ、弛緩するため、鎮痛効果が発揮されます（痛みの悪循環の回避）。さらに、オピオイドなどの薬物療法による副作用で疼痛

緩和が図られない場合なども、神経ブロックの適応を検討します。

神経ブロックの適応の判断の際は、疼痛に関するアセスメントはもちろんのこと、感染のリスクや日常生活への影響なども含めた検討が必要です。神経ブロックには、内臓神経支配に関連した腹腔神経叢ブロックや、知覚神経ブロック、くも膜下神経ブロックなどがあります。

使用薬物は、局所麻酔薬や神経破壊薬、オピオイドの併用などさまざまな方法があり、専門的な知識に基づいたケアが必要です。

❸ 放射線療法

放射線療法は、骨転移に対する疼痛緩和や、神経圧迫に適用され、特に脊髄圧迫による麻痺を発症した場合は、48時間以内の早期に放射線療法を開始することで神経症状の改善を図ることができます。

緩和ケアにおける放射線療法は、局所治療による疼痛改善などを図ることで、オピオイドの使用量減少に役立つ可能性があり、身体への負担が少なく、日常生活を良好に保つことが期待できる有効な疼痛緩和治療の一つとして積極的な検討がなされています。

近年、ごく限られた施設ではあるものの、骨転移に伴う病的骨折部位に骨セメントを注入する椎体形成術が、骨転移による疼痛緩和の日常生活動作（ADL）改善などに効果を発揮しています。さらに、腫瘍の出血性病変に対して、止血を目的とした低線量の照射による治療の有効性も認められています。

緩和ケアにおける放射線療法で第一に検討されなければならないことは、症状による苦痛が緩和されることは当然ですが、治療による副作用を最小限に抑えることと、全身状態や治療回数に伴う負担を減らすことです。患者にとって現状よりもQOLにより効果をもたらすか否かについて、総合的な検討が必要といえます。

❹ 緩和的化学療法

本来、緩和的化学療法の統一した見解は明らかにされていないと言われています。しかし、化学療法本来の目標には、①治癒あるいは再発予防、②延命、③腫瘍の縮小、④症状緩和、QOLの維持があります。緩和的化学療法が主に症状緩和やQOLの維持を目的として実施されることに関して言えば、化学療法本来の目標の一部を担っています。

緩和的化学療法はただ漫然と治療が行われるべきものではなく、その目的を患者と医療者で共有し、お互い納得した上で実施されることが大切です。それは、患者にとってはがん自体は治らないとわかっていても、身体に負担のない範囲で治療を継続することが生きることへの強みとなり、それがQOLの維持向上につながることもあるためです。

どの治療にも言えることですが、化学療法に伴う副作用もまたQOL低下を招く可能性があり、効果と副作用は表裏一体であることは否定できません。身体への負担が最小限となり安全に治療が受けられることは当然ですが、患者にとっての治療の意味をしっかりと理解し、十分に検討を重ねていくことが、緩和的化学療法を受ける患者の看護の要点になると思います。

【引用文献】
1）Watson, M.S., et al.：Oxford Handbook of Palliative Care, Oxford University Press, 2005.

【参考文献】
1）梅田 恵, 他編：一歩進んだがん疼痛マネジメント, がん看護, 12（2）, 2007.
2）奈良林至, 他編：特集 もっと知りたい化学療法による症状緩和, 緩和ケア, 17（1）, 2007.
3）広川 裕, 他編：特集 もっと知りたい症状緩和と放射線治療, 緩和ケア, 15（3）, 2005.
4）高橋美賀子, 他編著：新装版 ナースによるナースのためのがん患者のペインマネジメント, 日本看護協会出版会, 2014.

一般病棟での緩和ケアとは？

2 終末期のがん患者
身体的・精神的特徴

トータルペインの視点からのアセスメント

　終末期に限ったことではありませんが、患者をトータルペイン（全人的苦痛）の視点から理解することは大変重要だと考えます。すなわち、身体的側面からだけではなく、精神的側面、社会的側面、霊的（スピリチュアル）な側面も含めた四つの側面（図1-2）に焦点を当て、患者を「病気を持って苦悩している人間」として理解することです。トータルペインの視点からアセスメントを行うことで、患者のニーズに近づくことができると考えます。

　本項では、終末期がん患者の特徴を、トータルペインの四つの側面に分けて述べていきます。

❶身体的苦痛

　終末期がん患者の8割以上に「がん疼痛」があると言われています。その他、全身倦怠感、食欲不振、呼吸困難、嘔気・嘔吐、腹痛、腹部膨満感、腹水、便秘、下痢などの不快な身体症状が出現します。これらの症状の多くは、単独症状として出現するのではなく、複数症状が重なり合って出現します。

　この場合、例えば疼痛が緩和されないと食事がとれない、眠れない、全身倦怠感が増悪するというように、ある一つの症状が緩和されないことで身体症状がますます悪化してしまいます。また、これらの不快な身体症状の出現により、排泄、食事、移動、睡眠などの日常生活動作（ADL）に支障が生じます。終末期がん患者はこのような「コントロールされない不快な身体症状」と「日常生活動作の支障」によって、自立した生活ができなくなり、他者に助けを借りる場面が徐々に増えていきます。

　ここでのケアで注意することは、患者の気持ちを確認しながら、患者の価値観を尊重することです。身体的苦痛のケアとして「徹底した症状マネジメント」と「自律に配慮した日常生活の援助」は大変重要になります。

❷精神的苦痛

　終末期がん患者は、身体的苦痛と同時に、不

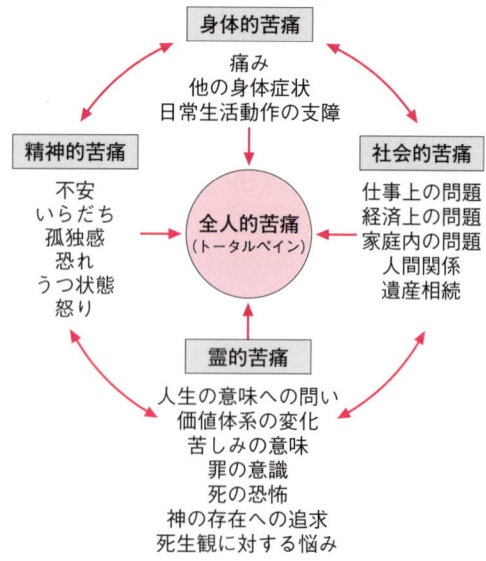

図1-2 ● トータルペインの四つの側面
（恒藤 暁：最新緩和医療学, 最新医学社, p.7, 1999）

安、いらだち、孤独感、恐れ、うつ状態、怒りなどの精神的苦痛も持ち合わせます。これらの症状は、がんと診断を受けた当初から出現しますが、特にがんの進行とともに、身体的苦痛が緩和されないと精神的苦痛も増悪する場合があります。終末期になり不快な身体症状が増え日常生活動作が自分で行えなくなってくると、自己コントロール感が低下し、精神的な負担感が増してきます。

このような患者に対して看護師は、患者の話をよく聴き、患者の言葉の裏側の気持ちに焦点を当て理解に努めます。そして理解したことを、患者にメッセージとして伝えることが大切です。このように患者と「良好なコミュニケーション」をとることは、精神的ケアの基本になります。

❸ 社会的苦痛

終末期がん患者は、がんの治療に伴い、治療費や入院費など多額の経済的負担を負っています。また、患者が病気により仕事ができなくなったことで生活費を圧迫し、経済的負担はますます厳しくなる場合があります。

患者はがんの進行とともに、これまで担ってきた社会的役割が果たせなくなっていきます。例えば、家庭においては父親、母親、祖父母、子ども、嫁などの役割、地域においては、仕事場での役割や学生としての役割などです。これらができなくなることは、生きがいを失うことにもつながるため、患者・家族にとっては大変つらい苦痛になります。同時に、療養の場の選択や葬儀・遺産相続についてなど、家族にとっても大きな問題が続くため、社会的苦痛への支援は重要です。

看護師は、患者・家族に対して、これらの社会的苦痛に関する問題をいっしょに考えていきたいということを、早い段階から伝えることが重要だと考えます。

❹ スピリチュアルペイン（霊的苦痛）

終末期がん患者は、病状の進行に伴い、死に直面せざるを得ない状況になります。このような体験の中で、心の奥深いところにある人間の根元的な「実存的な苦痛」を、意識的あるいは無意識的に持つと言われています。この痛みは「魂の叫び」とも言われるもので、宗教心に結びつくものもあれば、そうでないものもあります。

スピリチュアルペインの表現としては、「何のために生きているのか」という生きる意味への問い、「本当に大事なものは何なのか」という価値体系の変化、「この苦しみに意味はあるのか」という苦難への問い、「ばちが当たった」という罪責感、「本当に神様はいるのか」という神の存在への探求、「死んだ後はどうなるのか」という死後の問題などがあります。

看護師は、このような表現を受け取る感性を高めて、忍耐強く傾聴するコミュニケーション技術を身につけることが重要です。問いに対する答えをみつけるのは患者自身であるため、看護師は自分の価値観を押しつけず、患者と最期まで向き合い、患者の揺れ動く気持ちに寄り添うケアを行うことが求められます。

【参考文献】
1）恒藤 暁：最新緩和医療学，最新医学社，1999.

3 人を看取る上での心構え
一般病棟でも知っておきたいこと

看取りに関わる看護師として

　がん患者のほとんどは一般病院で看取りを迎えており、一般病棟での緩和ケアの実践が大きな意味を持ちます。本項ではまず看取りの心構えについて整理し、次項では一般病棟で緩和ケアを実践する上で少しでも参考にしていただけるように、ホスピス・緩和ケア病棟での看護の実際を紹介します。

　「看取り」という言葉には、本来、"病人の介護""病人の世話をする"という意味があります。私たち看護師が「看取り」と言う時はその多くが、死期が限りなく近い状態での看護を指しています。そこで本書では、「看取り」という言葉を、"死期が近い状態の患者の看護"という意味で使います。

　「人は誰でもいつかは死ぬ」—言葉にするととても簡単で、また誰もが漠然とは思っているこの真実について患者と話したことがあるでしょうか。「いつか」とは限りなく遠い将来・未来のことですが、多少の差はあるものの、がんの診断を受けた人にとってはその遠い将来が急に目の前の現実的なものとなります。

　看護師自身が死について自分の考えを持つことは大切だと言われていますが、看取りや死について自分なりの考え、いわゆる死生観を持っていないと看護ができないわけではありません。しかし、死が避けられない状況にある患者の気持ちに寄り添う看護の場では、自身も死に対して真剣に向き合い考えることができないと、真の意味で患者を理解することは難しいのではないでしょうか。

　看護師としてさまざまな経験をしながら、少しずつ自分なりの言葉で看取りや死について考えることができるようになるものです。そして自分自身も意識しないうちに、いつの間にか勇気を持って患者と死について話し合うことができるようになっていくのかもしれません。少し大げさな言い方かもしれませんが、看取りや死について考えるということは、看護師として、そして一人の人間として成長することにつながると思います。

看取りを迎えるまでの援助のあり方

　看取りを迎えるまでの看護の目標において、その人にとっていかによりよく過ごすことができるかが重要となることは周知のとおりです。その人らしく過ごすことを支援する看護の最終的な評価者は患者ですが、最後に患者本人に確認することはできません。そのため、患者と家族、そして医療者がいかに目標に向かって取り組むことができたか、そのプロセスも重要になってきます。

　このプロセスにおいては、病状の変化に伴い

次々に出現する苦痛症状の緩和の評価はもちろんのこと、身体的な変化による患者の気持ちの変化を読み取る、あるいは経済的な心配に対してアセスメントを行うといった支援も必要になるかもしれません。また家族も、患者の病状の変化にとまどい、無力さを感じ、どうしたらよいのかわからず途方に暮れていることがあります。

筆者自身の家族ががんになった時の経験から、家族は医療者に何が心配か質問されても、患者のことすべてが心配な状況にあります。そのとき医療者から、「家族から見た患者の様子はどうか」「家族の食事の世話など、家事は誰がやっているのか」「家族の仕事はどうしているか」など、より具体的にたずねてもらうことで、家族は最も気がかりなことに気づき、落ち着いて対処できたことがありました。看護師は、患者と家族に起きている事象の一つひとつをていねいにアセスメントし、必要に応じたケアを実施し、行ったケアの結果から再評価を繰り返していきます。そしてもちろん、最期の瞬間まで苦痛なく穏やかに過ごすことができるように援助することが大切です。

限られた時間しかない患者にとっての1日は、非常に貴重な時間です。今日できることは、明日にはできなくなってしまうかもしれません。そのため、その日1日の大切さを改めて考える必要があるでしょう。

なぜ痛みの緩和が大切なのか

痛みは、QOLを著しく低下させるとともに、精神に多大な影響を与えます。痛みが持続することで、その人の人格にまでも悪影響をもたらします。

看護目標に「QOLの向上」をあげることは、どの病期の患者についても同じでしょう。しかし、全身状態が悪化し死期が近い患者にとって、QOLを維持するのは容易なことではありません。さらに痛みによる苦痛は、QOLに影響を及ぼす苦痛症状の一つであるため、早急に緩和する必要があります。残された時間が限られていることに加え、全身状態が悪化して薬物の影響を受けやすく慎重な治療が必要なこともあり、専門的な知識を総動員して痛みの緩和に取り組まなくてはなりません。

しかし、病状の進行を食い止めることができないという現実もあり、苦痛が増すのを避けられない場合もしばしばあります。痛みの緩和の具体的な看護については他項を参考にしていただき、ここでは知識と技術を活用するために前提となることについて述べます。

❶諦めずに苦痛緩和の方法を探し続ける

看護師の視点で痛みのアセスメントを繰り返し行い、現状を評価します。ただ「痛がっている」という評価ではなく、部位や痛みの性質、鎮痛薬使用後の反応、日常生活で妨げられていることなどを細かく観察し、主治医に対して報告と提案を繰り返し行っていきます。

また、自分たちの持っている知識には限界が

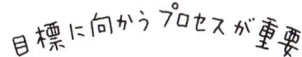

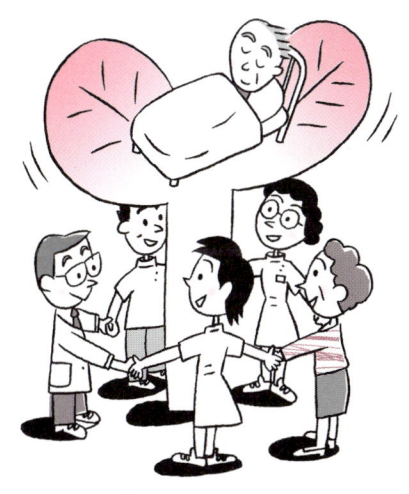

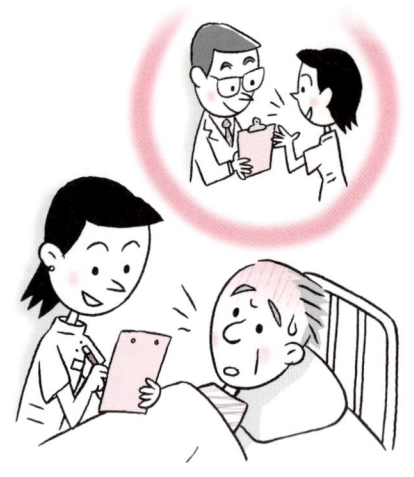

諦めずに苦痛緩和の方法を探す

あることを認め、専門的な知識を持っている多職種スタッフに頼ることも時には必要です。看護師とは違う立場で、違う知識を持つ多職種スタッフの苦痛緩和の考え方から、何かヒントが得られるかもしれません。

　患者の苦痛を最も身近で感じる看護師だからこそ、何とかして楽にしてあげたいという気持ちを強く持つのは当然のことです。つい感情的になったり、時には諦めの気持ちを持つことがあるかもしれません。しかし看護師は患者の苦痛を緩和する責任を担っていることを自覚し、看護師としての役割を放棄することなく、行動し続けて状況を変えていく必要があります。

❷ カンファレンスを充実させる

　看護師ができることは何か、自分たちが目指す看護とは何かについて、看護の視点で話し合う習慣を身につけましょう。看護師によって経験年数や臨床経験の場は違い、看護に対する考え方もさまざまです。その違いから看護のヒントが得られることもあります。価値観の違う看護師がさまざまな方向から患者とその家族の情報をとらえ、それらをもとに患者の全体像を把握していくだけでも大きな成果となります。

　特に、亡くなられた患者への関わりについて振り返ることを目的としたデスケースカンファレンスの開催は、看護の評価と看護師自身へのケアにも有効です。この時、反省点ばかり発言しがちになりますが、つらかった気持ちを共有したり、看護の中でよかったと思う点を出し合うことに主眼をおくことで、次の看護に生かす有効な手段の一つになります。

　忙しい業務の中でカンファレンスの時間をつくるのは容易なことではありません。しかし、短時間でも目的を絞った話し合いを繰り返すことで、効果的なカンファレンスが必ず習慣化します。

　看護師だけのカンファレンスから、徐々に参加メンバーを多職種スタッフに広げ、いちばん身近なメンバーである主治医を交えたカンファレンスへと発展させる工夫をしていきます。このようなカンファレンスから、症状緩和の評価や医療に関する倫理的な問題への気づき、患者の視点で医療が提供できていたかなど、ケアの向上につながる取り組みへとつなげていきます。

【参考文献】
1) 柏木哲夫：死にゆく人々のケア―末期患者へのチームアプローチ，医学書院，1978．
2) 柏木哲夫：ターミナルケアとコミュニケーション，サンルート看護新書，サンルート・看護研修センター，1992．
3) 藤腹明子：看取りの心得と作法17カ条，青海社，2004．
4) 柏木哲夫・藤腹明子編：ターミナルケア，系統看護学講座別巻10，第3版，医学書院，p.65－86，2000．
5) 高宮有介：ギアチェンジの動向と問題点，ターミナルケア，11(3)，p.173－176，2001．
6) 高宮有介・近藤まゆみ編：特集 チーム医療と緩和ケアチーム，ターミナルケア，13(4)，2003．
7) 小澤竹俊，他編：特集 いのちの教育―死から学ぶものは何か，ターミナルケア，14(3)，2004．

一般病棟での緩和ケアとは？

④ ホスピス・緩和ケア病棟での看護

ホスピス・緩和ケアの流れ

(ホスピス・緩和ケア病棟はどんなところ？)

　皆さんはホスピス・緩和ケア病棟の看護と聞いて、どのようなことを思い浮かべるでしょうか。ホスピス・緩和ケア病棟での看護の実際をどれだけ知っているでしょうか。また、本で読んだり、講演会や研修会でホスピス・緩和ケア病棟における看護の実際などを聞き、どのような感想を持っているでしょうか。

　一般病棟で緩和ケアを実践していく上で、ホスピス・緩和ケア病棟での看護を知ることは何らかの参考になるかもしれません。本項では、緩和ケアの流れを病状の時期に沿って紹介していきます。

　ホスピス・緩和ケア病棟でのケアの流れを紹介する前に、まず患者や一般病棟に勤める看護師が抱くホスピス・緩和ケア病棟のイメージをあげてみましょう。

- 「ホスピス・緩和ケア病棟は、痛みの専門的な治療をするところ」（難渋する痛みの緩和が目的で転院した患者の話）
- 「看護師さんがたくさんいて、ゆっくりと話を聴いてくれたり散歩に連れて行ってくれたりする。専属の看護師さんがいて、ずっとそばで世話をしてくれる」（患者の話）
- 「午後になるとティータイムがあり、患者さんと看護師たちがゆっくりとお茶を飲んでおしゃべりしたり、散歩に出かけたりする」（ある一般病棟の看護師の話）

　これらは私が以前、緩和ケア病棟に勤務していた時に入院してこられた患者とその家族、そして一般病棟の看護師から聞いた言葉です。

　ホスピス・緩和ケア病棟では、確かにこうしたことについてさまざまな工夫を行い、人的協力の下で日々努力し実践しています。しかし誤解が生じないようにするためにも、すべてが理想どおりにできているわけではないということはお伝えしなければなりません（完璧に行っている施設の方にはお詫びします）。

　ここで改めて、ホスピス・緩和ケア病棟の定義を確認します。ホスピス・緩和ケアとは「生命を脅かす疾患に直面する患者とその家族のQOL（人生と生活の質）の改善を目的とし、さまざまな専門職とボランティアがチームとして提供するケア」[1]であり、このケアを提供する形態の一つがホスピス・緩和ケア病棟です。

　また、ホスピス・緩和ケア病棟は、1990年から「緩和ケア病棟入院料」として診療報酬が算定できるようになりました。現在は改定が進み、その基準は細かく定められています（表1-5、表1-6）。2012年の改定では、それまで入院期間を問わず一律だった入院料が、入院期間に応じて3段階の点数に変更になりました。

　ホスピス・緩和ケア病棟の看護師の配置数は一般病棟に比べると確かに多いのですが、患者

表1-5 ● 緩和ケア病棟入院料の施設基準

①主として悪性腫瘍の患者又は後天性免疫不全症候群に罹患している患者を入院させ、緩和ケアを一般病棟の病棟単位で行うものであること
②当該病棟において、一日に看護を行う看護師の数は、常時、当該病棟の入院患者の数が七又はその端数を増すごとに一以上であること。ただし、当該病棟において、一日に看護を行う看護師が本文に規定する数に相当する数以上である場合には、当該病棟における夜勤を行う看護師の数は、本文の規定にかかわらず、二以上であることとする
③当該療養を行うにつき十分な体制が整備されていること
④当該体制において、緩和ケアに関する研修を受けた医師が配置されていること(当該病棟において緩和ケア病棟入院料を算定する悪性腫瘍の患者に対して緩和ケアを行う場合に限る。)
⑤当該療養を行うにつき十分な構造設備を有していること
⑥当該病棟における患者の入退棟を判定する体制がとられていること
⑦健康保険法第六十三条第二項第四号及び高齢者医療確保法第六十四条第二項第四号に規定する選定療養としての特別の療養環境の提供に係る病室が適切な割合であること
⑧がん診療連携の拠点となる病院若しくは財団法人日本医療機能評価機構等が行う医療機能評価を受けている病院又はこれらに準ずる病院であること
⑨連携する保険医療機関の医師・看護師等に対して研修を実施していること

(厚生労働省:基本診療料の施設基準等の一部を改正する件,告示第58号,平成26年3月5日)

表1-6 ● 緩和ケア病棟入院料に関する施設基準等

①主として悪性腫瘍患者又は後天性免疫不全症候群に罹患している患者を入院させ、緩和ケアを行う病棟を単位として行うこと
②夜間において、看護師が複数配置されていること
③当該病院の医師の員数は、医療法に定める標準を満たしていること
④当該病棟内に緩和ケアを担当する常勤の医師が1名以上配置されていること。なお、複数の病棟において当該入院料の届出を行う場合には、病棟ごとに1名以上の常勤医師が配置されていること
⑤④に掲げる医師は以下のいずれかの研修を修了している者であること
　ア　がん診療に携わる医師に対する緩和ケア研修会の開催指針(平成20年4月1日付け健発第0401016号厚生労働省健康局長通知)に準拠した緩和ケア研修会
　イ　緩和ケアの基本教育のための都道府県指導者研修会(国立がん研究センター主催)等
⑥当該病棟に係る病棟床面積は、患者1人につき内法による測定で、30平方メートル以上であり、病室床面積は、患者1人につき内法による測定で、8平方メートル以上であること
⑦当該病棟内に、患者家族の控え室、患者専用の台所、面談室、一定の広さを有する談話室を備えていること
⑧当該病棟は全室個室であって差し支えないが、特別の療養環境の提供に係る病床の数が5割以下であること
⑨入退棟に関する基準が作成され、医師、看護師等により当該病棟の患者の入退棟の判定が行われていること
⑩緩和ケアの内容に関する患者向けの案内が作成され、患者・家族に対する説明が行われていること
⑪がん診療連携の拠点となる病院とは、「がん診療連携拠点病院の整備について」(平成20年3月1日健発第0301001号)に基づき、がん診療連携拠点病院の指定を受けた病院をいう。また、がん診療連携の拠点となる病院又は公益財団法人日本医療機能評価機構等が行う医療機能評価を受けている病院に準じる病院とは、都道府県が当該地域においてがん診療の中核的な役割を担うと認めた病院又は下記に掲げる公益財団法人日本医療機能評価機構が定める付加機能評価(緩和ケア機能)と同等の基準について、第三者の評価を受けている病院をいう
　ア　緩和ケア病棟の運営方針と地域における役割を明確化
　イ　緩和ケアに必要な体制の確立
　ウ　緩和ケア病棟の機能の発揮
　エ　緩和ケア病棟における質改善に向けた取り組み
　オ　緩和ケア病棟におけるケアのプロセス
　カ　緩和ケアを支えるための病院の基本的な機能

(厚生労働省:基本診療料の施設基準等及びその届出に関する手続きの取扱いについて,保医発第0305第1号,平成26年3月5日)

とその家族を一つの単位としてとらえてケアを行うとなると、毎日ゆっくりお茶を飲んでいる暇などありません。それでも患者と医療者がゆったりとした時間を過ごすために、さまざまな工夫をして時間をつくっているのです。たとえ短時間であっても同じ時間をともに過ごすこと

で、患者と医療者という関係とはまた少し違った、人と人との関係からみえてくるその人の考えや新たな一面を知ることもできます。ふだんは無口な患者から本音を聞くことができたりすることもあり、筆者自身も楽しい時間を過ごした経験がたくさんあります。

刻一刻と状態が変化する患者に苦痛を与えることなく、日常生活全般にわたって看護師一人でケアしていくことはほとんど不可能です。他の看護師と時間調整したり、医療チームの一員でもある看護助手の手を借りたりして、安全安楽にケアを行います。その合間にはケアの方向性を確認するカンファレンスを開催したり、デスケースカンファレンスを開いたり、さらに、新しく入院してくる患者への対応もします。患者・家族からは、「看護師さんはいつも忙しそうにしている」と言われることもしばしばでした。

ここまでの説明で、実際のホスピス・緩和ケア病棟の様子が少しは伝わったでしょうか。

ホスピス・緩和ケア病棟でのケアの流れ

次に、ホスピス・緩和ケア病棟におけるケアの流れについて説明します。

入院後、看護師や主治医のアセスメントや、医療ソーシャルワーカーがいれば彼らからの情報をもとに患者の状態を把握し、ケアの目標を設定します。そして可能な方法で症状緩和を徹底的に行います。また、薬剤師や管理栄養士などからもアドバイスを受けながら、問題点を整理してケアの目標を明確にしていきます。

情報収集では病名や病状についての認識の程度や、治療や今後の生活に対する希望について、可能な範囲で患者とその家族から確認をとります。また現疾患について、今まで受けてきた治療とその効果、さらに現在の身体面での情報を得ます。特に苦痛な症状とそれが日常生活の何

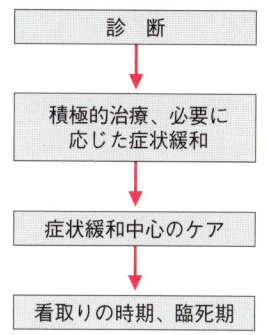

図1-3 ● 緩和ケアにおける病状の流れ

に影響しているか、精神心理面での情報、社会面での情報、家族のことなど、多方面にわたって情報を集めます。これらの情報は、緩和ケアにおいて患者を全体的にとらえるために欠かせません。さらに入院後約1週間以内に、症状緩和の評価と目標の再検討を行います。

緩和ケアにおける病状の流れ（図1-3）について、以下に説明します。

近年、緩和ケアは、病期の早い段階から病気の治療と身体の苦痛緩和を同時に行うと位置づけられています。診断→積極的治療、必要に応じた症状緩和→症状緩和中心のケア→看取りの時期、臨死期というように、緩和ケアにおける病状の流れも変化しています。もちろん、治療と必要に応じた症状緩和は病状によってその比重が変化することを認識し、ケアを検討していく必要があります。

❶積極的治療、必要に応じた症状緩和の時期

前述のとおり、緩和ケアはがんの病期の早い段階から、がんの治療と同時に、必要に応じて身体の苦痛緩和を同時に行います。例えば、外来化学療法を受けながら、緩和ケア外来で疼痛治療を同時に受ける場合があります。病気の種類や病期によっては、いわゆる積極的な治療と並行して症状緩和を行うことが実際には多いため、「必要に応じた症状緩和の時期」としました。

この時期は治癒を目指す、あるいは延命を目指して積極的に化学療法を行います。

ホスピス・緩和ケア病棟の場合、がんに対する積極的治療は行っていない施設が多いです。次の「症状緩和中心の時期」になると、ホスピス・緩和ケア病棟に入院してくる患者がほとんどになります。しかし、必ずしもホスピス・緩和ケア病棟が最期の療養の場となるわけではありません。そのため入院時には、前述した病状のアセスメントを十分に行いながら、専門的な知識に基づいた治療の適応（例えば化学療法など）についても検討します。その時に患者の療養の希望や家族の希望を確認し、病気の現状と認識にずれはないかどうかなどを十分に検討し、ケアを計画していきます。

❷ 症状緩和中心の時期

患者によっては、ホスピス・緩和ケア病棟に入院することが最終目標ではないこともよくあります。苦痛な症状が緩和されれば、一時的でこそあれ在宅療養に移行する場合もあるのです。在宅療養に移行してから再入院することなく家での看取りとなることもあります。そのため、入院後も在宅療養の可能性を視野に入れ、症状コントロールと並行して、患者と家族が在宅療養を希望しているかどうかも確認します。

家族への介入として、今後予測される病状の変化について話し合いの場を持ち、希望と現実の認識について確かめながら、家族が少しでも心残りなく患者の看取りができるよう支援していきます。例えば在宅療養への移行が可能になった場合、実際に介護の中心となるのは家族です。こうした時には、患者と家族が考え、実践できる方法をいっしょに考えていくことが、医療者の役目になります。

❸ 症状緩和が困難な時期

病気の進行に伴って全身状態が悪化し、あらゆる方法で症状の緩和を目指しても、苦痛が緩和されなくなる時が必ず来ます。とてもゆっくりとした速度で進行することもあれば、ある日突然訪れることもあります。

私たち医療者は遅かれ早かれ訪れるであろうこの時期を、ある程度予測できます。このような時期になると、病状は「週単位」での変化から「日単位」での変化になります。そのため、全身状態に負担を与えるケアを見直す必要が出てきます。週単位での身体状態の変化の時には、患者の苦痛への援助、高カロリー輸液の問題、意識を清明に保ったままの症状緩和が可能かどうかということを視野に入れて再アセスメントを実施します。さらに日単位での変化に移行したら、苦痛への援助はもちろんのこと、輸液の必要性について再考するなど、ケアの再検討をしていきます。

❹ 看取りの時期、臨死期

あくまでも患者の意思を尊重し、安楽に過ごすことを目標にします。

家族に対しても、変化する患者の身体状態からその見通しを伝え、関わり方についてアドバイスしていきます。今まで介護してきた家族にとって、患者との別れの瞬間は、大切な意味を持つことが多いです。家族にとって、看取ることは悲しい別れの瞬間であると同時に、患者と過ごすかけがえのない最後の時間でもあり、また患者にしてあげられる最後の役目と考えている場合もあります。そのため、どのように患者の身体状態が変化していくのかを家族に具体的に伝えることも必要です。

一般病棟での緩和ケアの必要性

❶ ホスピス・緩和ケア病棟のケアは特別か？

ホスピス・緩和ケア病棟はその必要性が認識され、施設の増加やケアの質の向上などハード

とソフトの両面で確実に進歩しています。しかし施設数が確実に増加しているといっても、多くのがん患者は一般病棟で死を迎えています。

ホスピス・緩和ケア病棟で行われるケアは特別なものと考える看護師も多いと聞きますが、果たして本当に特別なのでしょうか。緩和ケア病棟も一般病棟も経験した筆者は、看護の基本に変わりはなく、ホスピス・緩和ケア病棟でのケアは決して特別ではないと考えています。

ホスピス・緩和ケア病棟では、症状緩和のための専門的な知識をもとに積極的に症状緩和を実践することが求められるため、一般病棟とはその手段に多少の差はあります。しかし、緩和ケアは単に症状緩和を実践するだけではありません。患者としてではなく一人の人間としてその人をとらえ、身体面や精神心理面、時には社会面や霊的（スピリチュアル）な側面などいろいろな側面からのアセスメントと支援を行います。これは技術的なことだけで簡単に解決するものではありません。また、ホスピス・緩和ケア病棟でしかできないことでもありません。

ここで世界保健機関（WHO）が示す緩和ケア（パリアティブ・ケア）の目的とその特徴を引用します[2]。「緩和ケアとは、生命を脅かす疾患による問題に直面している患者とその家族＊に対して、痛みやその他の身体的問題、心理社会的問題、スピリチュアルな問題を早期に発見し、的確なアセスメントと対処（治療・処置）を行うことによって、苦しみを予防し、和らげることで、クオリティ・オブ・ライフを改善するアプローチである。」

ケアの優先性が患者の状態に応じて変化するのは当然ですが、上記に言及されていることからわかるように、緩和ケアには、がんの診断がついた初期の段階から利用できる知識・技術が

あります。また少しずつ、どのような場でも実践できるケアとして認識されるようになってきています。一般病院や大学病院で行われる緩和ケアチームとしての活動が、診療報酬として認められるようになったことも大きな意味を持っています。このようなことからも、緩和ケアは決して特別な場で行われる、特別なケアではないと考えます。

❷一般病棟とホスピス・緩和ケア病棟の違い

ホスピス・緩和ケア病棟は積極的な治療で治癒が望めない状態になった時、一般病棟での治療が終わり、病棟運営上の都合から転院や転棟が必要となった時、あるいは患者や家族の希望や医療者からの勧めで入院してくるケースがほとんどです。さらに最近では、緩和ケア外来の充実に伴い、在宅療養しながら緩和ケア外来に通院し、状態に応じて緩和ケア病棟に入院するケースも増えつつあります。よって、患者や家族がある程度、ホスピス・緩和ケア病棟でのケアの目的を明確に知っていることが多いのです。

一般病棟では、例えばそこが急性期病棟だとしても、主治医の担当病棟だからということでそのまま病棟を移らなかったり、あるいは初期治療のために入院した専門診療科の病棟でそのまま最期まで過ごす人が少なくありません。

また患者や家族も、病気が進行したら最期は入院するのも仕方がない、あるいは具合が悪くなったら病院で過ごすものと思っています。

一般病棟とホスピス・緩和ケア病棟の両方ともに、患者と家族にとってメリットとデメリットはありますが、いずれにしても患者と家族ができるだけ両方の違いを知り、可能な限り希望に合わせて選択することが望ましいと考えます。

＊本報告書における「家族」とは、患者の血縁関係にある人、あるいはその他の人々で、患者にとって重要な鍵となる人を指す。

❸ 一般病棟でも緩和ケアはできる

　一般病棟では、がんと診断がつき治療が開始されてから、患者の心の変化をともに感じ、時にはともに悩んだり、また時には喜び合い、そして看取りを迎えるまで連続性のある看護ができるということが、ホスピス・緩和ケア病棟との違いの一つでしょう。入退院を繰り返すため、在院日数は短くなりますが、患者・家族と総体的に関わる時間の長さはホスピス・緩和ケア病棟に入院する場合よりも一般病棟のほうが長く、それだけ信頼関係やコミュニケーションといった看護の基盤となるものが、早い時期から確立しているというメリットがあります。

　最近は在院日数の短縮化が進み、外来治療への早期移行などの関係もあり、入院中に患者と十分な関係性構築に至らないという現状もあるでしょう。しかし、だからこそ看護師のコミュニケーション力が求められており、外来に看護を引き継ぎ、切れ目のない看護を展開するという意識が必要になると思います。さらに一般病棟では、積極的治療をしながら、オピオイドを使用する患者のケアもよくあると思います。積極的治療とオピオイドの副作用が同時に出現する時、その症状の原因を見極め、両者のマネジメントを行うことは、より専門的な知識と判断が求められ、一般病棟ならではの緩和ケアの提供と言えます。

　診断がついた時の心の揺れをともに経験し、つらい治療を乗り越えるという経験を分かち合えるのも、ホスピス・緩和ケア病棟ではできないことでしょう。患者の信条をずっと早い時期から知ることができることも、一般病棟における特徴と言えます。死が間近に迫っている患者にとって、人生を振り返る作業は非常に重要な意味を持ち、自分の生きてきた意味を確認することは、身体的な苦痛の緩和などと同様に、その人にとって良好なQOLを実現することにつながります。それが最期まで生きることを支え続ける看護と言えるのです。

　一般病棟で働く看護師の多くは、自分たちの施設でも緩和ケアが必要だと認識していますが、「忙しいからゆっくり話を聴いてあげられない」「日常生活のケアを十分にしてあげられない」という言葉も聞かれます。では、ゆっくりと話を聴いてあげられる環境があればよいのでしょうか。もちろん環境や体制も必要ですが、前項に述べたように人を看取る心構えがしっかりできていることのほうがより重要であり、優先されるべきだと考えます。

＊

　ホスピス・緩和ケア病棟でのケアは決して特別なことではなく、一般病棟でのケアと同じです。がん看護全般の中の一つとして緩和ケアがあると考えてよいのではないでしょうか。

　ホスピス・緩和ケア病棟の看護師たちも、一般病棟の看護師たちと同じように「もっと患者が楽になる方法があるのではないか」とか、「もっとこうしてあげればよかった」と悩みながら毎日ケアに取り組んでいます。緩和ケアはそれを行う特別な環境がなければできないことではありません。看護の最も基本的なケアをとおして、患者とその家族がより安楽に過ごせるよう、その日1日をかけがえのない時間と考えてケアに取り組み続ける努力をしていくことが基盤になると思います。

【引用文献】
1) 日本ホスピス・緩和ケア研究振興財団「ホスピス緩和ケア白書」編集委員会編：ホスピス緩和ケア白書2007，日本ホスピス・緩和ケア研究振興財団，p.4-5，2007.
2) WHO：Definition of Palliative Care，World Health Organization，2002.

【参考文献】
1）柏木哲夫：死にゆく人々のケア―末期患者へのチームアプローチ，医学書院，1978．
2）広井良典：ケア学―越境するケアへ，シリーズ ケアをひらく，医学書院，2000．
3）季羽倭文子，他：終末期がん患者の心理とコミュニケーション．ターミナルケア編集委員会編：ナースのためのホスピス・緩和ケア入門，ターミナルケア，12（10月増刊），p.152-164，2002．
4）柏木哲夫・藤腹明子編：ターミナルケア，系統看護学講座別巻10，第3版，医学書院，p.65-86，2000．
5）柏木哲夫，他編：特集 緩和ケアの質をめぐって，ターミナルケア，13（2），2003．

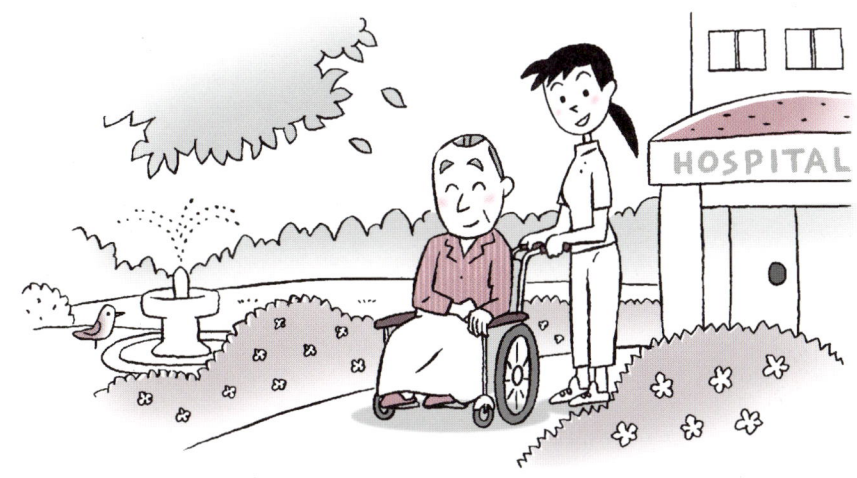

一般病棟での緩和ケアとは？ **5**

患者の自己決定への支援
療養の場の選択への支援

　終末期がん患者は、その病状と苦痛の状況、あるいは患者や家族の希望により、療養の場の変更・調整を必要とします。最近ではホスピス・緩和ケア病棟も増え、在宅療養を支える制度も整ってきており、以前から比べると療養の場の選択肢は増えてきています。しかし療養の場を変更・調整するということは、単に場所を変えるということだけでなく、多くの場合、予後不良の診断のもとに、今まで継続していた治癒を目指したがん病変の治療から、症状緩和と看取りを視野に入れた緩和ケアへの医療方針の移行の意味を持ちます。

　本項では、終末期がん患者の主な療養の場の種類とその特徴をあげ、療養の場の選択において看護師ができる支援について述べていきます。

療養の場の種類

　終末期医療に関する調査[1]において、療養場所についてたずねた結果、治癒を見込めないがんで「痛みを伴う」余命半年以下の末期状態の場合、希望する療養場所は自宅（59％）が多く、希望する死亡場所は緩和ケア病棟（50％）が多いことがわかりました（図1-4）。

　このように療養の場は患者の状態や意向によりさまざまに変化するため、療養の場の移行は個別的に段階を踏んで円滑に進める必要があります。

　終末期がん患者に緩和ケアを提供できる主な施設や社会的資源を図1-5にまとめました。

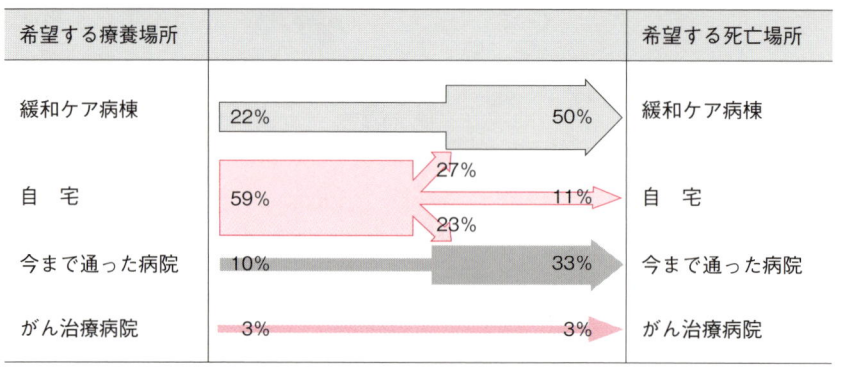

図1-4 ● 日本人が希望する療養場所
（がん対策のための戦略研究『緩和ケア普及のための地域プロジェクト』：ステップ緩和ケア，2008）

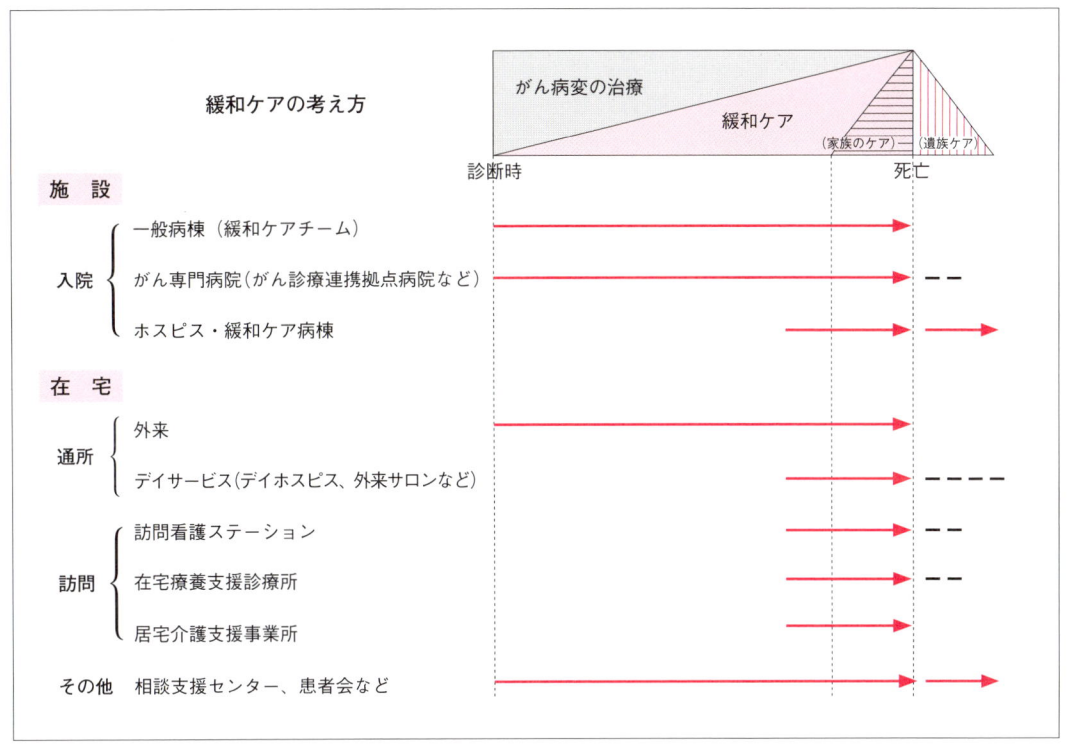

図1-5 ● 終末期がん患者に緩和ケアを提供できる主な施設および社会的資源

(恒藤 暁・内布敦子編：緩和ケア，系統看護学講座 別巻10，医学書院，p.105，2007を参考に筆者作成)

❶一般病棟

　一般病棟の特徴は、メリットとして、ケアの継続ができる、積極的治療から症状緩和中心のケアへの移行の支援ができる、入院環境が変わらない、などがあげられます。一方、デメリットとして、チーム医療の継続が難しい、緩和ケアの質が一定していない、さまざまな健康レベルの患者がいる、入院環境に制限がある、などがあげられます。

　しかし、この改善策として「緩和ケアチーム」の導入があり、2002年からはこのチーム活動に「緩和ケア診療加算(2012年からは400点/日)が適応されるようになりました。このように一般病棟においても、標準的な緩和ケアが受けられる体制が徐々に整いつつあります。

❷がん専門病院

　がんセンターやがん診療連携拠点病院、がんの診療や研究を行っている大学病院などが該当します。

　がん専門病院は、以前は診断・治療・研究・教育に比べて緩和ケアには消極的な面がありました。しかし、「がん診療連携拠点病院」(2014年8月6日現在、全国407病院)では、前述した緩和ケアチームの設置が義務づけられています。つまり、がんと診断された治療の早期の段階から、緩和ケアを受けられるよう整備が進められている現状にあります。

❸ホスピス・緩和ケア病棟

　ホスピス・緩和ケア病棟の特徴については、p.11「ホスピス・緩和ケア病棟での看護」をご覧ください。

患者の自己決定への支援　19

❹在宅

終末期がん患者で在宅療養している方は、自らの希望と家族など周囲のサポートが受けられる状況において、積極的にこれを選択した人と、これとは逆に、本当は入院していたくても病院から退院を勧められたり、あるいは、何らかの医療不信から受診を拒み、結果として在宅療養している消極的な選択をした人とが混在していると思われます。

このように、在宅療養にはさまざまな事情を抱えていることが多く、そのニーズも多様化しています。

(1) 外来

緩和ケア外来をはじめ、最近ではリンパ浮腫外来、ストーマ外来など患者の症状に焦点を当て、これを緩和するための外来やチームでの活動も盛んになってきています。

病院内で横断的に活動している緩和ケアチーム、褥瘡対策チーム、栄養サポートチーム、口腔ケアチームなどが、積極的に外来をはじめとして院外や地域にまで活動の幅を広げる取り組みもされてきています。

(2) デイサービス

日本でも最近少しずつではありますが、通所でホスピス・緩和ケアの提供を行う「デイホスピス」が開設されています。また、がん診療連携拠点病院を中心に、がん患者同士で気軽に自分のことについて話し合うことができる「外来サロン」の整備も始まっています。

(3) 訪問看護ステーション、在宅療養支援診療所、居宅介護支援事業所

訪問看護ステーション、在宅療養支援診療所、居宅介護支援事業所の特徴については、p.25「緩和ケアの広がりとチーム医療」、p.226「在宅への移行に伴う支援」をご覧ください。

療養の場の選択において看護師ができる支援

❶自分が所属する施設で提供できる緩和ケアの特徴を知る

例えば、一般病棟で緩和ケアチームが十分に機能しており、標準的な緩和ケアが提供できたとしても、患者が将来はホスピス・緩和ケア病棟での最期を希望している場合であれば、早めにホスピス・緩和ケア病棟のある施設の外来と連携しておくことが重要です。

施設にはそれぞれハード面、ソフト面ともに強みと弱みがあります。その特徴を客観的に判断し、またこれを患者・家族、あるいは他の医療者へわかりやすく伝えられるようにしておくことは大切です。

❷患者・家族の気持ちに焦点を当て、その考えや希望を聴く

療養の場の選択を調整する時に、「退院して在宅療養する」「化学療法はできないと言われたので、緩和ケア病棟に転院したい」など、患者・家族の関心は場所の変更に集中することが多いと思います。しかし、場所の変更ばかりにとらわれるのではなく、その裏側の気持ちに焦点を当ててみてください。

多くの場合、患者は今までの医療方針と異なる状況を自覚し、不安で気持ちが揺れています。その揺れ動く気持ちを患者に寄り添いながら受け止めていくことが大切であり、その過程を経て導き出された希望を聴くことが重要だと考えます。

❸患者の病状を踏まえ、先の見通しをアセスメントする

看護師は患者の療養生活の場に密着できるという職種の特性を生かして、患者の状態と生活全般をていねいに観察し、病状のアセスメント

をすることが重要です。それと同時に、医師をはじめとする多職種スタッフとの連携により、患者の予後を含めた先の見通しについても把握しておく必要があります。

❹患者の自己決定に必要な情報を提供し、ともに考える

前述した❶〜❸を踏まえ、患者・家族の反応を確かめながら必要な情報を提供し、ともに考える姿勢を持つことが大切です。

また、すべての情報提供を主治医や担当看護師が行う必要はありません。病院の医療ソーシャルワーカー、緩和ケアチーム、がん診療連携拠点病院の相談支援センターなどの相談窓口を紹介したり、連携したりすることも重要です。

【引用文献】
1）がん対策のための戦略研究『緩和ケア普及のための地域プロジェクト』：ステップ緩和ケア，2008．

【参考文献】
1）恒藤 暁・内布敦子編：緩和ケア，系統看護学講座別巻10，医学書院，2007．
2）東原正明・近藤まゆみ編：緩和ケア，看護QOL BOOKS，医学書院，2000．
3）厚生労働省・日本医師会監修：がん緩和ケアに関するマニュアル：がん末期医療に関するケアのマニュアル，改訂第2版，日本ホスピス・緩和ケア研究振興財団，2005．
4）日本ホスピス・緩和ケア研究振興財団「ホスピス緩和ケア白書」編集委員会編：ホスピス緩和ケア白書2007，日本ホスピス・緩和ケア研究振興財団，2007．

一般病棟での緩和ケアとは？ **6**

積極的治療から症状緩和中心のケアへの移行におけるナースの役割

　以前はがんというと、家族の希望もあって、患者に病名を伝えずに治療を続け、そのまま最期を迎えることも少なくなかったのではないでしょうか。しかし最近では、情報開示という世の中の流れに応じて、がんの病名告知が進んできたように思います。

　これに伴い、患者・家族にとって危機的な状況を生み出す可能性が高い情報といえども、正しく、タイミングよく、なるべく心に傷をつけないように伝えようとする試み、つまりバッドニュースの伝え方についても、盛んに話し合われるようになってきています。しかしその一方で、積極的治療から症状緩和中心のケアへの移行における予後を含めた病状説明は、発病当初の病名告知に比べて、まだまだ正しく行われていないのが現状だと思います。

　ここでは、積極的治療から症状緩和中心のケアへの移行における看護の目的（表1-7）に沿って、特にケアの移行における病状説明や治療方針、緊急時の対処などについて、患者が自己決定できるように支援するために必要な看護師の役割について述べます。

患者の自己決定への支援に必要な看護師の役割

❶病状のアセスメント

　看護師は医療チームメンバーの中で、患者のベッドサイドに24時間とおして対応する唯一の専門職種です。その特性を十分に生かして患者の状態をていねいに観察し、今後起こり得る経過を予測して、医師をはじめとするチームメンバーにいち早く伝える役割を担っています。

❷患者・家族の気持ちや考えの確認

　患者・家族の気持ちや考えを確認することが「患者の自己決定への支援」の大きなポイントになると考えます。

　病状が進行すると、患者の死がより現実味を帯びてきます。そのため、患者がそれを知ってしまえば生きる気力をなくしてしまうのではないか、そうなることで死期を早めてしまうのではないかと考え、具体的には転移や再発、それに伴う治療方針の変更の説明をうやむやにしてしまう傾向にあります。

　そうすると、それまでの患者に真実を告げる、嘘のないコミュニケーションから、患者にとっては、奥歯に物のはさまったような、歯切れの悪いコミュニケーションになってしまいます。こうならないためにも、看護師は患者への対応の中から、自分の病状が進行しつつあることを患者はどのように感じ、認識しているのかを、注意深くみていく必要があります。

　また同時に家族に対しても、今どのような気持ちを抱いているのか、聴いてみることが重要

表1-7 ● 積極的治療から症状緩和中心のケアへの移行における看護の目的

①ケアの移行後の状況が患者の心理に与えるダメージを緩和する
②積極的治療から症状緩和中心のケアへの移行という治療方針決定に患者・家族が参加できるようにする

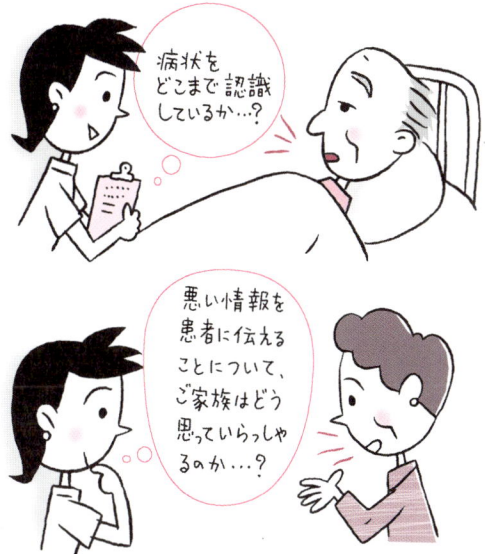

です。

　積極的治療から症状緩和中心のケアへの移行についての説明を患者にしないでほしいと希望する家族は、「悪い情報を聞いた後ショックを受けた患者の苦しみを、家族として支える自信がない」という気持ちを根底に持っていることが多くあります。また「悪い情報を患者に伝えることは仕方がないと思うが、その伝え方やその後のフォローの仕方がわからないので言わないでほしい」という家族もいます。

　このような家族の苦しみに看護師が気づき、医療者もいっしょに考えて支えていくということを伝えると、家族は大きな勇気を持てるようになります。そうすることで、患者への説明に家族の同意が得られることにつながります。

❸医療チームでの話し合い

　患者・家族へ説明をする前に、主治医、担当看護師をはじめとする医療チームメンバーで、どのような内容を、どのように伝えるのかを中心に、話し合いを持つことが重要だと考えます。この時、看護師の役割として、前述した患者・家族の気持ちや希望を十分にチームメンバーに伝えて、その気持ちに沿う形で患者への説明がなされるように、チームメンバー間での意思統一を図ることが大切です。

❹医師の説明への同席

　医師が患者・家族へ説明をする時は、看護師という責任ある医療スタッフの一員として、患者側に立って同席することが大切です。この時、患者・家族が自分の気持ちを医師に伝えられるように言葉かけをします。医師の説明内容はもちろん、その伝え方やそれを伝えられた時の患者や家族の反応をしっかりとアセスメントすることが重要です。

❺患者・家族の受け止め方や理解度の確認

　患者にとって悪い情報が伝えられた後は、ショックが大きいことが予測されます。精神的な動揺が激しい場合は、言葉での確認やなぐさめが効果的でないことがあるので、患者や家族の揺れ動く気持ちを静かに受け止めて、温かく状況を見守ることが大切です。またこの時、「これから先、どのような状況でも、いつでも相談に乗ります」と伝えることも重要です。

❻看護師の立場からの補足説明

　医師の説明が終了した後、患者・家族の反応をみながら、説明を受けた後の気持ちなどをキャッチします。患者・家族が言葉として表現できそうならば自由に語ってもらい、その中で意見を求められた場合は、看護師としての意見を責任を持って伝えることが大切です。

❼患者の意思確認

　患者の自己決定への支援で大切なのは、患者本人の意思です。医療者の「こうして差し上げたい」という考えや、家族の「こうしてあげたい」という思いがクローズアップされてしまい、患

者の意思がうやむやになってしまわないように、看護師は常に「患者の意思」の確認を心がけるようにすることが大切です。

❽ 患者−家族間、医療チーム間の調整

前述したように、患者のためと思いながらも、家族成員の中でも、医療チーム間でも、考え方や思いが微妙にずれてしまうことがあります。そうならないためにも、常に治療方針と看護ケアに、患者本人の意思が最も反映されるような話し合いの場を設定するように看護師が調整します。

❾ 情報の取りまとめ

看護師は24時間とおして患者のベッドサイドにいる専門職種であるという特性を生かし、患者を取り巻く医療チームメンバーの調整とともに、チームメンバー間の情報の取りまとめを図り、その共有化に努めることが求められます。

医療スタッフ間共通の記録用紙に記録し、情報の内容だけでなく、その時の患者・家族の反応もアセスメントして残すことが重要です。

❿ 精神的ケア

説明を受けた後の患者・家族の気持ちは、頭では理解しようとしていても気持ちがついていかないために、大きく揺れ動きます。看護師は、まずこの揺れ動く気持ちに寄り添うことが重要です。

昨日は「納得できた」と言っていたことでも、今日になって「やっぱり納得できない」と言われることはよくあります。こういう言動に一つひとつ反応するのではなく、その裏側にある気持ちに焦点を当てて、温かく、辛抱強く、見守る姿勢が大切です。

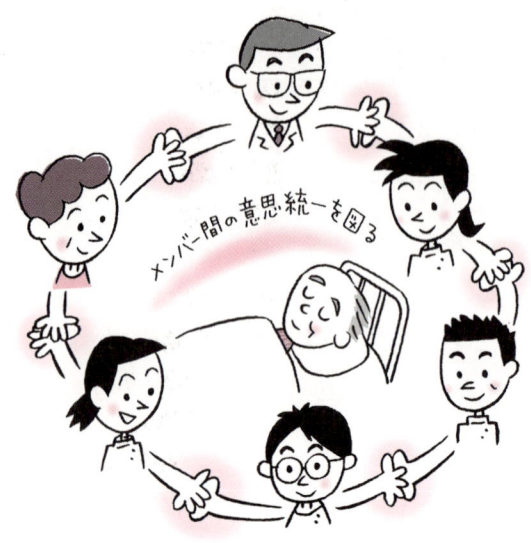

医療チームでの話し合いを持つ

メンバー間の意思統一を図る

⓫ さまざまな方法があることを提示する

積極的治療から症状緩和中心のケアへの移行にあたり、今後どのような療養生活を送りたいかという具体的な希望を表現してもらうことで、療養の場の変更が可能であることを患者・家族に伝えることが大切です。この時、患者・家族が最も気がかりに感じていることに焦点を当てながら、これをいっしょに解決する方向で話し合いがなされると効果的だと考えます。

【参考文献】
1）中村めぐみ・吉田智美編：専門看護師／クリニカル・ナース・スペシャリストによる 最新がん看護の知識と技術―診断から末期までの看護アプローチ，別冊「ナーシング・トゥデイ」10，日本看護協会出版会，1997.
2）Kayer, P.：悪い知らせを伝える10ステップアプローチ（前編），がん看護，3(2)，p.130−135，1998.
3）Kayer, P.：悪い知らせを伝える10ステップアプローチ（後編），がん看護，3(3)，p.217−224，1998.

一般病棟での緩和ケアとは？ 7

緩和ケアの広がりとチーム医療

緩和ケアの広がり

　がん医療は日進月歩ですが、がん撲滅には至っていません。がんで亡くなる患者は年間36万人を超え（2011年）、今後さらに増えると予測されます。1990年の緩和ケア病棟入院料の算定によってホスピス・緩和ケア病棟が増えていますが、すべての緩和ケアを補うものではありません。多くのがん患者・家族が、一般病棟・外来や在宅に存在しており、緩和ケアを必要としています。

　ここ数年で、がん患者・家族を取り巻く環境は変化してきました。2002年に「外来化学療法加算」が、さらに緩和ケアチームの活動が「緩和ケア診療加算」として算定されました。介護保険においても、2006年に「緊急時訪問看護加算」や終末期がん患者に対する要介護認定など在宅緩和ケアを意識した改定が行われました。

❶がん対策基本法

　2007年にがん対策基本法が施行され、①がんの予防および早期発見の推進、②がん医療の均てん化の促進等、③がん研究の推進等、の三つが明記されました。

　2012年には、がん対策推進基本計画としてがん対策基本法の内容の一部が見直しされました。具体的には、①放射線療法、化学療法、手術療法の更なる充実とこれらを専門的に行う医療従事者の育成、②がんと診断された時からの緩和ケアの推進、③がん登録の推進、④働く世代や小児へのがん対策の充実、となっています。

　緩和ケアにおいては、がん医療の均てん化の施策として「がん患者の療養生活の質の維持向上を目的に、緩和ケアを必要とする患者に対して、がん医療の早期から在宅に至るまで適切に提供できる体制を確保する」と定められました。

　また、2014年1月10日付で、がん診療連携拠点病院の新指針が打ち出されました。この中では、がん診療に携わるすべての診療従事者に対して、がんと診断された時から緩和ケアを提供することを義務づけています。具体的には、①がん患者の身体的苦痛や精神心理的苦痛、社会的苦痛等のスクリーニングを診断時から外来および病棟にて行うこと、②緩和ケアチームと連携し、スクリーニングされたがん疼痛をはじめとするがん患者の苦痛を迅速かつ適切に緩和する体制を整備すること、などが明記されています。また、緩和ケアチーム、緩和ケア外来、緩和ケア病棟等を有機的に統合する緩和ケアセンターを整備することとなっています。これは、緩和ケアがホスピス・緩和ケア病棟だけにとどまることなく、患者の状態に応じてさまざまな場面において、国策として早期の緩和ケアを推進するものだと考えます。

❷チーム医療

　主に私たち看護師が所属する一般病棟では、診断・治療期から終末期まで、幅広い患者・家族支援が必要とされます。一人ひとりの個別性

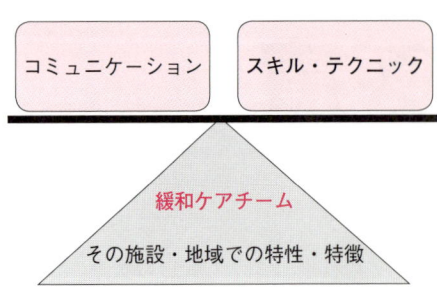

図1-6 ● 緩和ケアチームの役割

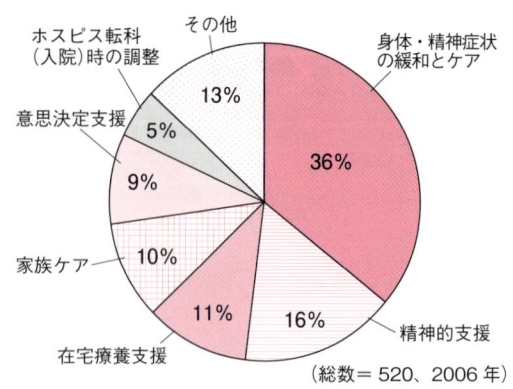

図1-7 ● 緩和ケアチームの実践内容
（聖隷三方原病院緩和ケアチーム）

に合わせた医療を実現するためには、チーム医療が不可欠です。

チーム医療の目的は、「個々の患者・家族に対して最良の医療やケアを提供する」ことです。専門職ごとにそれぞれの領域で役割と責任を果たすことで成り立つと考えます。専門・細分化が進むと情報も複雑化し、目標を見失いがちになる場合も多くなります。個人の知識・技術は不可欠ですが、チームとして協働・連携することで、患者・家族にとって最良な医療やケアが実現されます。

緩和ケアチームとスタッフサポート

ホスピス・緩和ケア病棟の施設数（緩和ケア病棟入院料の届出受理施設数）は321施設6,421床（2014年11月現在）まで増えました[1]。しかし、ホスピス・緩和ケア病棟を利用できるのは、がんによる死亡患者の約8％、2万9千人足らずで、約30万人は一般病棟で亡くなられています。

一般病棟では、治療優先、在院日数短縮化の中で十分なケアを提供できているとは言いがたく、患者・家族が苦痛を抱えている可能性があります。

❶ 緩和ケアチームの役割

緩和ケアチームの大きな役割は「患者・家族の日常生活の質（QOL）の向上」ですが、同時に「医療スタッフを支える」ことです。柔軟なコミュニケーションとスキル・テクニックをバランスよく使い分けながら対象者のニーズや成熟度を見極め、同時に、その地域や施設の特徴を生かしながら活動することが求められています（図1-6）。

緩和ケアチームの具体的な実践活動としては、①症状マネジメント、②精神的支援、③在宅療養支援、④家族ケア、⑤意思決定支援、⑥ホスピスコーディネーション、など多岐にわたっています（図1-7）。これらの活動はコンサルテーション中心であり、一般病棟・外来の医師や看護師の代行をすることではありません。患者の緊急性を考慮するとともに、医師や一般病棟・外来看護師のニーズと成熟度を踏まえ、直接、実践・相談を行います。

❷ 緩和ケアの主体は一般病棟・外来看護師

すべてを緩和ケアチームが行うのではなく、一般病棟・外来の医師や看護師と役割分担を行い、連携することが極めて重要になります。なぜならば、主体的に緩和ケアを実践しているの

は医師や病棟・外来の看護師自身だからです。その他、緩和ケアの教育やシステムづくりを行うことも緩和ケアチームの役割の一つです。

緩和ケアを定着・促進させるためには緩和ケアチームなどの体制・システムの構築が必要ですが、最も重要なことは、一般病棟・外来看護師が、「患者・家族の緩和ケアのニード（苦痛緩和）を見極め、引き出すこと」です。そしてリソースである緩和ケアチームを活用し、自らが主体的に緩和ケアに取り組むことが大切です。

診療報酬における緩和ケア診療加算

「緩和ケア診療加算」を受けるためには、施設基準および届出基準を満たす必要があります。

❶ 施設基準と届出基準

施設基準は、①緩和ケア診療を行うにつき十分な体制が整備されていること、②財団法人日本医療機能評価機構等が行う医療機能評価を受けていること、となっています。

届出基準は、当該保険医療機関内に、①身体症状の緩和を担当する常勤医師、②精神症状の緩和を担当する常勤医師、③緩和ケアの経験を有する常勤看護師、④緩和ケアの経験を有する薬剤師がいること、となっています。

❷ 緩和ケア診療加算の承認施設数

緩和ケア診療加算の診療保険点数は400点/日（2012年）となっています。その他、詳細については厚生労働省告示58号「基本診療料の施設基準等の一部を改正する件」（平成26年3月5日）[2]を確認してください。

緩和ケア診療加算を承認されている施設は全国で215施設（2014年11月現在）[1]となっていますが、地域がん診療連携拠点病院の指定要件になっているので、今後は増えていくと考えられます。

退院調整と地域連携

近年、日本の医療機関では在院日数の短縮化が求められ、入院中心の治療から、外来・在宅での治療や療養を継続するしくみに変化してきました。しかし、退院困難な場合や無理に退院してもすぐに再入院するケースも増えています。

❶ 退院困難なケースの増加

医療経済研究機構によると、退院困難な患者の特徴は、①入退院を繰り返している、②退院後も高度で複雑な継続的医療が必要、③入院前に比べて日常生活動作（ADL）が低下し、退院後の生活様式の再編が必要、④独居あるいは家族と同居であっても、必要な介護を十分に提供できる状況でない、⑤現行制度を利用しての在宅への移行が困難あるいは制度の対象外、とされています[3]。

がん医療の現場においても同様に、退院困難な患者が増えています。また、多くの患者・家族が不安や苦痛症状を抱えたまま退院している可能性があります。一般病棟の看護師も、退院後の患者・家族の不安や苦痛症状に対して、継続看護の必要性を感じながらも、未介入のまま退院を勧めていることはないでしょうか。

がん患者・家族はがんと診断された時から、不安と緊張、苛まれる症状など心身ともに苦痛を多く抱えています。治療・療養の過程において、すべてが一般病院で完結されることはほとんどありません。外来・入院・在宅を通じて、医療だけでなく、生活面、精神面、経済面など多くの支援が必要になります。

❷ 地域連携の重要性

特に一般病棟では、退院後の継続した支援を視野に入れた退院調整が求められています。そのため、主治医・病棟看護師だけですべてを解

決することは難しく、社会的資源の活用や保険制度を理解し、活用する必要があります。

そこで、在宅医や訪問看護師、退院調整看護師、医療ソーシャルワーカー、ケアマネジャー等との密な地域連携が重要になります。2008年の診療報酬改定では、「退院調整加算」「在宅患者連携指導料」「退院支援指導加算」等が新設され、地域連携を強化する動きになっています。

退院が決まってから今後の支援方法を決めるのではなく、入院早期から退院支援に着目し、退院後の生活イメージを持つことが必要です。各専門家が力を合わせることで、患者・家族が安心して自宅に戻る機会につながります。

チーム医療の中での看護師の役割
―成熟したチームを目指して

❶ 看護師は患者・家族にいちばん近い存在

チーム医療の中で看護師に求められる役割は、患者・家族の代弁者となり、希望や価値観を支えることです。そのためには、患者・家族を取り巻く環境を把握するとともに、予測性を持つ必要があります。現在の問題だけでなく、先を予測してケアの見通しを立てておきます。また、それぞれの専門家の力が発揮できるように橋渡しをします。なぜならば、私たち看護師が患者・家族の希望や価値観を理解できるいちばん近い存在にあるからです。

❷ チーム医療の鍵を握るのは看護師

成熟したチームは、問題解決に向けて共通の目的を持ち、お互いを認め合い、柔軟なコミュニケーション能力を兼ね備えていなければなりません。その力が最大限発揮されることによって、より大きな力となって今まで不可能だったことが可能になるはずです。

最初から成熟したチームなどありません。解決困難な問題の中で試行錯誤を繰り返しながら、小さな成功体験を積み重ねていくことが大切です。そして、成熟したチームには必ず、自律している看護師が存在しているのです。チーム医療の鍵を握っているのは、私たち一人ひとりの看護師であると考えます。

【引用文献】
1) 日本ホスピス緩和ケア協会ホームページ http://www.hpcj.org/index.html
2) 厚生労働省：基本診療料の施設基準等の一部を改正する件，告示第58号，2014（平成26）年3月5日．
3) 松下正明：チームで行う退院支援―入院から在宅までの医療・ケア連携ガイド，中央法規出版，p.8－12，2008．

【参考文献】
1) 厚生労働省：終末期医療に関する調査等検討報告書，2004．
2) 厚生労働省：がん対策推進基本計画，2007．
3) 細田満和子：チーム医療の見方／見られ方；チーム医療と緩和ケアチーム，ターミナルケア，13(4)，p.253－256，2003．
4) 高宮有介：緩和ケアチームの現状と今後のあり方，がん看護，8(4)，p.260－267，2003．
5) 日本ホスピス・緩和ケア研究振興財団「ホスピス緩和ケア白書」編集委員会編：ホスピス緩和ケア白書2013，日本ホスピス・緩和ケア研究振興財団，2013．
6) 難波美貴，他：立ち上げ5年目の緩和ケアチーム専従看護師の実践内容分析と役割の検討，第12回日本緩和医療学会総会プログラム・講演抄録集，p.249，2007．
7) 森田達也，他：緩和ケアにおけるコンサルテーション活動の専門性，緩和ケアチームの活動現況と展望―聖隷三方原病院の場合．日本ホスピス・緩和ケア研究振興財団「ホスピス緩和ケア白書」編集委員会編：ホスピス緩和ケア白書2007，日本ホスピス・緩和ケア研究振興財団，p.17－23，2007．
8) 高宮有介・角田直枝：患者はどこで過ごしたいのか―療養先の選択と移行への支援，ターミナルケア，16(3)，p.199－203，2006．
9) 川越博美・長江弘子編：早期退院連携ガイドラインの活用，日本看護協会出版会，2007．
10) 下山直人・森田達也：わが国のがん緩和ケアとこれからの行動計画，Ver.1，平成18年度厚生労働科学研究費補助金「緩和ケアのガイドライン作成に関するシステム構築に関する研究」，2007．

一般病棟での緩和ケアとは？ 8

高齢者の特徴と緩和ケア

わが国の高齢化の現状

❶急速な高齢化

わが国の高齢化は、出生率の低下と平均寿命の延長が要因で、65歳以上の高齢者人口は過去最高の3,461万人となり、高齢化率は27.3％となっています（2016年9月15日現在）。また、高齢化は急速に進み、他国とは比較にならないスピードで高齢者人口が増加しています。

❷高齢者の死因

厚生労働省人口動態統計によると、2016年の65歳以上の死因順位は第1位が悪性新生物、第2位は心疾患、第3位は肺炎、第4位は脳血管疾患となっています。男性では90歳以上で肺炎が最も多く、女性では心疾患、100歳以上では男女ともに老衰が最も多くなります。

❸家族構成の変化と療養場所

内閣府の高齢社会白書によると、2014年に65歳以上の高齢者が生活する世帯数は23,572千世帯であり、これは全世帯の46.7％を占めています。また、その内訳をみると、高齢者単独世帯と高齢者夫婦のみの世帯が年々増加し、核家族化が深刻になっています。

平成22（2010）年度『高齢者の住宅と生活環境に関する意識調査結果』[1]では、身体が虚弱になった時に望む居住形態として、現在の住宅にそのまま住み続けることを希望する者は62.8％にのぼり、介護を受けられる施設等へ移るとした者は37.4％でした。現在、住み慣れた自宅や終の棲家として施設での看取りも取り組み始めていますが、いったん疾患を発症し治療が必要になった場合の多くは、病院に入院し、一般病棟で最期を迎えているのが現状です。

高齢者の特徴と緩和ケア

❶身体面

老化現象とは、人間が生きていく過程においてほとんどすべての人にみられる生理的現象です。生理的老化は徐々に生じていくため、全体として恒常性は保たれ、日常生活の営みは維持されています。しかし、各臓器の予備能力が低下しているため、疾患に罹患した時の回復力や適応力は急速に低下し、合併症も併発しやすい状態になります。

老化に伴う身体機能の変化は、個人差が大きく一様ではないことと、複数の疾患や症状を抱えていることも多いため、症状の現れ方は多様になります。検査値の判断基準をそのまま用いることが適切でない場合もあります。高齢者の場合には、感染症の手がかりとなる発熱があまり出ないことも多く、それまでの生活習慣や平常時の様子から経過を追うことが重要になります。

また、高齢者は視力・聴力の低下や認知機能の低下により、病状の悪化や症状をうまく表現できないこともあるため、本人から状態を把握

することが難しくなります。痛みについても、「痛い」と言葉で表現することができず、体動が激しくなったり、眉間にしわを寄せたりと言葉ではない方法で表出していたりします。看護師は、言葉だけに頼らず五感を用いて、日々の様子と比較しながら、わずかな変化をキャッチしていくことが重要になります。

❷ 精神面

高齢者は、これまでの人生において、戦争、結婚、子育て、定年などさまざまな体験をしてきている存在です。共通していることは、近親者の死や心身の機能低下、社会からの後退、家庭内の役割交代など多くの喪失体験をしている年代だということです。このような喪失体験を受け入れていくことはつらく、容易なことではありません。

高齢者が人生の最終段階として、人生を振り返り、自身の存在の意味を肯定していくことには大きな意味があります。そのために、歩んできた人生を語ること（ライフレビュー）は有用であり、看護師はこの語りの聞き手になり、人生経験や喪失体験を一人ひとりがどのように受け止め、どのような思いを抱えているのかを理解することが大切です。

また、身体状態が悪化すると精神症状が現れやすい特徴があります。高齢者に多い症状としては、うつ、せん妄、認知症があげられます。看護師は、認知機能のアセスメントとともに、身体状態が精神状態に影響を与えていないかどうかという視点を持ち、関わっていく必要があります。

❸ 社会面

高齢者における一般的な社会性の変化は、社会的地位・役割の変化であり、定年退職、子どもの独立、加齢による心身の変化により社会参加が減り、家庭における役割交代から日常生活上の孤独や喪失感を抱き、生きがいを失いやすい時期になります。さらに、収入減少と経済的困難に見舞われる高齢者も少なくありません。

わが国の高齢者対策では「老後を心豊かに活力ある生活」にすることを指針とし、高齢者の雇用機会をつくるための事業や住民参加型福祉サービス、ボランティア活動なども盛んに行われています。地域との交流や趣味・社会活動の中で役割を見出していく高齢者は増加していくと考えられます。

しかし、一般病棟に入院することでこれまでの日常生活から切り離され、環境変化が加わるため、身体状態の悪化に伴い、生きがいも喪失しやすい状態になります。個々の高齢者がこれまで社会の中でどのようなことに自身の役割や生きがいを感じて生活してきているのか、その価値観に寄り添いケアをしていくことが大切になります。

❹ 尊厳あるケア

高齢者の場合、疾患の後遺症や認知症によりコミュニケーションがとりづらく、意思疎通が難しい場合や、意思の確認が全くできない場合も少なくありません。しかし、どのような状態にあっても、高齢者一人ひとりが大切な一人の人であることは、決して忘れてはいけません。

意思の疎通ができない状態が長く続くと、つい高齢者に声をかけずにカーテンを開けたり布団をめくったりなどをしていませんか。必ず顔を見て声をかけ、意思疎通ができないからこそ表情の変化や目の動きなどの些細な変化から高齢者のサインをキャッチするケアが重要になります。

また、介護を受けなければならない状態では、高齢者は申し訳なさや思うように自分でできない苦痛を感じながら生活をしています。そのため看護職は、人として人間らしくあるように清潔・排泄・体位など日常生活援助の一つひとつ

をていねいにケアすることが求められています。

❺ 高齢者の薬物動態と有害反応（副作用）

高齢者では、加齢に伴い肝血流量が減少するため薬物代謝は低下し、薬物の血中濃度増加と半減期延長がみられます。また、腎血流量や糸球体濾過量の減少により腎排泄型薬物の半減期延長がみられ、有害反応が現れやすくなります。終末期においては、さらに代謝が低下して薬物が体内に蓄積しやすい状態になるため、細やかに観察をしていく必要があります。

❻ 家族ケア

高齢者の場合、さまざまな疾患を抱え、悪化を繰り返しながら長期にわたり療養しているケースもあります。その場合は、介護者である家族は心身ともに疲弊していることが多いので、家族の健康状態や体調に配慮していくようにします。

また、高齢者の意思が確認できない場合、家族は「本人はこれでよいと思っているのか。何を望んでいるのだろうか」と悩み、葛藤することがあります。家族との会話を大切にし、家族と高齢者のこれまでの関係性や思い、家族間の歴史のありよう、高齢者自身の意思や考え方・生き方について理解するよう努め、家族のこれまでの介護に対して肯定的に保障し、支援していくことが大切になります。

認知症高齢者への緩和ケア

❶ 認知症とは

認知症とは、慢性あるいは進行性の脳の疾患によって、記憶、思考、見当識、学習などの脳の機能が障害され、生活する上で支障が生じている状態を言い、老化による物忘れとは異なります。認知症の種類としては、アルツハイマー型と脳内出血や脳梗塞後に生じる脳血管性認知症が多く、その他にレビー小体病などがあります。最近ではアルツハイマー型が確実に増加しています。

認知症の人は、約462万人（2012年）と推定されており、2025年には700万人を超えると見込まれています。

❷ 認知症の症状

認知症の症状は、記憶障害、見当識障害などの中核症状と、中核症状があることによって、取り巻く環境要因や身体的・精神的影響を受け、さまざまな生活上の問題を引き起こす周辺症状（認知症の行動・心理症状：BPSD）があり、症状の出現は個人差が大きいです。

初期段階では身近な人も気づかないことが多く、中期になり日常生活に支障が生じるようになって気づくことがあります。身近な人が気づいても、遠方に暮らす子どもや初対面の人では、認知症とわからないこともあります。

日常生活では問題がなくても、入院などの環境変化により突然混乱し、できていたことが急にできなくなることもあります。環境変化などにより急に症状が出現した場合は、せん妄かどうかのアセスメントが必要になります。

また、高齢者はうつ病になりやすく、認知症と間違われることもあります。精神疾患や電解質異常など、認知症と類似する症状を呈する疾患もあり、高齢者では複数の疾患を合併していることも多いので、鑑別が重要になります。

加齢に伴い、聴力や視力が低下していることで、質問しても反応がなく認知症と思われることがあるため、加齢に伴う身体的変化や感覚機能の変化もアセスメントしましょう。

❸ 認知症高齢者への緩和ケア

（1）不安にさせない関わり

認知症の人の心理状態を考える時、自分が突

然知らない国に連れて行かれ、場所も時間もわからず、言葉も通じず、自分のおかれている状態が全く理解できないことになっていると想像してください。どれほど不安な中で過ごすことになるでしょうか。

認知症であっても、すべての記憶を失っているのではなく、楽しいことやうれしいこと、反対につらいことや苦しいことの記憶は残りやすいと言われています。このような心理状態を察しながら、思いや感情を受け入れて、不安にさせない関わりを持つことがとても重要なケアになります。

(2) 身体的苦痛の緩和

がんに関連する苦痛症状やその他の身体的苦痛は、認知症の精神症状も悪化させます。認知症の場合、認知機能のアセスメントに集中しがちになりますが、身体症状のアセスメントをしっかり行って、症状緩和を図ることにより、認知症状の安定につながると考えられます。

(3) 環境の調整

認知症の人は、環境からの刺激を適切に受け取り、処理し、反応するという一連の流れに支障をきたすため、環境を整えることが大切になります。病院という場所では、物的環境を変えられない場合も多いのですが、ベッドの配置、大切にしている小物の利用、照明の工夫など、可能なところから対応していきましょう。

また、人的環境については、看護職も環境の一部ですので、認知症高齢者の自尊心を尊重した関わりを持つようにします。名前を呼ばれても、呼ばれたことが理解できないケースもあります。相手がケアするスタッフの存在に気づくことができるよう、目線を合わせ、表情を見ながら、わかりやすい言葉で、なおかつ答えやすい質問の仕方をすることも重要になります。

(4) 活動と休息を取り入れたケア

認知症の人の場合、記憶を失う恐怖があったり、理由がわからずに怒られ、迷惑をかけているのでないかと不安になっていたりします。そのために心が休まらない状態で、昼夜逆転傾向に陥る場合も少なくありません。この場合、リラクセーションを促す看護と日中の活動性を高めるケアで、活動と休息のバランスをとることが大切になります。終末期では、全身状態の進行や倦怠感などの苦痛症状に応じて、無理のない範囲でケアに取り入れていくようにします。

(5) 合併症の予防

認知症は、進行に伴いさまざまな脳機能の障害が現れます。最終的には寝たきりの状態になり、生活のすべてにおいて介助を要します。その中で、特に誤嚥性肺炎、窒息、転倒、骨折などの合併症を起こしやすく、これらを予防することが大切です。

【引用文献】
1) 内閣府：平成22年度「高齢者の住宅と生活環境に関する意識調査結果」(全体版).
http://www8.cao.go.jp/kourei/ishiki/h22/sougou/zentai/index.html

【参考文献】
1) 正木治恵・真田弘美編：老年看護学概論―「老いを生きる」を支えることとは，看護学テキストNiCE，南江堂，2013.
2) 梅田恵・射場典子編：緩和ケア―大切な生活・尊厳ある生をつなぐ技と心，南江堂，2011.
3) 鈴木みずえ編：急性期病院で治療を受ける認知症高齢者のケア―入院から退院後の地域連携まで，日本看護協会出版会，2013.

緩和ケアと リハビリテーション

終末期がん患者のリハビリテーションとは

多くのがん患者は、手術による侵襲や抗がん剤治療、放射線治療、病状の進行などによりさまざまな症状を引き起こします。

がん患者におけるリハビリテーション（以下、リハビリ）は、病期別に①予防的（preventive）、②回復的（restorative）、③維持的（supportive）、④緩和的（palliative）の四つに分類されます。終末期がん患者には④の緩和的なリハビリはもちろんのこと、③の維持的なリハビリによって運動機能やADLの維持・改善を試みることも必要です。介入方法や介助方法については、理学療法士や作業療法士、言語聴覚士などの専門家に相談するとよいでしょう。

がん患者リハビリテーション料の算定

2010（平成22）年の診療報酬改定において、がん患者リハビリテーション料が新設されました。がんの疾患特性に配慮し、がんやがんの治療により生じた疼痛、筋力低下、機能障害や、二次的障害の予防、運動機能低下や生活機能低下を予防・改善することを目的として、治療前あるいは治療後、速やかに個々の症例に応じて行った場合に算定できます。

対象者（表1-8）に対して、がん患者リハビリテーションに関する研修を修了した理学療法士、作業療法士、言語聴覚士がリハビリを行った場合に算定可能です。研修は医師、看護師各1名以上を含んだチームで受けます。

また、"在宅において緩和ケア主体で治療を行っている進行がん又は末期がんの患者であって、症状増悪のため一時的に入院加療を行っており、在宅復帰を目的としたリハビリテーションが必要な患者"も対象となります。

リハビリテーションの目的

終末期がん患者におけるリハビリの目的は、患者と家族の要望（demands）を尊重しながら、身体的・社会的・精神的にADLやQOLを最もよい状態にすることです。

「自分でトイレに行きたい」「歩きたい」などの希望は、ADLやQOLの維持・改善とともに、自尊心の保持や自立性の維持にもつながります。

さらに、日々変化する病状の中で、リハビリのスタッフが介入することにより、「治療がまだ続いている」という精神的な支援をすることもあります。

❶病期的にみたリハビリテーションの目的
(1) 予後が月単位の場合

QOLの維持、ADLの維持・改善が目的となります。身体機能の維持・向上、または残存能力を用いてADLを維持・改善していきます。さらに、福祉機器の導入を考慮していきます。

表1-8 ● がん患者リハビリテーション料の対象患者

① 食道がん、肺がん、縦隔腫瘍、胃がん、肝臓がん、胆嚢がん、大腸がん又は膵臓がんと診断され、当該入院中に閉鎖循環式全身麻酔によりがんの治療のための手術が行われる予定の患者又は行われた患者
② 舌がん、口腔がん、咽頭がん、喉頭がん、その他頸部リンパ節郭清を必要とするがんにより入院し、当該入院中に放射線治療若しくは閉鎖式循環式全身麻酔による手術が行われる予定の患者又は行われた患者
③ 乳がんにより入院し、当該入院中にリンパ節郭清を伴う乳房切除術が行われる予定の患者又は行われた患者で、術後に肩関節の運動障害等を起こす可能性がある患者
④ 骨軟部腫瘍又はがんの骨転移に対して、当該入院中に患肢温存術若しくは切断術、創外固定若しくはピン固定等の固定術、化学療法又は放射線治療が行われる予定の患者又は行われた患者
⑤ 原発性脳腫瘍又は転移性脳腫瘍の患者であって、当該入院中に手術若しくは放射線治療が行われる予定の患者又は行われた患者
⑥ 血液腫瘍により、当該入院中に化学療法若しくは造血幹細胞移植が行われる予定の患者又は行われた患者
⑦ 当該入院中に骨髄抑制を来しうる化学療法が行われる予定の患者又は行われた患者
⑧ 在宅において緩和ケア主体で治療を行っている進行がん又は末期がんの患者であって、症状増悪のため一時的に入院加療を行っており、在宅復帰を目的としたリハビリテーションが必要な患者

入院中の患者であって、上記のいずれかに該当する者。

表1-9 ● リハビリテーションの効果

身体機能面	廃用予防・改善、運動機能改善、嚥下機能改善、疼痛緩和、倦怠感の軽減など
精神機能面	不安・抑うつ症状の軽減、生きがい・楽しみを持ちモチベーションを上げる、自尊心の保持、自立性の維持、外出・外泊などによる気分転換など
生活・環境面	ADL改善：食事方法の改善（食形態の工夫、自助具の使用）、移乗動作の獲得、歩行能力向上（屋外歩行、屋内歩行、杖・歩行器の有無）など 自助具や補装具（杖や歩行器など）の調整 退院に向けた福祉機器の導入、環境調整：ベッドの配置の検討、トイレや浴室などの手すりの設置場所の検討など

(2) 予後が週・日単位

ADLの低下は避けられない時期です。症状緩和や精神的な支持が主体となるようなリハビリの介入が必要です。

リハビリテーションを実施する際の重要なポイント

まず、患者とその家族へ十分なインフォームド・コンセントを行うことが必要です。リハビリをすることで、どのような支援が得られるのか、どのようなリスクがあるのか、疼痛や疲労など体調の悪い時には無理に実施しないなどの説明は、リハビリを開始する前に行うことが必要です。

また、医師や看護師、理学療法士、作業療法士、言語聴覚士、臨床心理士、医療ソーシャルワーカーなど、患者に関わるスタッフがチームとなって情報交換しながら進めていくことが重要です。特に病状や精神状態は日々変化していくため、当初の目的が変化することはよくあることです。必要に応じてカンファレンスを開催し、情報共有および意思統一をしていくことが大切です。

リハビリテーションの効果

リハビリによる効果には、「身体機能面」「精神機能面」「生活・環境面」があります。具体的な内容を表1-9に示します。これらはそれぞれが関連し、相乗効果として現れることもあります。いずれもリスク管理を十分に考慮した上で、リハビリを進めていくことが大切です。

リスク管理

終末期がん患者の症状は月単位、週単位、日単位で変化し、リスク内容も変化します。変化に応じた内容を常に検討する必要があります。特に疼痛に関しては、がんやがん治療による痛みなのか、二次的な疼痛なのかを評価することが大切です。

また、筋力低下や体力低下があっても、病状によっては低負荷からの介入が必要となります。

❶ 疼痛

疼痛の原因を把握し、薬物療法や神経ブロックなどを併用しながら、ポジショニングや関節可動域訓練を実施します。また、疼痛を誘発しないような動作方法の獲得を指導します。

❷ 骨転移

四肢、体幹に疼痛を訴えた場合は、骨転移が生じている可能性があります。主治医を通して整形外科や放射線治療科へコンサルトし、病的骨折のリスクを評価してもらいます。骨転移の好発部位は脊椎、骨盤、大腿骨です。

骨転移が荷重部分にある場合は、病的骨折の可能性が高いと言えます。病的骨折した場合は、ADLやQOLが著しく低下します。そのため、骨折や脊髄損傷による麻痺のリスクを把握し、全身状態や生命予後を考慮してリハビリの目標設定（歩行、車いす、床上など）を行い、実施内容を検討します。

その際は、患者へ十分な説明を行います。環境の変化が受容できないことがあるからです。特に、骨転移による疼痛がコントロールされると、痛くないのに歩行を禁止されることに納得できないというケースが多くみられます。患者の気持ちなどを配慮した対応が必要です。

❸ 悪液質

悪液質は、食欲不振、異化亢進、るいそう、筋萎縮（サルコペニア）、筋力低下、易疲労、発熱などの症状を引き起こします。その結果、全身的な機能低下が生じ、臥床傾向になります。これはさらに機能低下を引き起こし、廃用への悪循環につながります。状態に応じて離床を促し、過負荷にならないよう低負荷から行うのがよいでしょう。

❹ 胸水・腹水

軽い運動でも経皮的酸素飽和度（SpO_2）が低下するため、呼吸困難や疲労感に注意します。腰痛を起こすこともあるため、安楽な姿勢を保持できるようなポジショニングが必要です。

❺ 誤嚥

頭頸部・消化器管のがんの場合、手術による侵襲が大きく、口腔から咽頭の麻痺や長時間の食止めによる廃用によって嚥下機能の低下を生じることがあります。終末期がん患者は、著明な体力低下により、摂食機能の低下を起こすことがあります。食事形態や食べ方の指導、楽しみ程度の摂食が可能かどうかの判断が必要となります。必要に応じて耳鼻咽喉科へコンサルトし、嚥下機能の評価をしてもらいます。

❻精神状態

がん患者の多くは、不安やいらだち、適応障害や抑うつを生じていることが多くみられます。リハビリの時、スタッフは最低20分間は患者と過ごすことになります。気持ちを共感し、寄り添って、何を望んでいるのかをよく傾聴することが大切です。そして、何ができるのか、できるようになるのかをいっしょに考えていきます。その内容は、患者の家族、スタッフ間で情報を共有するのがよいでしょう。

＊

世界保健機関（WHO）は、「緩和ケアとは、生命を脅かす疾患による問題に直面している患者とその家族に対して、痛みやその他の身体的問題、心理社会的問題、スピリチュアルな問題を早期に発見し、的確なアセスメントと対処（治療・処置）を行うことによって、苦しみを予防し、和らげることで、クオリティ・オブ・ライフを改善するアプローチである（2002年）」としています。リハビリにおいても、緩和ケアのためのアプローチが可能です。そのためには、患者やその家族が何を望んでいるのかをチーム内で情報共有し、意思統一していくことが大切です。患者の要望（demands）に応えるために最善の方法を選択し、その人らしく生活するための支援をしていくことが重要です。

【参考文献】
1) 堀 夏樹編著：緩和ケアゴールデンハンドブック，南江堂，p.68－71，2009．
2) 鈴木正寛：緩和ケア病棟でのリハビリテーションの実際，MB Med Reha，158，p.27－31，2013．

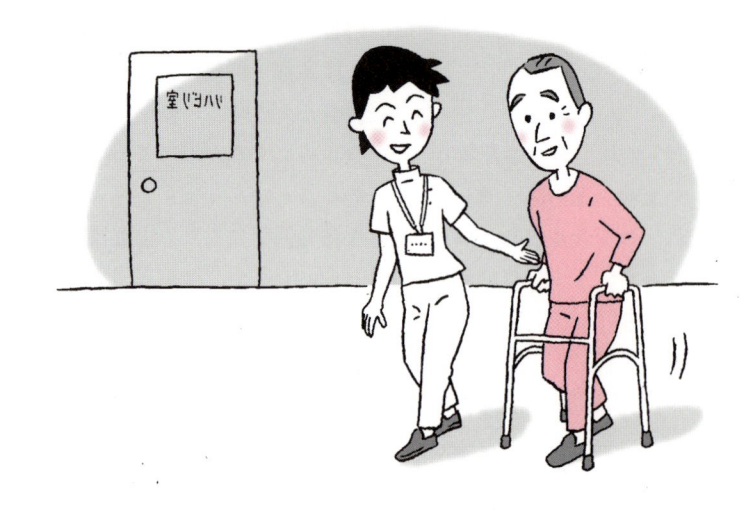

第2章 各論

Q&A 認定看護師が答える
困難事例・こんな時どうする？

（ペインコントロール）

痛みの種類と見分け方／痛みの訴えの評価と目標の設定／オピオイドの種類と特徴／麻薬の使用に抵抗を示す患者への説明／オピオイドの換算の仕方／レスキューの使用方法／鎮痛薬増量のポイント／オピオイドの副作用／オピオイドローテーション／非ステロイド抗炎症薬（NSAIDs）の役割／オピオイドの効く痛み・効かない痛み／鎮痛補助薬の種類と使用方法

（身体症状とケア）

呼吸困難／喀痰／嘔気・嘔吐／便秘・下痢／消化管閉塞・腸閉塞／倦怠感・眠気／食欲不振／口腔ケア／浮腫／腹水・腹部膨満感／掻痒感・スキンケア／悪臭の対策／身体症状に対するステロイドの使用／ナースができる 疼痛緩和技術／セルフコントロールにつながる 補完代替療法

（精神症状とケア）

不眠／不安／抑うつ・希死念慮／せん妄・混乱／スピリチュアルな痛み／希望を支える／バッドニュースを伝える／話を聴く方法・傾聴／チームコンサルテーション

（臨死期のケア）

予後予測とケアの方向性／鎮静の適応と方法／患者・家族への鎮静についての説明／倫理的ジレンマに対するチームでの検討／臨死期患者への輸液／臨死期の喘鳴／臨死期のけいれん・ミオクローヌス／病状の説明と自己決定への支援／ケアの見直し／臨死期患者の身体的変化と家族を呼ぶタイミング／家族の悲嘆への支援／死後のケア

（家族へのケア）

死別の準備／終末期患者の家族の心理的特徴と支援／死亡直前の家族からの蘇生希望／子どもへの病状の伝え方／交流の乏しい家族しかいない場合／家族の疲労に対する支援／経済的な支援／在宅への移行に伴う支援／グリーフケア

ペインコントロール ①

痛みの種類と見分け方

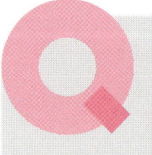

> **Q** がんの痛みにはいろいろな種類があると言われていますが、患者の多くは「痛い」と表現します。痛みの種類を見分けるためには、どのようなことを観察したり、たずねたりすればよいでしょうか。

　もともと痛みはその人自身にしかわからない主観的な感覚で、特にがん患者が体験する痛みはとても複雑です。がんの痛みはさまざまな事柄が影響しているため、トータルペイン（全人的苦痛）の視点で理解し、対応することが重要です。

　患者が自分の言葉で痛みを表現できればよいのですが、多くの患者にとってそれは容易なことではありません。その手助けをする上で、看護師が身体的痛みの種類や見分け方を知っておくことが、患者の痛みの緩和につながります。

評価の視点と根拠

　がん患者の複雑な痛み体験を理解した上で、痛みの発生機序をもとに身体的アセスメントを行います。

　がん患者には、がん自体の進行による痛み、治療に伴う痛みなど、さまざまな原因によって痛みが出現します。そうした複数の痛みが混在し、また、再発や転移によって、痛みを感じる部位も複数にわたる場合が多いです。それぞれの痛みの原因や性質や程度は異なることがあるため、患者が感じるすべての痛みに対してアセスメントすることが重要です。

　本項では、がん患者が体験する痛みは複雑であることを踏まえ、身体的痛みの種類と見分け方について述べます。

（1）痛みの種類

　がん疼痛で認められる身体的痛みは、侵害受容性疼痛と神経障害性疼痛に分類できます。この二つの痛みは性質が異なり、鎮痛薬の効果も異なります。そのため、患者がどちらの性質の痛みを訴えているのかを判断することが重要です（表2-1-1）。

❶侵害受容性疼痛

　がん患者の痛みの主な成因です。外部の刺激や組織の変化により、神経の痛覚受容器（侵害受容器）が刺激され、痛み信号が中枢に伝達されて痛みの感覚が起こります。伝達する神経線維の違いによって、さらに体性痛と内臓痛に分類されます。

　体性痛は、Aδ線維が刺激されて起こる限局した鋭い痛みです。皮膚や関節、筋肉、結合組織への機械的刺激が原因で発生します。腹膜、

表2-1-1 ● がん疼痛の種類と痛みの表現

	侵害受容性疼痛		神経障害性疼痛
	体性痛	内臓痛	
痛みの表現例	・うずく ・さし込む ・ズキズキ ・鋭い	・締めつけられる ・鈍い ・重い ・押されるような	・正座をした後のしびれた感じ ・灼熱感 ・電気が走るような感じ ・チクチクと針を刺すような感じ
主な例	・骨転移 ・皮膚腫瘍 ・術後早期の創痛	・膵臓がんによる上腹部・背部痛 ・消化管閉塞に伴う腹痛 ・肝腫瘍の増大に伴う側腹部痛	・頭頸部がんの神経浸潤、腕神経叢浸潤（パンコースト型肺がん、鎖骨上・腋窩リンパ節転移）、仙骨神経叢浸潤（直腸がん、婦人科がんなどの骨盤内腫瘍）、その他（脊椎圧迫による神経損傷、手術による神経損傷、放射線療法や化学療法による神経障害など）
痛みの特徴	・痛みの部位が限局している	・痛みの部位が漠然としている	・障害神経領域のしびれ感を伴う痛み
随伴症状	・体動時に増す	・嘔気・嘔吐、発汗を伴うことがある	・知覚低下、感覚過敏を伴う
鎮痛薬における特徴	・突出痛に対するレスキューの使用が多い	・オピオイドが効きやすい	・難治性で鎮痛補助薬が必要になることが多い

胸膜、骨膜などにがんが浸潤し、体性神経が刺激されて痛みが出現します。

内臓痛は、C線維が刺激されて起こる、部位が明確でない鈍い痛みです。骨髄、筋膜、腹部臓器などに痛みが出現します。

❷神経障害性疼痛

がんが末梢神経や中枢神経に直接浸潤し、神経組織を損傷するために起こります。難治性で慢性化しやすく、知覚障害をもたらします。

(2) 原因による痛みの分類

がんの痛みは、がんの浸潤や転移など、がんそのものによるものが大部分を占めていますが、実際にはがんに対する治療行為、長期臥床や栄養障害など、その他の因子も少なくありません。

❶がんの浸潤・転移による痛み

腫瘍による炎症や圧迫、発痛物質の産生、神経への直接浸潤とそれによる炎症などによって現れます。

❷がんの治療行為に伴う痛み

手術操作による神経損傷、侵襲による炎症・筋緊張・血流障害による痛み、化学療法や放射線療法による粘膜炎、神経障害、局所部位の炎症による痛みなどがあります。

❸その他の原因による痛み

長期臥床や栄養障害、心理的因子による痛みがあります。

(3) 痛みのパターンによる分類

❶持続痛

1日のうち半日以上経験される平均的な痛みです。

❷突出痛

定期的な鎮痛薬が十分に使用されていても起こる一時的な強い痛みです。

ケアのポイント

(1) 身体的アセスメントの展開

患者の痛みを具体的に知る方法について、以下に述べます。

❶痛みの部位の確認

がんの痛みは1カ所であるとは限りません。

がんの進行により、腫瘍の増大や転移などで新たな部位にがんが出現します。常に痛みは同じ部位ではないことを念頭におきましょう。どこが痛むのか、痛みのあるすべての部位についてたずねます。その場合、患者が直接身体図に記入したり、身体に直接触れるなどして教えていただくとよいでしょう。

❷ 痛みの性質の把握

患者の痛みの表現から痛みの性質を知ることで、ある程度原因の予測ができます。痛みの種類によって対処方法は異なってくるため、痛みの性質を把握することは重要です。

❸ 自分で表現できない患者の場合

表2-1-1にあげた痛みの表現例を参考にして、具体的にたずねてください。これらは代表的な表現の例であり、患者はその他にもさまざまな表現をします。その際にはどの性質に近い表現かを考え、患者に確認するとよいでしょう。

(2) アセスメントのポイント

「痛いものは痛いんだ」と患者から言われた時は、困惑すると思います。しかし、患者はさまざまなつらい体験をして、そう言わざるを得ない状況なのかもしれないと考えてください。そして、その訴えを信じ、受け止めてください。

患者に痛みをたずねる際には、共感的態度で話す姿勢が重要です。今まで複雑な痛みを感じてきた患者の思いを受け止め、その体験に共感することだと思います。

また、痛みの表現方法は、患者の性格にもよりますし、反応も人によって異なります。自分の体験を他人に伝えるのが得意か不得意かということも、痛みを訴える時には反映されます。だからこそ、ふだんから患者に関心を持ち、関係性を築くことが大切です。徐々に患者の性格や特徴がわかるようになると、痛みの看護にも反映されると思います。そして、痛みの治療を行う際には患者の協力が必要であり、いつでも相談できる存在として看護師がいることを伝えてはいかがでしょうか。

【参考文献】
1) 小川節郎:癌性疼痛の特徴, 看護技術, 45(7), p.692－698, 1999.
2) 近藤まゆみ・的場元弘編:ナースが向き合うがんの痛みと看護の悩み―ナースはどう考えどう行動するか, ミクス, 2000.
3) 高宮有介編著:ナースができる癌疼痛マネジメント, n-books7, メヂカルフレンド社, p.22-36, 2001.
4) 高宮有介:がんの痛みのアセスメントの実際―医師の立場から, がん看護, 8(1), p.21-25, 2003.
5) 日本緩和医療学会緩和医療ガイドライン作成委員会編:がん疼痛の薬物療法に関するガイドライン2010年版, 金原出版, 2010.
6) 林章敏編著:がん疼痛マネジメント, 学研メディカル秀潤社, 2012.
7) 余宮きのみ:がん疼痛緩和の薬がわかる本, 医学書院, 2013.

ペインコントロール 2

痛みの訴えの評価と目標の設定

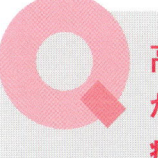

> **Q** 高齢の患者に痛みについて聞くと、「お腹が痛い」と答えますが、痛みの訴えはあっても表情はさほどつらそうではありません。痛み止めは飲んでいますが、「効果はよくわからない」とのことです。評価方法と目標の設定について教えてください。

　患者の痛みは、体験している本人にしかわからない主観的なものです。その痛み体験を客観的に評価し、他の医療者と共通理解できるように、評価ツールを用いる方法があります。

　この評価ツールを使用する目的は、痛みの増悪因子を明らかにして、トータルペイン（全人的苦痛）を詳しくアセスメントし、痛みの治療を有効にすることです。痛みのアセスメントをすることで、痛みの原因や変化を把握し、実施された治療の効果や適切さなどを評価できます。

　そして、患者と共有できる目標を設定し、痛みの評価を十分に行います。この目標は段階的に設定し、定期的に評価して決めていくことが望ましいでしょう。

評価の視点と根拠

　ここでは、筆者の所属するみつわ台総合病院で使用している痛みのアセスメント用紙（図2-1-1）を用いて、質問の事例の患者の痛みについて考えてみましょう。

　痛みの部位・痛みの性質についてはp.38「痛みの種類と見分け方」で詳しく触れました。この患者は腹部に痛みを自覚していますが、さらに部位の詳細と、痛みの性質を確認します。

(1) 痛みの強さ

　痛みを数量的に表すペインスケールを用いると便利です（図2-1-2）。使用時の注意点を表2-1-2に示します。患者の示した測定結果と医療者の解釈との間にずれが生じないようなアセスメントが求められます。

　医療者が患者の表情の変化だけで判断するのは好ましくありません。事例の患者は高齢ですが、認知能力を確認しながら患者に合う方法を取り入れます。しかし、数値の表現に困難をきたすこともあります。その場合は、患者の①表情、②声のトーンや話し方、③日常生活の変化、④他者との関わりの変化、⑤精神状態の変化、などの観察が参考になります。

(2) 痛みの1日の変化

　痛みが睡眠を妨げているのか、安静時に痛むのか、体動時に痛むのかなど、痛みが出現する状態について確認します。1日における痛みの変化を知ることで、痛みのパターンを把握でき、

痛みの初期・継続アセスメントシート（外来・病棟用）		記入日	

患者氏名＿＿＿＿＿　　患者ID（　　　）　　診療科＿＿＿＿＿
主治医＿＿＿＿＿　　担当看護師＿＿＿＿＿

1. 痛みの部位	2. 痛みの性質（患者の言葉） ①うずく　さし込む ②締めつけられる ・ 鈍い ・ 重い ③電気が走るようだ ・ しびれた感じ 　焼けるようだ ・ 針で刺された感じ ④その他（患者の言葉）
3. 痛み始めた時期	10. 鎮痛薬の使用 　ベース薬剤 　レスキュー薬剤
4. 痛みの強さ VRS　痛くない／少し痛い（なんとか我慢できる）／かなり痛い（できれば痛みをもっと止めたい）／非常に痛い（我慢できないほどの痛み） FS NRS　0 1 2 3 4 5 6 7 8 9 10　痛みがない／最悪な痛み	11. 鎮痛薬の副作用 □嘔気 □便秘 □眠気 □その他
5. 痛みを感じるとき □睡眠時 □安静時 □体動時	12. 検査結果など、身体状態の把握
6. 痛み方 □間欠的 □持続的 □突発的	13. 性質、心理負担、スピリチュアルペイン
7. 痛みの徴候	14. 家族、経済、福祉面
8. 痛くなりやすい時	15. ペインマネジメントの目標
9. 薬以外で楽になる時 □温める　□冷やす　□会話 □その他	16. 生活上のゴール

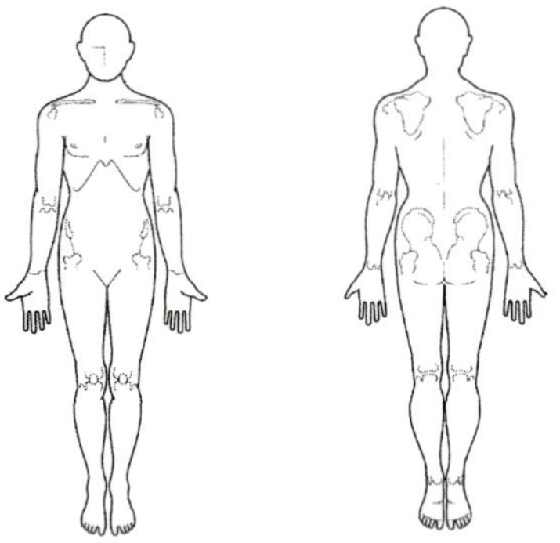

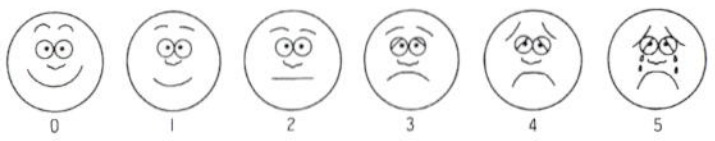

図2-1-1● 痛みのアセスメント用紙例

（みつわ台総合病院）

■ VAS (10cm)

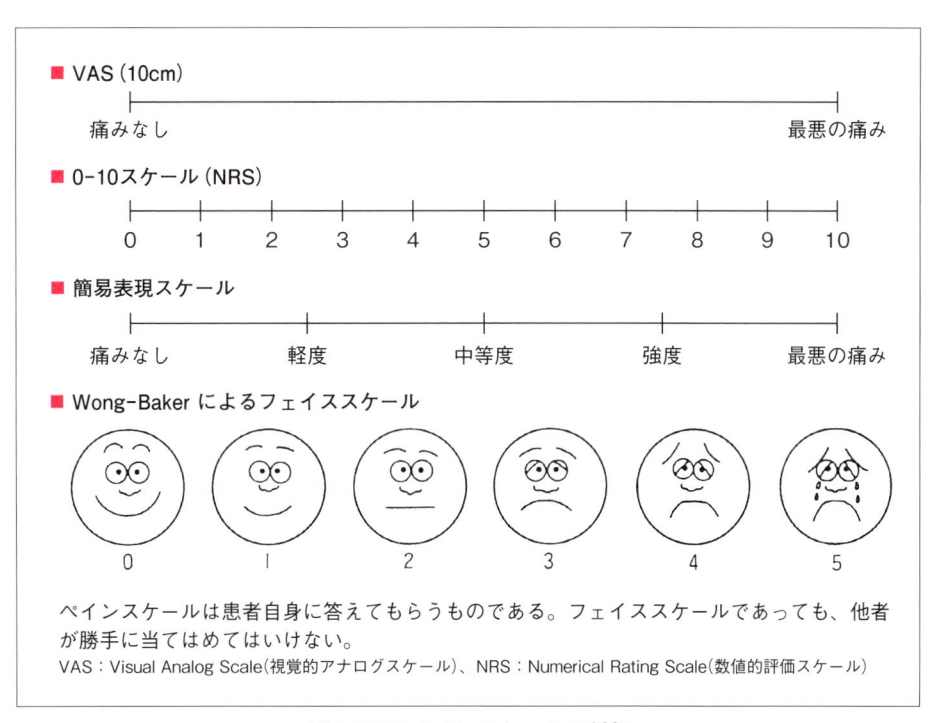

痛みなし　　　　　　　　　　　　　　　　　　　最悪の痛み

■ 0-10スケール (NRS)

0　1　2　3　4　5　6　7　8　9　10

■ 簡易表現スケール

痛みなし　　軽度　　中等度　　強度　　最悪の痛み

■ Wong-Baker によるフェイススケール

0　1　2　3　4　5

ペインスケールは患者自身に答えてもらうものである。フェイススケールであっても、他者が勝手に当てはめてはいけない。
VAS：Visual Analog Scale（視覚的アナログスケール）、NRS：Numerical Rating Scale（数値的評価スケール）

図2-1-2 ● ペインスケールの種類

表2-1-2 ● ペインスケール使用時の注意点

① なぜ痛みの測定が必要なのか理解してもらう
② 一般的には日常生活で痛みの程度を数字で表すことがないため、慣れるまでのサポートが必要
③ 痛みを持つ患者自身に測定してもらう
④ 結果を参考にして、医療者が勝手に解釈しない

その結果、日常生活上の変化を試みたり、鎮痛薬の使用方法を変更するなどの工夫ができます。

例えば、「1日のうちで痛みに変化はありますか」「決まった時間に痛くなることはありますか」と質問します。

(3) 鎮痛薬の使用状況と効果・副作用

現在使用している薬物の効果を確認します。その際に必要な知識は、鎮痛薬の効果時間です。薬物の効果が現れた際に、痛みとの相関関係を確認します。

事例の患者は鎮痛薬を内服しているので、この効果を確認することが必要です。その際、痛みの程度を共通認識できていると容易に評価することができます。また、行動や精神に影響した外的環境因子による変化はなかったかどうかなどを考慮してください。

(4) 日常生活への影響

睡眠や食事、排泄などの基本的な日常生活行為の他に、患者自身が希望する日常の活動が痛みによって制約されていないかどうかを確認します。

(5) 検査所見

客観的データから、全身状態と関連して、痛みの原因や今後に出現する症状を予測します。

表2-1-3● 疼痛マネジメントの目標

①痛みに妨げられない睡眠の確保
②安静時の痛みの消失
③体動時の痛みの消失

(6) 心理社会的、スピリチュアル(霊的)アセスメント

身体的因子以外に、心理社会的、スピリチュアル(霊的)な因子が患者の痛みの感じ方に影響するため、これらも同時に把握する必要があります。

(7) 疼痛マネジメントの目標

患者とともに希望や生活上の目標について相談し、必ず達成可能な目標を設定します。まずは段階的に、①痛みに妨げられない睡眠の確保、②安静時の痛みの消失、③体動時の痛みの消失、を目標として設定します(表2-1-3)。

具体的に患者の生活に合わせた内容を考えられるとよいでしょう。患者と医療者の目標の間にずれがある場合は、病状の理解や今後の治療とその効果について話し合いを重ね、修正していくことが必要です。

(8) 継続的なアセスメント

痛みは常に変化します。初期のアセスメントにこだわらず、日々の患者の言葉や行動に注意して、繰り返し痛みの評価をすることは大切です。新たな痛みが出現した時は、初期アセスメントに戻ります。

ケアのポイント

看護師は他の医療職種に比べ、患者と最も多くの時間を共有しているので、患者の訴えを直に聴くことができ、実施した治療が適切であったかどうかなどの結果もすぐにわかります。そのため、看護師は、痛みに関する知識を持ち、患者の状態を生活行動からアセスメントして、その内容を他の医療者に情報提供し、ともに考える役割を担っています。

また、外来通院で鎮痛薬を開始する場合は、短時間でさまざまな疼痛アセスメントが求められます。患者の生活様式は一定でないため、痛みそのものの変化ではなく、環境による痛みの変化もみられます。自宅でセルフケアが可能な方法をいっしょに考え、患者や家族が不安な時は連絡できるシステムづくりも必要です。

看護師が詳細なアセスメントをすることで、患者の状態に合った目標をともに考えることができ、患者が少しでも満足できる痛みの治療に役立つと思います。

【参考文献】
1) 近藤まゆみ・的場元弘編:ナースが向き合うがんの痛みと看護の悩み—ナースはどう考えどう行動するか, ミクス, p.89-113, 2000.
2) 高宮有介編著:ナースができる癌疼痛マネジメント, n-books7, メヂカルフレンド社, p.28-36, 2001.
3) 梅田 恵・樋口比登実監修:Q&Aでよくわかる！がん性疼痛ケア, 照林社, p.11-16, 2003.
4) 日本緩和医療学会緩和医療ガイドライン作成委員会編:がん疼痛の薬物療法に関するガイドライン2010年版, 金原出版, 2010.
5) 角田直枝・濱本千春編:がん疼痛ケアガイド, 中山書店, 2012.
6) 余宮きのみ:がん疼痛緩和の薬がわかる本, 医学書院, 2013.

ペインコントロール ③

オピオイドの種類と特徴

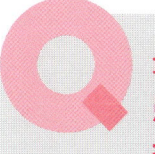

> **Q** 最近はオピオイドの種類が増え、数多くの薬があるようですが、患者にどの薬を使ってよいのかわかりません。フェンタニル貼付剤（フェントス®テープ等）は内服が困難な患者に使用するのはわかるのですが、レスキューはどうしたらよいでしょうか。

　これまで、がん疼痛マネジメントに使用するオピオイドはモルヒネ製剤が主体でした。現在は、モルヒネ製剤以外のオピオイドの臨床使用が認められ、発売されました。それによって、患者の状態に応じてオピオイドの種類を変更する幅が広がったと言えます。

　本項では、患者の状態に合ったオピオイドを選択できるように、オピオイドの種類と特徴を紹介した上で、質問の事例について考えていきます。

評価の視点と根拠

　オピオイドの種類と特徴を知り、患者の状況に応じて選択できることが大切です。

　オピオイドとは、中枢にあるオピオイド受容体に作用して鎮痛効果を発揮する鎮痛薬です。作用するオピオイド受容体が異なることで、鎮痛効果や副作用の種類が異なります。例として、モルヒネとフェンタニルの比較を表2-1-4に示します。

　オピオイドは、軽度から中等度の強さの痛みに用いる弱オピオイドと、中等度から高度の強さの痛みに用いる強オピオイド、オピオイド拮抗薬に分類されます（表2-1-5）。

（1）弱オピオイド（軽度から中等度の強さの痛みに用いる）

　弱オピオイドは、WHO 3段階除痛ラダー（図2-1-3）における基本薬の第2段階に分類されます。

❶コデイン

　コデインリン酸塩水和物（リン酸コデイン®）の鎮痛効果はモルヒネ製剤の1/6で、有効限界は300mg/日と考えられています。

❷トラマドール

　トラマドール塩酸塩はコデイン類似の合成化合物です。オピオイドですが麻薬に指定されていないため、患者は受け入れやすく、また管理が簡便です。便秘や嘔気の発生頻度は低く、神経障害性疼痛に効果的であると報告されています。有効限界は300mg/日です。

　レスキューは経口投与の場合、同剤を使用し、定時投与中の1日量1/8～1/4を用います。

表 2-1-4 ● オピオイド受容体の違い

作用する オピオイド受容体		モルヒネ μ（μ1、μ2）、κ、δ	フェンタニル μ（μ1）
μ	μ1	鎮痛、嘔気・嘔吐、多幸感、掻痒感、縮瞳、尿閉	
	μ2	鎮痛、鎮静、呼吸抑制、身体・精神依存、消化管運動抑制、鎮咳	
κ		鎮痛、鎮静、身体違和感、気分不快、興奮、幻覚、鎮咳、呼吸抑制、縮瞳、利尿	
δ		鎮痛、身体・精神依存、呼吸抑制	

表 2-1-5 ● オピオイドの種類

	薬物名（一般名）	商品名	剤形	効果
弱オピオイド	コデイン	リン酸コデイン®	散・錠	速放
	トラマドール	トラマール® トラムセット®	カプセル・注射 錠	6時間（注射除） 6時間
強オピオイド	モルヒネ	オプソ® モルヒネ塩酸塩® MSコンチン® モルペス® カディアン®、パシーフ® アンペック®	液 末・錠・注射 錠 散 カプセル 坐・注射	速放 速放（注射除） 12時間 12時間 24時間 8時間（注射除）
	オキシコドン	オキノーム® オキシコンチン® オキファスト®	散 錠 注射	速放 12時間 ―
	フェンタニル	フェントス®テープ、ワン デュロ®パッチ デュロテップ®MTパッチ アブストラル® イーフェン®バッカル錠 フェンタニル®	貼付 貼付 舌下錠 口腔粘膜吸収錠 注射	24時間（1日） 72時間（3日間） 速放 速放 ―
	メサドン	メサペイン®	錠	4〜12時間
オピオイド 拮抗薬	ペンタゾシン	ソセゴン®、ペンタジン®	錠・注射	4時間
	ブプレノルフィン	レペタン®	坐・注射	8時間

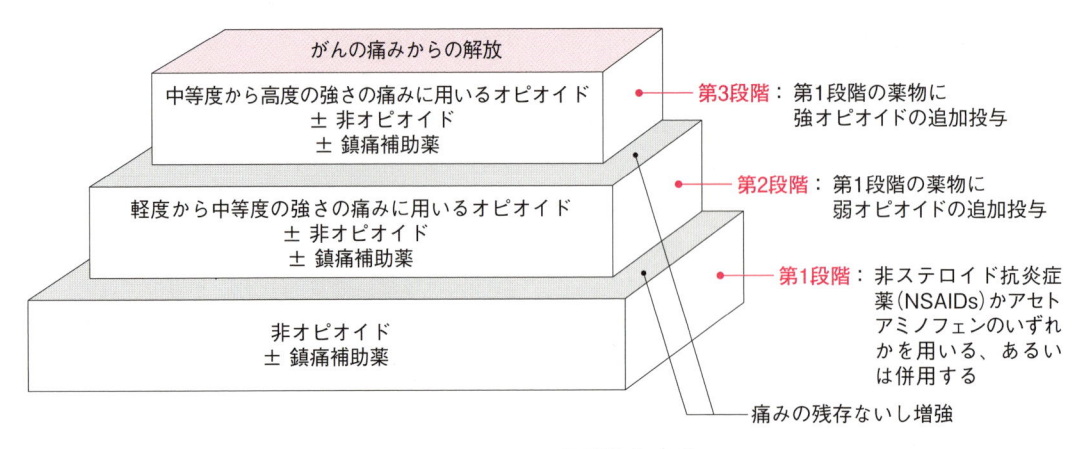

図 2-1-3 ● WHO 3段階除痛ラダー

- 第3段階：第1段階の薬物に強オピオイドの追加投与
  - がんの痛みからの解放
  - 中等度から高度の強さの痛みに用いるオピオイド
  - ± 非オピオイド
  - ± 鎮痛補助薬
- 第2段階：第1段階の薬物に弱オピオイドの追加投与
  - 軽度から中等度の強さの痛みに用いるオピオイド
  - ± 非オピオイド
  - ± 鎮痛補助薬
- 第1段階：非ステロイド抗炎症薬（NSAIDs）かアセトアミノフェンのいずれかを用いる、あるいは併用する
  - 非オピオイド
  - ± 鎮痛補助薬
- 痛みの残存ないし増強

（世界保健機関編，武田文和訳：がんの痛みからの解放―WHO方式がん疼痛治療法，第2版，金原出版，p.17，1996より改変）

(2) 強オピオイド（中等度から高度の強さの痛みに用いる）

WHO 3段階除痛ラダーにおける基本薬の第3段階に分類されます。有効限界がないため、痛みに合わせて増量できます。

❶モルヒネ製剤

オピオイドの代表的な薬です。多様な剤形の経口薬（速放性錠剤・粉末・液体、徐放性錠剤）、坐薬、注射薬があり、必要に応じて投与経路を変更することができます。また、患者の状態に合わせて選択することができます。

❷オキシコドン製剤

経口薬（速放性散剤、徐放性錠剤）と注射薬があります。オキシコドン製剤の鎮痛効果は投与経路によって異なり、非経口投与ではモルヒネ製剤の3/4の効力ですが、経口投与ではモルヒネ製剤の約1.5倍の効力を持っています。モルヒネ製剤と同様に有効限界はありません。ここでは中等度から高度の強さの痛みに用いる薬としましたが、5mg錠があるため、軽度から中等度の強さの痛みにも用いられます。

オキシコドン製剤は、モルヒネ製剤特有の副作用の出現が少ないとされています。それは、活性を持つ代謝物の産生がわずかなため、代謝物の影響を受けにくいからです。例えば、腎機能障害を持つ患者に対して、モルヒネ製剤よりも安全に使用できると言われています。鎮痛効果や副作用の種類はモルヒネ製剤とほぼ同じですが、嘔気・嘔吐やせん妄、かゆみなどの発現は少ないとの報告もあります。

オキシコドン徐放性錠剤は溶けにくい成分が使われています。そのため、便中に抜け殻の錠剤が発見されることがあります。これをゴーストピルと言い、人工肛門の患者は気づくことが多いようです。鎮痛効果には影響はないことを患者や家族へ事前に説明することで、不安の緩和につながります。

レスキューは、通常はオキシコドン速放性散剤を使用しますが、散剤を飲みにくい患者や、レスキュー量が増えた場合は、内服困難な場面に出合います。その場合は、モルヒネ速放性錠剤に変更するなどで対応すると、患者の負担は軽減します。

❸フェンタニル製剤

日本では、2002年に経皮吸収型フェンタニル貼付剤（デュロテップ®パッチ）が使用されるまでは、フェンタニルクエン酸塩注射薬（フェンタニル®）が手術の麻酔補助薬として使われていました。

従来は72時間型のデュロテップ®MTパッチを使用していましたが、2010年に24時間型のフェントス®テープやワンデュロ®パッチも加わりました。施設によって使用薬物は異なりますが、選択する場合は痛みの評価だけでなく、化学療法の副作用による乾皮症や、認知力、清潔習慣なども考慮することが望ましいです。

レスキューは、モルヒネ速放性製剤、オキシコドン速放性製剤・注射薬で対応していましたが、2013年にフェンタニルクエン酸塩の速放性製剤である口腔粘膜吸収錠（イーフェン®バッカル錠）、舌下錠（アブストラル®舌下錠）が発売されました。約15分で効き始め、効果時間は1～2時間と、従来の速放性製剤よりも短く、通過障害による内服困難の患者に有効です。

フェンタニル製剤はモルヒネ製剤に比べて、同用量で約100倍近い鎮痛効果があります。フェンタニル製剤はモルヒネ製剤から切り替えて使用する薬として承認されているので、モルヒネ製剤による副作用などが問題になった場合に適用します。モルヒネ製剤よりも嘔気、便秘、眠気が出にくいなどの特徴があります。

他の強オピオイドを使用していた場合は、それに見合う換算量で使用しますが、初回使用の場合は、最小規格でも慎重に副作用の確認をしてください。

フェンタニル貼付剤の使用判断は、以下のよ

うな患者の状態変化により考慮します。
①経口投与が困難になった場合（内服困難、消化管吸収不良など）
②患者や家族が内服管理をできない場合
③経口が不可能になることが予測される場合
④患者の生活を考慮した時に、適していると判断した場合
⑤他の強オピオイドの副作用を避けたい場合（腎機能低下、便秘、眠気などがみられる）

経口投与が困難な場合のレスキューは、モルヒネ製剤の坐薬か、注射薬（モルヒネ、オキシコドン、フェンタニル）、フェンタニルの速放性製剤です。

❹ メサドン

メサドン塩酸塩は2013年に発売され、強オピオイドに該当します。NMDA受容体拮抗作用もあり、モルヒネ製剤、オキシコドン製剤、フェンタニル製剤で取りきれない痛みに対して有効です。

他の強オピオイドから切り替えて使用します。ただし、半減期が長く、個人差が大きい、QT延長など、他のオピオイドと異なる特性があるため、安全に配慮します。

(3) オピオイド拮抗薬

❶ ペンタゾシン

塩酸ペンタゾシン（ペンタジン®、ソセゴン®）はオピオイド部分的拮抗薬です。κオピオイド受容体に作動薬として、μオピオイド受容体に拮抗または部分作動薬として作用します。

ペンタゾシンは長期反復使用すると精神症状をきたすため、がん疼痛治療薬からは除かれています。

❷ ブプレノルフィン

ブプレノルフィン塩酸塩（レペタン®）はμオピオイド受容体に作動薬として作用し、κオピオイド受容体に拮抗作用があります。モルヒネ製剤に比べて25～50倍の鎮痛効果を持っていますが、モルヒネ製剤と同時に使用するとモルヒネ製剤の鎮痛効果を弱めるため、部分的拮抗薬になります。モルヒネ製剤の代替薬や、軽度から中等度の強さの痛みに使用している施設もあります。

ケアのポイント

オピオイドの基本薬はモルヒネ製剤でしたが、近年は種類が多くなり、選択に迷うこともあります。患者の状態に合わせて、それぞれに適した薬物を選択することが大切です。そのためには、使用した薬物の作用・副作用や投与経路など薬物の特徴をとらえておくことが大切です。また、p.41「痛みの訴えの評価と目標の設定」に示した痛みの評価が役立ちます。

さらに、オピオイドの投与により出現した副作用や薬物に対する患者の思いを共有しておくことも重要になります。身体的に合わない場合は薬物の変更を考慮したり、患者が経済的負担を感じている場合は相談に乗るなど、さまざまな配慮が必要です。

【参考文献】
1）国立がんセンター中央病院薬剤部編著：モルヒネによるがん疼痛緩和，改訂版，ミクス，2001．
2）服部政治，他：フェンタニルパッチによるオピオイドローテーション，緩和医療学，6 (1)，p.11-17，2004．
3）森田雅之・松本禎之：ナースのための鎮痛薬によるがん疼痛治療法，医学書院，2004．
4）的場元弘監修：がん疼痛治療のレシピ，2004年版，春秋社，2004．
5）日本緩和医療学会緩和医療ガイドライン作成委員会編：がん疼痛の薬物療法に関するガイドライン2010年版，金原出版，2010．
6）余宮きのみ：がん疼痛緩和の薬がわかる本，医学書院，2013．
7）後明郁男・真野 徹編：1ランクアップをめざす！がん疼痛治療，南山堂，2013．

ペインコントロール 4

麻薬の使用に抵抗を示す患者への説明

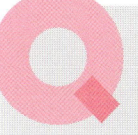

> **Q** 消炎鎮痛薬の効果が薄れ、患者から食事をゆっくりとれないという訴えがあり、オピオイドを開始することになりましたが、「それを使ったら中毒になるから、痛みをがまんする」と言われ、なかなか受け入れてもらえません。病状説明は行われており、痛みの原因は十分に理解しています。また、薬剤師の協力で、オピオイドについても説明されています。看護師として、どのように関わったらよいでしょうか。

自分の服用する薬物がモルヒネ製剤などのオピオイドだったり、麻薬と言われるものだと知った時に、不安や拒否感を示す患者は少なくありません。医療者でもオピオイドの使用を躊躇することがあり、モルヒネ製剤や麻薬といった用語が与える「よくないイメージ」の強さを思い知らされます。これは全国的に言えることであり、他の先進諸国に比べると日本ではオピオイドの使用状況が少ないことも明らかにされています。

なぜ麻薬は怖い薬だと認識されているのでしょうか。その背景には、過去に医療者の曖昧な知識や自己の経験による判断で、麻薬を死期の近い患者にしか用いないことがありました。使用後すぐに息が止まってしまったため、「終末期がん患者に使用される薬で、死を早めるイメージ」が持たれたようです。また、現代社会では、大麻や覚醒剤などの薬物の乱用や薬物にまつわる事件が各種メディアで報道されています。若者の間では、コカインやエクスタシーなどさまざまな麻薬をファッションのようにとらえている話も耳にし、麻薬は「危ない薬」というイメージがあります。このようなイメージが麻薬に対する認識を固定して、医療現場で使用する麻薬も同様に考えられているようです。

患者の不安に配慮してそれを解消しながら、正確な知識を提供して患者周囲への教育を行うことと、さらに医療者への情報提供が必要です。

評価の視点と根拠

(1) 患者が鎮痛薬を飲みたくないという思いを知る

臨床場面では、麻薬以外の薬全般に対して、「飲みたくない」と思う患者が少なくありません。一般的に、薬は身体によくないイメージが持たれています。

患者が「飲みたくない」と言えばその理由を

聞くことができるのですが、麻薬に対する不安を言わない患者もいます。例えば、入院中は医療者が管理していたので内服していたものの、外来通院になると飲まなくなり、痛みをがまんしていたというケースもあります。鎮痛薬を開始する時に、患者にとって気がかりなことはないか、まず確認しましょう。

(2) オピオイドに関する誤解の原因

次に、患者が麻薬について心配する一般的な内容を、医療者は把握しておく必要があります。オピオイドに対する誤解から起こる患者や家族の不安や拒否感の表現には、以下のようなものがあります。

「麻薬を使用するのは死が近いからではないか」
「麻薬を使うと死期を早める、命が縮む」
「中毒になり、止められなくなる」
「気が狂う、頭が変になる」
「廃人になる」
「モルヒネが効かなくなった場合に、使用する鎮痛薬がなくなる」
「麻薬だから副作用が強い」

オピオイドに対して患者が抱いているイメージをつかみ、患者が訴えた時はじっくり根気強く対応することが重要です。

また、患者を取り巻く周囲の影響が大きく存在しています。家族や知人が間違った認識でいると、患者に痛みをがまんさせることにもなりかねませんので、患者周囲の心配も把握し、必要な時には教育・指導を適切に行います。

(3) オピオイド使用の意義

オピオイドに関する情報提供の前段階で、鎮痛薬使用の意義を理解してもらう必要があります。そのためには、患者が痛みをどのように受け止めているのかを聞くことも重要です。

患者や家族は、「痛みはがまんしたほうがよい」「鎮痛薬はなるべく飲まないほうがよいと聞いている」「がんを根本的に治す薬ではない。気休めにすぎない」「痛みがなくなると病気が悪くなっても気づかないのではないか」というような、痛みや鎮痛薬に対して間違った理解をしている場合があります。

これらの背景には、痛みに耐えることを「美徳」とする考え方や、医療者に痛みを訴えることでうるさく思われるのではないかとがまんする「よい患者願望」があります。また、がんを治したいと願うがゆえに、「がんを治す薬ではない」と落胆する患者もいます。このような患者特有の心理状態にも配慮しながら、疼痛緩和を図る意義について伝え、患者の認識が変化するような働きかけをすることが大切です。

ケアのポイント

(1) オピオイドに関する誤解の原因の把握と解消

質問の事例の患者は「それを使ったら中毒になるから、痛みをがまんする」と言っています。この発言から、患者はオピオイドに対する誤解を持っていることが考えられます。まずは、この不安を解消できるように関わりましょう。

その際に、患者の誤解はどこで生まれたかを知ることが必要です。メディアによる誤解が大部分だと思いますが、もしかしたら家族の中に同じような病気を患い、麻薬を使用した経験を持っている人がいるのかもしれません。例えば、家族が終末期に麻薬を使用した時、おかしくなった(＝中毒になった)と考えていた患者がいました。実際は、終末期における身体心理状態の変化により、麻薬そのものが原因でないことも多いです。そのような場合は、一般的な知識の誤解ではなく、患者が過去に経験した情動体験なので、じっくりと話を聴く姿勢で関わる必要があります。そして原因を共感してから、医

療用麻薬は安全で、安心して使用できる薬物であることを伝えます。例えば、「麻薬は痛みがある人が使用した場合、中毒になりません。痛みが緩和したら、薬を減量したり、中止することもあります」と説明します。

また、患者は薬剤師からの説明も受けています。薬剤師と連携をとり、説明した際の患者の反応を聞きます。患者には説明で不明な点はなかったか、薬剤師に言えなかった思いはないかなどを確認して対応する必要があります。

(2) オピオイド使用の意義の説明

次に、痛みで食事がゆっくりとれない患者の状態に焦点を当てます。

「痛みがあることで自分がしたいと思うことができない状態ではありませんか。痛みが続くと身体も心も疲れます。痛みのない状態で食事をしたり、眠れたり、生活に支障なく過ごせるようにと、医療者はこの薬を勧めるのです。体力の回復や維持にもなります」と伝えます。

このように、患者が現在の生活で困っていることや改善したいことなどを、具体的に考えられるように関わることが、患者の思いを変化させることにつながります。

また、傾聴と説明を繰り返し行っても、麻薬を受け入れがたい患者には、アセトアミノフェンを併用したり、麻薬ではないトラマドール塩酸塩を使用するなどで対応します。

*

私たち医療者は、日々の治療や看護の体験からさまざまな影響を受けています。この体験がよくも悪くも患者に影響することがあります。

現在でも、個人の経験から「オピオイドで痛みを緩和すると、治療効果がわからないから使わない」「副作用が怖いし、鎮痛薬はなるべく使わないほうがよい」と考え、オピオイドの使用を躊躇する医療者もいます。このような個人の経験だけに頼り、知識不足による誤った認識が原因で、患者に多大な苦痛を強いてしまうことも事実です。日々の経験から学ぶこともありますが、根拠を知って看護することが大切だと考えます。

服薬指導をする上で大切な副作用対策とオピオイド導入後の不安やその解消については、p.62「オピオイドの副作用」や「精神症状とケア」の各項目などを参照してください。

以上のことに取り組み、さらに患者が「薬を使うことで痛みが和らぐ」と認識できるような看護を提供したいと思います。

【参考文献】

1) 国立がんセンター中央病院薬剤部編著：モルヒネによるがん疼痛緩和, 改訂版, ミクス, 2001.
2) 今川順子：がん性疼痛患者・家族への鎮痛薬使用のセルフマネジメント教育, 看護技術, 50(4), p.42-47, 2004.
3) 鈴木 勉：オピオイドと麻薬, そして覚醒剤, ターミナルケア, 14(6), p.439-444, 2004.
4) 萬谷摩美子：患者や家族の医療用麻薬に対する不安, ターミナルケア, 14(6), p.487-491, 2004.
5) 森田雅之・松本禎之：ナースのための鎮痛薬によるがん疼痛治療法, 医学書院, 2004.
6) 池永昌之：ホスピス医に聞く 一般病棟だからこそ始める緩和ケア, メディカ出版, 2004.
7) 有賀悦子, 他編：Q&A 知っておきたいモルヒネと緩和ケア質問箱101, メディカルレビュー社, 2004.
8) 安保寛明・武藤教志：1コンコーダンス―患者の気持ちに寄り添うためのスキル21, 医学書院, 2010.
9) 『エキスパートナース』編集部編：ナースだからできる疼痛マネジメント, 照林社, 2011.
10) 角田直枝・濱本千春編：がん疼痛ケアガイド, 中山書店, 2012.
11) 余宮きのみ：がん疼痛緩和の薬がわかる本, 医学書院, 2013.

(ペインコントロール) 5

オピオイドの換算の仕方

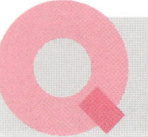

Q 内服困難になった時、オピオイドの投与経路を変更する場合の換算の仕方を教えてください。

　内服が困難になった場合や、強い疼痛があり迅速な調整が必要な場合は、オピオイドの投与経路の変更を検討します。経口の場合は、持続静脈注射や持続皮下注射、貼付剤へ変更します。鎮痛薬の作用時間、副作用など薬物の特徴を踏まえ、患者の生活への影響度、服薬アドヒアランス*を考慮し、経路を選択します。

　以下に、「経口→持続注射」「経口→貼付剤」「貼付剤→持続注射」の投与経路変更の方法について示します。

評価の視点と根拠

　投与経路を変更する際は、オピオイドの換算比と、薬物の作用時間を踏まえた切り替えのタイミングの2点に注意する必要があります。

(1) オピオイドの換算比

　換算比はあくまでも目安であるので、患者の痛みの程度や副作用を観察し、きめ細かい調整をすることが必要です。表2-1-6と図2-1-4を参照してください。

(2) 切り替えのタイミング

　切り替えのタイミングは、鎮痛薬の効果発現時間、最高血中濃度到達時間、持続時間、半減期(表2-1-7)などを考慮し、疼痛の出現や増強、過量投与による副作用に注意します。

ケアのポイント

(1) 経口→持続注射への変更

◆**オキシコドン製剤のオキシコンチン®120mgを内服していた患者が内服困難となった場合**

　オキシコンチン®（経口）をオキファスト®（注射）にする場合、3/4が等力価なのでオキファスト®90mg/日となります。持続皮下注射で投与する場合、オキファスト®100mg/10mLを準備し、0.4mL/時で投与すると96mg/日となります。

　また、痛みが落ち着いていて過量投与になることが心配であれば、0.35mL/時（84mL/日）とし、疼痛時はレスキューで対応することもできます。レスキュー量は1時間分とします（詳細はp.56「レスキューの使用方法」参照）。

　切り替えのタイミングですが、オキシコンチン®の定期投与間隔は12時間なので、ペインコントロールができていれば内服12時間後から持続皮下注射を開始します。ただし、疼痛が増強している場合は早めに開始し、レスキューや流量（ドーズ量）で調整をします。

---

*アドヒアランスとは、患者が主体となって治療方針の決定に参加し、その決定に従って治療を受けること。従来使われてきたコンプライアンス（遵守）よりも医療の主体を患者側においた考え方[1]。

表2-1-6 ● オピオイド力価表とオピオイド換算式

経口・坐薬・経皮	モルヒネ経口（mg/日）	30	60	120	240	360
	モルヒネ坐薬（mg/日）	20	40	80	160	240
	オキシコドン（mg/日）	20	40	80	160	240
	フェンタニル貼付剤（mg/日）フェントス®テープ	1	2	4	8	12
	フェンタニル貼付剤（mg/3日）デュロテップ®MTパッチ	2.1	4.2	8.4	16.8	25.2
静脈・皮下	モルヒネ（mg/日）	15	30	60	120	180
	オキシコドン（mg/日）	15	30	60	120	180
	フェンタニル（mg/日）	0.3	0.6	1.2	2.4	3.6

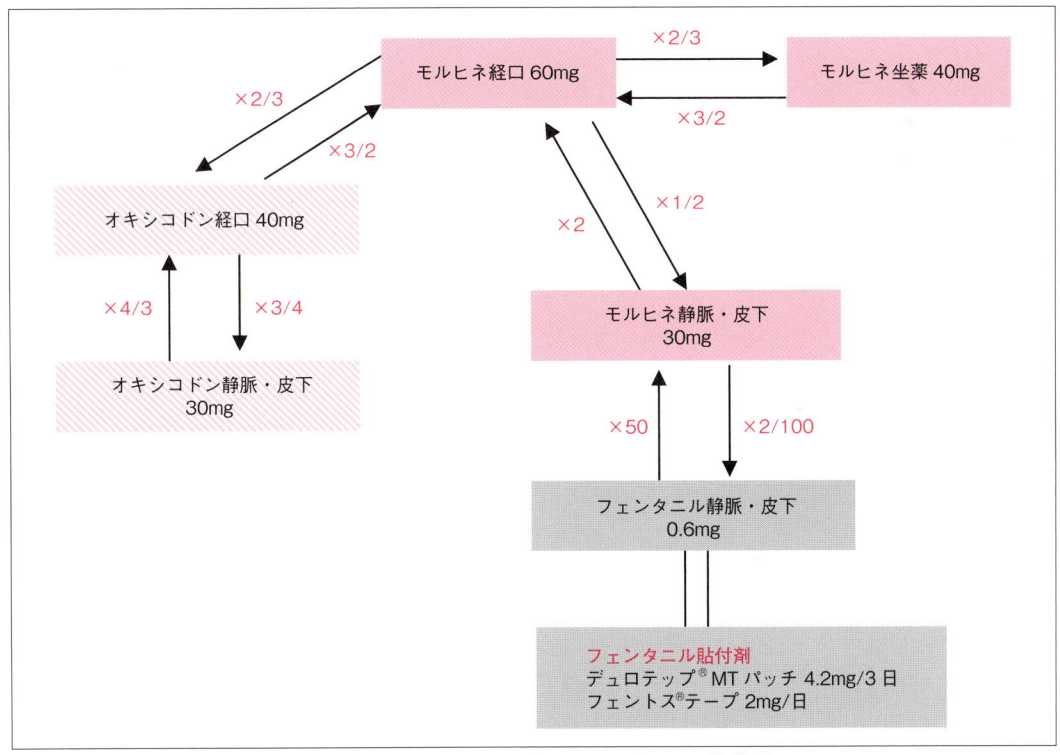

図2-1-4 ● オピオイド力価表とオピオイド換算式

（日本医師会監修：がん緩和ケアガイドブック，青海社，p.52，2010より改変）

(2) 経口→貼付剤への変更

◆オキシコドン製剤のオキシコンチン®40mgを使用しペインコントロールは良好だが、副作用である便秘の調整がうまくいかない場合

オピオイドの副作用である便秘が患者の苦痛となっているため、便秘の出現頻度が少ないフェンタニル製剤へ変更することになりました。換算比で確認すると、オキシコンチン®40mgはフェントス®テープ2mgとなります。では、経口との切り替えのタイミングはどのように考え

表2-1-7 ● オピオイドの作用時間

製剤		商品名	剤形	投与経路	効果発現時間	T_{max}（最高血中濃度到達時間）	効果判定	半減期	定期投与間隔
モルヒネ	モルヒネ塩酸塩 散		原末	経口	10〜15分	30〜60分	1時間	2〜3時間	4時間
	モルヒネ塩酸塩 水（院内製剤）		水						
	モルヒネ塩酸塩 内服	オプソ®	液						
	モルヒネ塩酸塩 錠		錠						
	モルヒネ塩酸塩 徐放性製剤	パシーフ®	カプセル		15〜30分	40〜60分	1時間	11〜13時間	24時間
	モルヒネ塩酸塩 徐放性製剤	MSコンチン®	錠		70〜90分	2〜4時間	2〜4時間	2.6時間	12時間
	モルヒネ硫酸塩 徐放性製剤	ピーガード®	錠		40〜60分	4〜6時間	4〜6時間	22時間	24時間
		モルペス®	細粒		30分	2〜4時間	2〜4時間	7〜9時間	12時間
	モルヒネ塩酸塩 坐薬	アンペック®	坐薬	直腸内	20分	1〜2時間	1〜2時間	4〜6時間	8時間
	モルヒネ塩酸塩 注射薬	1%・4%モルヒネ塩酸塩	アンプル	持続静注	直ちに				
		アンペック®	アンプル	持続皮下注	数分				
オキシコドン	オキシコドン塩酸塩 徐放性製剤	オキシコンチン®	錠	経口	1時間	2〜3時間	2〜4時間	6〜9時間	12時間
	オキシコドン塩酸塩 速放性製剤	オキノーム®	散		12分	100〜120分	1時間	4.5〜6時間	4〜6時間
	オキシコドン塩酸塩 注射薬	オキファスト®	アンプル	持続静注	直ちに				
				持続皮下注	数分				
フェンタニル	フェンタニルパッチ	フェントス®	貼付剤	経皮	2時間	24〜48時間	24時間	17時間	24時間
		デュロテップ®MTパッチ	貼付剤	経皮	2時間	24〜48時間	24時間	17時間	72時間
	フェンタニルクエン酸塩 注射薬	フェンタニル®	アンプル	持続静注	直ちに				
				持続皮下注	数分				

（JCHO東京新宿メディカルセンター緩和ケアチーム 2012年10月作成）

たらよいでしょうか。

　フェントス®テープの効果発現時間は2時間、最高血中濃度到達時間（T$_{max}$）は24〜48時間です。オキシコンチン®を内服すると同時にフェントス®テープを貼付し、その後はレスキューで対応します。この時のレスキューは、1回オキノーム®5〜10mgもしくは、フェンタニル製剤であればアブストラル®舌下錠となります。ただし、フェンタニル速放性製剤は容量設定が必要となりますので、p.56「レスキューの使用方法」の[（2）フェンタニル製剤のレスキュー]を参照してください。

(3) 貼付剤→持続注射への変更

◆**フェンタニル製剤のフェントス®テープ2mgを使用していたが、急激な疼痛の増強により迅速な調整が必要となり、持続皮下注射へ変更する場合**

　フェントス®テープからフェンタニルの皮下注射に変更するにあたっては、注意すべき点が2点あります。1点目はオピオイドの換算比、2点目はフェンタニル貼付剤をはがし、持続皮下注射を開始するタイミングです。

　まずは、オピオイドの換算比について確認しておきましょう。フェントス®テープ2mgは、換算表でフェンタニル®注射薬0.6mg/日となるので、フェンタニル®注射薬を原液で0.5mL/時の投与とします。

　では次に、どのタイミングで持続皮下注射に切り替えたらよいのでしょうか。貼付剤から持続注射へと投与経路を変更する方法と注意点を表2-1-8に示します。

　フェントス®テープの半減期は17時間で、剥離後すぐに血中濃度は低下しないので、他のオピオイドの等力価となる量を全量投与すると血中濃度が上昇し、過量投与になる恐れがありま

表2-1-8 ● 貼付剤から持続注射への投与経路の変更の方法と注意点

◎等鎮痛用量の半量を最初の24時間投与し、次の24時間から全量投与する[*1]
◎痛みがない場合：貼付剤を中止して、数時間は換算の半量で開始し、様子をみながら調整する
　痛みがある場合：貼付剤を中止して、換算の量で開始し、様子をみながら調整する[*2]
◎貼付中止後（剥離後）16〜24時間は鎮痛効果が持続するので、投与開始時間や中止時間に注意する[*3]

[*1] Zeppetella, G.：Fentanyl TTS：an alternative to oral morphine for the management of cancer pain, CANCER PAIN フォーラム, 2（5）, 2003.
[*2] 志真泰夫：癌性疼痛治療におけるオピオイド製剤の選択—その新しい展開, CANCER PAIN フォーラム, 2（1）, 2003.
[*3] 日本緩和医療学会緩和医療ガイドライン作成委員会編：がん疼痛の薬物療法に関するガイドライン2010年版, 金原出版, p.40, 2010.

す。疼痛が増強している場合は、増量を意図してこのような方法を選択することもあるでしょう。作用時間を理解した上で、患者の疼痛状況や現場が安全に管理できることを考慮して選択することが重要です。

　質問の事例の場合、急激な疼痛の増強があるので、レスキューを迅速に使用できる方法を選択します。貼付剤の中止と同時に等力価のフェンタニル®注射薬0.5mL（0.025mg）/時で開始し、疼痛状況を観察しながら調整します。

【引用文献】
1）日本緩和医療学会緩和医療ガイドライン作成委員会編：がん疼痛の薬物療法に関するガイドライン2010年版, 金原出版, p.48, 2010.

【参考文献】
1）的場元弘：がん疼痛治療のレシピ2007年版, 春秋社, p.110-111, 2006.
2）高橋稔之・川股知之：がん性疼痛治療　オピオイドローテーションとは？, がん看護1・2月増刊号, 15（2）, p.170-173, 2010.

ペインコントロール 6

レスキューの使用方法

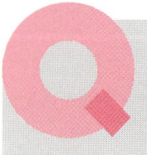

> **Q** 疼痛時にレスキューを使用していますが、効果がある時とない時があり、コントロールがなかなかつきません。どのように調整したらよいでしょうか。

　レスキューとは、間欠的な疼痛や突出痛といった痛みの増強に対して臨時に使用する薬物のことです。「レスキュー」という名前からわかるように、痛みから患者を救助するためには速放性製剤を使用する必要があります。

　疼痛マネジメントの要は、レスキューを上手に使用できることです。看護師は、患者が効果的にレスキューを使用することができるように、鎮痛薬に対する情報提供を行い、使用後の効果を患者とともに評価し、患者の自己効力感を高められるように支援する役割があります。

評価の視点と根拠

　まずは、レスキューの原則とレスキューとして使用できる薬物の作用時間を理解することが重要です。レスキューの原則を表2-1-9に、レスキューとして使用できる薬物と作用時間を表2-1-10に示します。

ケアのポイント

(1) モルヒネ製剤のレスキュー

　レスキューの原則（表2-1-9）から考えると、例えば、MSコンチン®（モルヒネ硫酸塩水和物徐放性製剤）を90mg/日内服している場合、レスキューは速放性製剤なのでオプソ®（モルヒネ塩酸塩水和物）を選択し、1日分の1/6が1回量なので、オプソ®15mgとなります。

　質問の事例では、レスキューの効果がない時があるとのことですが、効果的な量で設定されているか、評価する時間は最高血中濃度到達時間（T_{max}）に行っているか、オピオイドの効果がない痛みの可能性はないか等をアセスメントする必要があります。

　レスキューを使用するタイミングは、痛みが増強してきた時はもちろん、疼痛が増強しないように予防的に使用することもあります。日常生活の中での疼痛増強因子を把握した上で予防

表2-1-9 ● レスキューの原則

①継続使用している鎮痛薬と同じ種類の速放性鎮痛薬を用いる
②1回量は経口ならモルヒネ1日量の1/6、オキシコドン1日量の1/4～1/8、持続注射なら1時間量
③最高血中濃度到達時間後に痛みが残っていれば、繰り返し使用することができる

（高橋美賀子，他編著：新装版 ナースによるナースのためのがん患者のペインマネジメント，日本看護協会出版会，p.44，2014 より改変）

表2-1-10 ● レスキューとして使用できる薬物と作用時間

製剤		商品名	剤形	投与経路	効果発現時間	T_max（最高血中濃度到達時間）	効果判定	半減期
モルヒネ	モルヒネ塩酸塩 散		原末	経口	10～15分	30～60分	1時間	2～3時間
	モルヒネ塩酸塩 水（院内製剤）	オプソ®	水					
	モルヒネ塩酸塩 内服液		液					
	モルヒネ塩酸塩 錠剤		錠					
	モルヒネ塩酸塩 坐薬	アンペック®	坐薬	直腸内	20分	1～2時間	1～2時間	4～6時間
	モルヒネ塩酸塩 注射薬	1%・4%モルヒネ塩酸塩®	アンプル	持続静注	直ちに			
		アンペック®（50mg）	アンプル	持続皮下注	数分			
オキシコドン	オキシコドン塩酸塩 速放性製剤	オキノーム®	散		12分	100～120分	1時間	4.5～6時間
	オキシコドン塩酸塩 注射薬	オキファスト®	アンプル	持続静注	直ちに			
				持続皮下注	数分			
フェンタニル	フェンタニルクエン酸塩 舌下錠	アブストラル®	舌下錠	舌下	投与30分後に有意な鎮痛効果			
	フェンタニルクエン酸塩 口腔粘膜吸収製剤	イーフェン®	バッカル錠	歯肉	投与15分後に有意な鎮痛効果			
	フェンタニルクエン酸塩 注射薬	フェンタニル®	アンプル	持続静注	直ちに			
				持続皮下注	数分			

（JCHO東京新宿メディカルセンター緩和ケアチーム 2012年10月作成のものを改変）
（＊音きのみ：フェンタニル速放性製剤の登場で広がる突出痛の治療アプローチ．日経メディカルオンライン 癌 Experts. http://medical.nikkeibp.co.jp/cancer を参考）

ペインコントロール

レスキューの使用方法 57

用量調節の方法
- 開始期：1回の突出痛に対して、100μgから投与を開始する。他のフェンタニル速放性製剤から変更する場合も、必ず100μgから開始すること
- 用量調節期：症状に応じて、1回100、200、300、400、600、800μgの順に一段階ずつ適宜調節し、至適用量を決定する。1回の突出痛に対して1回100〜600μgのいずれかの用量で十分な鎮痛効果が得られない場合は、投与から30分後以降に同一用量までの本剤を1回のみ追加投与できる
- 維持期：1回の突出痛に対して至適用量を1回投与する。1回用量の上限は800μg

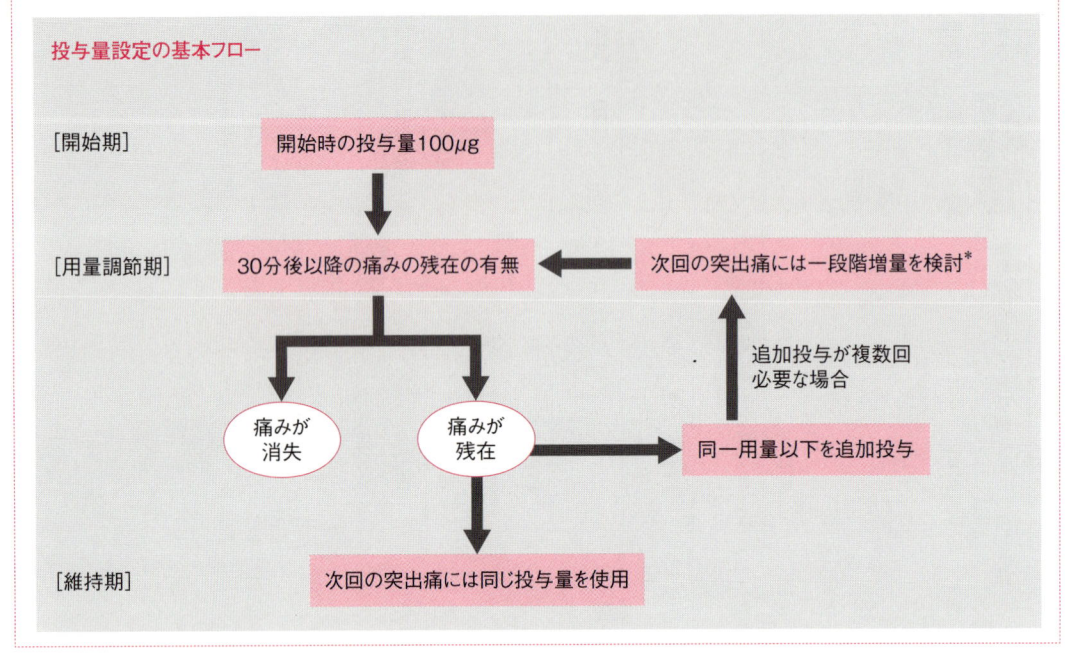

投与量設定の基本フロー

[開始期] → 開始時の投与量100μg

[用量調節期] → 30分後以降の痛みの残在の有無
- 痛みが消失
- 痛みが残在 → 同一用量以下を追加投与 → 追加投与が複数回必要な場合 → 次回の突出痛には一段階増量を検討*

[維持期] → 次回の突出痛には同じ投与量を使用

*一段階用量を増量する際(特に外来下で行う場合)には、必ず患者の副作用発現状況を確認した上で、十分に注意しながら行う。

図2-1-5● フェンタニル製剤舌下錠(アブストラル®[100・200・400μg])の用量調節の方法

(協和発酵キリン・久光製薬：アブストラル®舌下錠使用方法説明書, 2013年9月)

的にレスキューを使用し、疼痛が増強せず生活ができるように調整することは、看護師の大きな役割といえます。

では、オプソ®がレスキューとして設定されている場合、予防的なレスキューはどのタイミングで使用するのがよいのでしょうか。レスキューで使用する薬物のT_{max}を考え、体動時がそのT_{max}に合うように使用すれば、苦痛を最小限にして動けるということになります。オプソ®のT_{max}は30〜60分ですから、体動30〜60分前にレスキューを使用することが効果的であることがわかります。

(2) フェンタニル製剤のレスキュー

フェンタニルの速放性製剤が発売となり、モルヒネ、オキシコドン、フェンタニルそれぞれの速放性製剤が使用できるようになりました。しかしフェンタニル速放性製剤は、今までのレスキューのようにベースのオピオイド量から算出するのではなく、患者個々の痛みの程度に合わせて用量設定が必要になる点が大きく異なります。

図2-1-5にフェンタニル製剤舌下錠の用量調節の方法を示します。

ペインコントロール 7

鎮痛薬増量のポイント

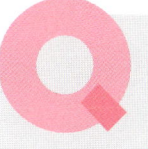

> **Q** オキシコンチン®（オキシコドン塩酸塩徐放性製剤）120mg/日を使用している患者です。数日前からレスキュー（オキノーム®［オキシコドン塩酸塩速放性製剤］1回20mg）を2〜3回/日希望されるようになりました。眠気はなく、レスキュー使用後もNRS（痛みの数値的評価スケール）2〜3程度の痛みは残るようです。定期のオキシコンチン®を内服する前になるとレスキューを希望されることが多いため、レスキューを渡すべきか、定期投与のオキシコンチン®を早めに渡したほうがよいか悩みます。

評価の視点と根拠

オピオイドの定期投与で鎮痛効果が得られない持続痛のある患者には、定期投与量の増量をすることが推奨されています。定期投与量の推奨される増量方法を表2-1-11に、オピオイドの血中濃度と副作用の関係を図2-1-6に示します。

表2-1-11 ● オピオイド定期投与量の推奨される増量方法

増量幅	前日のレスキュー合計量を参考にしながら、定期投与量の30〜50％増量を原則とし、患者の状態に応じて増減する
増量間隔	速放性製剤、持続静注・持続皮下注では24時間、徐放性製剤では48時間、フェンタニル貼付剤では72時間を原則とする
投与経路	定期投与と同じ経路を原則とする。痛みが強く迅速な鎮痛効果が必要な場合は、持続静注・持続皮下注または経口速放性製剤による疼痛治療を行う

（日本緩和医療学会緩和医療ガイドライン作成委員会編：がん疼痛の薬物療法に関するガイドライン2010年版, 金原出版, p.131, 2010より改変）

ケアのポイント

(1) 増量する際に気をつけること：作用の出現と鎮痛薬の増量に対する患者の思いを受け止める

❶副作用

［眠気］

オピオイドの増量により眠気が増強した場合、それまで疼痛によって十分な睡眠が得られておらず、痛みが消失したことによりこれまでの睡眠不足を解消するために一過性に眠気が強くなることがあります。この場合は数日で改善するため、まずは経過を観察します。

数日経過しても改善がなく、疼痛は消失している場合は、鎮痛薬の過量投与の可能性がある

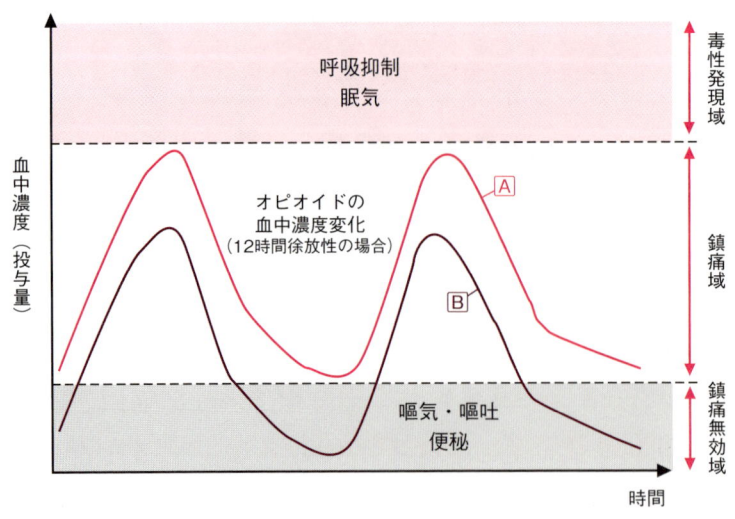

A：患者の痛みに対して至適量の場合。このような調整ができるようにアセスメントしていく
B：患者の痛みに対して少ない鎮痛薬量の場合。次の定期投与前に疼痛が増強してしまう

図2-1-6 ● オピオイドの血中濃度と副作用

ため、減量します。

また、レスキューを使用した場合、その効果を評価することも重要です。オピオイドが疼痛に対して有効でない場合、鎮痛補助薬などの併用が効果的な疼痛であることがあります。このような場合、増量しても過量投与となってしまい、眠気ばかりが強くなってしまいます。

[呼吸抑制]

徐々に量を増やしてオピオイドを使用している場合は、呼吸抑制は起こりにくいと言われています。急激な血中濃度の上昇により呼吸抑制は出現します。呼吸回数が10回/分以下になるようなら鎮痛薬の過量投与の可能性が高いので、経皮的酸素飽和度（SpO_2）の値を確認した上で医師に報告します。

❷ 患者の思い

医療用麻薬に対して正しい知識を持ち、必要性は理解できている患者であっても、鎮痛薬の増量に対しては躊躇することがあります。それは、鎮痛薬を増量するということががんの進行を意味するものととらえていたり、副作用の増強を懸念している場合があるからです。

"痛みの緩和"だけに目を向けるのではなく、患者の複雑な思いに寄り添い、患者は何を望んでいるのか、何を実現することが患者にとってQOLを高めることにつながるのかを、関わりを通して知ることが大切になります。痛みの緩和はその手段にしかすぎません。

(2) 本事例の場合の対応

定期投与の前に痛みが増強するということは、定期の鎮痛薬量が不足しているためだと推測できます。そのため、定期投与量を増量することを考えます。では、どのように定期投与量を設定したらよいでしょうか。

前日のレスキュー合計量を参考にしながら、定期投与量の30～50％増量を原則とし、患者の状態に応じて増減します[1]。本事例の患者の場合、オキノーム®（オキシコドン塩酸塩速放性製剤）20mg/回を1日2～3回使用していることから、40～60mg/日のオキシコドンを追加して使用していることになります。レスキューを使用しても疼痛がNRS（Numerical Rating Scale：痛みの数値的評価スケール）2～3は残

っているので、レスキューとして使用した分の60mgをオキシコンチン®（オキシコドン塩酸塩徐放性製剤）として追加し、180mg/日とします。この場合50％の増量なので、原則の定期投与量の30〜50％増量の範囲内でもあり、安全に増量することができると考えます。

　前日のレスキュー合計量を参考にしながら増量する際に気をつけなければいけない点は、予防的レスキューの量は別に考える必要があるということです。疼痛の増強因子が"体動時"である場合、体動により疼痛が増強しないように、その行動前にレスキューを使用することがあります。この予防的レスキューの分まで定期投与量として増量すると過量投与になるので、注意が必要です。レスキューが疼痛増強時の使用なのか、予防的な使用なのかを把握しておくことは、安全にオピオイドを増量する上での重要な情報となります。

【引用文献】
1）日本緩和医療学会緩和医療ガイドライン作成委員会編：がん疼痛の薬物療法に関するガイドライン2010年版，金原出版，p.131，2010.

【参考文献】
1）高橋美賀子，他編著：新装版 ナースによるナースのためのがん患者のペインマネジメント，日本看護協会出版会，2014.
2）的場元弘：がん疼痛治療のレシピ2007年版，春秋社，2006.

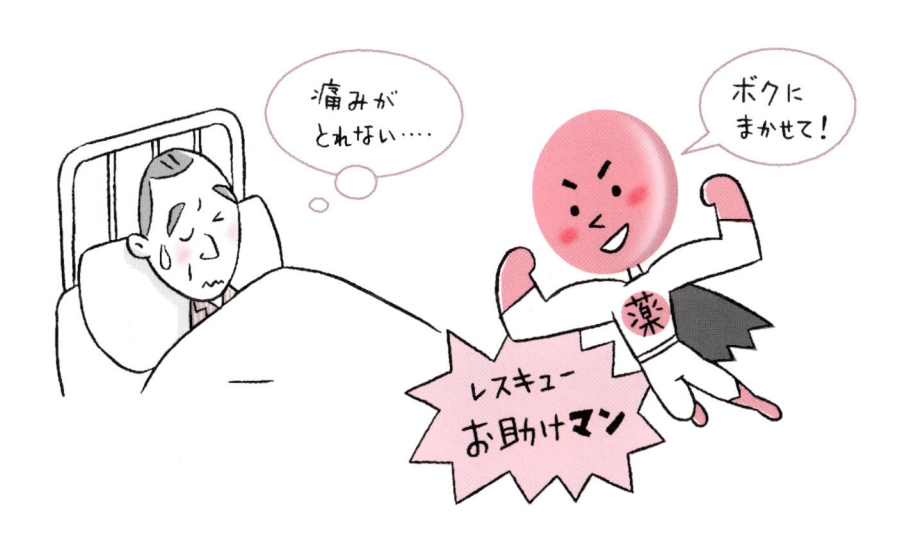

ペインコントロール 8

オピオイドの副作用

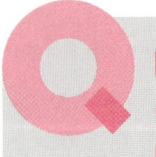

> **Q** MSコンチン®（モルヒネ硫酸塩徐放性製剤）120mg/日を内服している患者の痛みが増強し、モルヒネを増量したところ、嘔気・嘔吐が出現しました。制吐薬のノバミン®（プロクロルペラジン）を再開しましたが、効果がありません。どのように対応したらよいでしょうか。また、オピオイドによる副作用の種類とケアについても教えてください。

評価の視点と根拠

(1) オピオイドの主な副作用とその対策
（表2-1-12、表2-1-13）

副作用は、患者に新たな苦痛を与えるだけでなく、オピオイドの服薬アドヒアランスを損なうため、積極的な対策が必要となります。

❶便秘

オピオイドは、各種臓器からの消化酵素の分泌を抑制し、腸管の蠕動運動を低下させ、肛門括約筋の緊張も高める作用があるため、便秘となります。耐性形成はほとんど起こらないため、高頻度に出現します。オピオイドを使用している間は、常に排便コントロールが必要です。

❷嘔気・嘔吐

嘔気・嘔吐はオピオイド投与開始時に起こりやすく、投与を開始した患者の約3割に出現します。通常はオピオイド投与開始初期、あるいは増量時に起こることが多く、2週間以内に耐性を生じると言われています。

オピオイドによる嘔気・嘔吐の機序は、
①第4脳室底にある化学受容体トリガー（CTZ）を刺激し、それが嘔吐中枢に伝わる、
②前庭器を介してCTZを間接的に刺激し、嘔吐中枢に伝わる、
③胃前庭部の緊張により運動性が低下して胃内容物の停留が起こり、これが求心性神経を介してCTZや嘔吐中枢を刺激する、
と考えられています。

❸眠気

オピオイドによる眠気は、投与開始初期や増量時に出現することが多いのですが、3～5日程で速やかに耐性を生じます。また、オピオイド投与開始により疼痛が緩和され、痛みによる睡眠不足が解消された結果、眠気が強くなることもあります。モルヒネ製剤の場合は、腎機能低下によるM6G（代謝産物）の蓄積が原因であることがあります。

嘔気・嘔吐の対処

(1) 嘔気・嘔吐の原因の鑑別

オピオイドの開始や増量の時期に嘔気・嘔吐が出現すると、オピオイドの副作用と考えがちですが、がん患者の嘔気・嘔吐の原因は多要因です。薬物（ジギタリス、抗菌薬、鉄剤、抗が

表2-1-12 ● モルヒネ製剤による副作用の対処方法

症状	発生〜継続期間	頻度	対処開始時期	対処：使用薬物（商品名）
便秘	期間中継続	96%	モルヒネ製剤投与開始時	塩類下剤：酸化マグネシウム（酸化マグネシウム®、マグラックス®） 糖類下剤：ラクツロース（モニラック®） 大腸刺激性下剤：センノシド（プルゼニド®）、センナ（アローゼン®）、ピコスルファートナトリウム水和物（ラキソベロン®）、炭酸水素ナトリウム・無水リン酸二水素ナトリウム配合剤（新レシカルボン®）など
嘔気・嘔吐	〜2週間	30%	モルヒネ製剤投与開始時に予防的に使用	嘔吐中枢抑制作用を持つ制吐薬：プロクロルペラジン（ノバミン®）、ハロペリドール（セレネース®） 消化管運動亢進作用を持つ制吐薬：メトクロプラミド（プリンペラン®）、ドンペリドン（ナウゼリン®） ＊表2-1-14 も参照
眠気	〜数日	24%	経過をみながら	眠気を発現する他の要因を鑑別し、治療を検討する ・痛みがなく、オピオイドの過量投与が考えられる際は減量する ・腎機能障害がある時は代謝産物が蓄積するため、モルヒネからオキシコドン、フェンタニルへ変更する

（志真泰夫：モルヒネの副作用とその対策，癌患者と対症療法，8，p.27-33，1997／日本緩和医療学会緩和医療ガイドライン作成委員会編：がん疼痛の薬物療法に関するガイドライン 2010年版，金原出版，p.164-169，2010 を参考に筆者作成）

表2-1-13 ● オピオイドの副作用の比較

症状	モルヒネ製剤	オキシコドン製剤	フェンタニル製剤
便秘	ほぼ100% ＊経口投与では腸管への直接作用が加わるため、便秘が生じやすい	ほぼ100%	μ_1受容体に選択性が高いため軽度であることが多いが、投与量が増えると便秘が強くなる
嘔気・嘔吐	経口では30〜50%に出現	経口では40%に出現	経皮吸収剤では30〜40%に出現
眠気	腎機能障害があるときは、代謝産物の蓄積により出現しやすくなる	腎機能障害による活性代謝物の蓄積による鎮静を引き起こす可能性は極めて低い	腎機能障害による影響は少ない。μ_2受容体への親和性が低いため、鎮静は生じにくい
備考	経口投与の場合、腎機能障害や急激な尿量の低下の状況では、M6Gの蓄積によって傾眠や鎮静、せん妄、嘔気・嘔吐、呼吸抑制などの副作用を生じやすくなる	多くの副作用の頻度はモルヒネ製剤と差がないとされているが、腎機能障害下での鎮静やせん妄は少ないと考えられている	モルヒネ製剤に比べて便秘、嘔気・嘔吐、眠気の頻度が少ない

（的場元弘監修：がん疼痛治療のレシピ2007年版，春秋社，p.86，94，104，120，122，2007 を参考に筆者作成）

ん剤など）、消化管疾患（胃潰瘍、消化管閉塞、便秘など）、電解質異常（高カルシウム血症、低ナトリウム血症など）、感染症、高血糖、中枢神経系の病変（脳転移、がん性髄膜炎など）、放射線療法などにより嘔気・嘔吐が引き起こされるので、原因を鑑別し対処します。

(2) オピオイドが原因で嘔気・嘔吐が出現している場合の対処法

❶痛みが緩和されている場合

　副作用である嘔気・嘔吐の軽減を目的に、オピオイドの減量を検討します。

表2-1-14 ● 嘔気・嘔吐が出現している場合に用いる制吐薬

		薬物名 (一般名)	商品名	剤形	1回投与量	投与間隔	鎮静	錐体外路症状	コメント
第一選択薬	ドパミン(D₂)受容体拮抗薬	ハロペリドール	セレネース®	錠・細粒	0.75mg	12〜24時間	中	高	アカシジアなどの副作用に注意
				注	2.5〜10mg	持続			
		プロクロルペラジン	ノバミン®	錠・散	5mg	8時間	弱	少	
				注		持続			
	消化管蠕動亢進薬	メトクロプラミド	プリンペラン®	錠・細粒・シロップ	5〜10mg	8〜12時間	まれ	まれ	消化管出血、穿孔イレウスのある患者は禁忌
				注	10mg	持続			
		ドンペリドン	ナウゼリン®	錠・細粒・DS	5〜10mg	8〜12時間	まれ	まれ	
				坐薬	60mg				
	抗ヒスタミン薬	ジフェンヒドラミン・ジプロフィリン配合剤	トラベルミン®	錠	40mg	8時間	なし	なし	めまい、体動時の嘔気・嘔吐に有効
				注	2.5〜5mg	頓用			
		クロルフェニラミンマレイン酸塩	ポララミン®	錠・細粒	2mg	1日1〜4回	あり	なし	中枢神経抑制作用が比較的少ない
			クロール・トリメトン®	注	5mg	1日1〜2回			
		ヒドロキシジン	アタラックス®	錠	10〜25mg	1日2〜3回	あり	なし	筋注後は注射部位を強くもまず、軽く押さえる
			アタラックス®-P	注	25〜50mg	4〜6時間毎			
第二選択薬	非定型抗精神病薬	オランザピン	ジプレキサ®	錠・細粒・DS	2.5mg	1回(就寝前)	中	少	糖尿病は禁忌
		リスペリドン	リスパダール®	錠・細粒・内用液	0.5mg	1日1〜2回(最大12mg)	中	中	非定型薬の中では錐体外路症状をきたしやすい
	フェノチアジン系抗精神病薬	クロルプロマジン塩酸塩	コントミン®	錠・散	12.5mg	8〜24時間	強	中	治療初期に起立性低血圧が現れることがある
				注	5mg	持続			
	セロトニン拮抗薬	グラニセトロン塩酸塩	カイトリル®	錠・細粒・注	2mg	1日1回	なし	なし	
		オンダンセトロン塩酸塩水和物	ゾフラン®	錠・注	4mg	1日1回			

(日本緩和医療学会緩和医療ガイドライン作成委員会編：がん疼痛の薬物療法に関するガイドライン2010年版，金原出版，2010／緩和ケア編集委員会編：緩和ケアのための医薬品集，緩和ケア，16 (10月増刊号)，2006／浦部晶夫，他編：今日の治療薬2013，南江堂，2013を参考に筆者作成)

❷痛みがある場合、もしくは減量により痛みが増強する可能性が高い場合

　想定される主な機序に合わせて、第一選択の制吐薬（表2-1-14）を使用します。

❸第一選択の制吐薬を使用しても嘔気・嘔吐が緩和しない場合

　第一選択の制吐薬を追加して2種類併用とするか、第二選択の制吐薬（表2-1-14）に変更することを検討します。もしくは、患者の状態に応じて、オピオイドローテーションや投与経路の変更を検討します。

　例えば、モルヒネ製剤が投与されている場合、腎機能障害が生じると代謝産物が蓄積され、嘔気・嘔吐などの副作用が出現または増強します。この場合はモルヒネ製剤以外のオピオイドにローテーションすることで症状が緩和することがあります。

　また、モルヒネ製剤を経口投与した際に、M6G、M3Gの代謝産物が生成されます。代謝産物は尿中に排泄されるため、腎機能障害や急激な尿量低下によりM6Gが蓄積され、嘔気・嘔吐などの副作用が生じやすくなります。この場合は、モルヒネ製剤の静注・皮下注に投与経路を変更することによって、M6Gが低く抑えられ、副作用が改善する可能性もあります。

ケアのポイント

　オピオイドの使用によりつらい副作用を経験すると、多くの患者はその後の継続使用に抵抗感を持ち、疼痛マネジメントはますます困難になります。そのため、看護師が予測される副作用とその対策をきちんと理解し、実施することが重要になります。また、オピオイド開始時だけでなく、増量時にも副作用が出現しやすいので、注意して対処することが大切です。

　本事例の患者の場合、オピオイドの増量で嘔気・嘔吐が出現し、第一選択の制吐薬のノバミン®（プロクロルペラジン）を開始しましたが、効果がない状況です。嘔気・嘔吐が出現している原因を見極めて対応することが重要です。

　見落としやすい原因として便秘があります。患者の排便回数は把握していると思いますが、排便量は確認していますか？排便がみられていても、宿便の周囲や下部腸管狭窄部を通って下痢便が出る「溢流性便秘」の場合は便秘ととらえず、下痢と判断してしまうことがあります。そのため、排便量や性状、腹部の身体所見、腸蠕動などを確認することが重要です。モルヒネが原因と考えられる場合は、第一選択の制吐薬の追加もしくは第二選択の制吐薬への変更やオピオイドローテーションを考慮します。

　便秘に対しては、塩類下剤で便の硬さの調整と大腸刺激性下剤で腸蠕動運動を促し、この2剤の併用により調整することがポイントとなります。下剤の使用により不快な体験をすると、患者は下剤の使用を躊躇します。その際は、下剤量を微調整できるラキソベロン®（ピコスルファートナトリウム水和物）液を用いて、患者と話し合いながら調整し、成功体験を積み重ねて自信を持てるように支援することも重要です。また、排便に関しては、患者自身が生活の中で培われた対処法を持っていることが多いので、その対処法を支持していくことも、患者の自己効力感を高めて主体的に疼痛マネジメントに参画することにつながります。

【参考文献】
1）伊藤美由紀，他：モルヒネの副作用対策．ターミナルケア編集委員会編：わかるできるがんの症状マネジメントⅡ．ターミナルケア，11（10月増刊号），p.63-71，2001．
2）日本緩和医療学会緩和医療ガイドライン作成委員会編：がん疼痛の薬物療法に関するガイドライン2010年版．金原出版，2010．
3）緩和ケア編集委員会編：緩和ケアのための医薬品集．緩和ケア，16（10月増刊号），2006．

(ペインコントロール) **9**

オピオイド
ローテーション

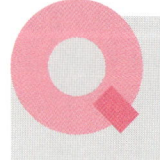

Q 腎臓がん、骨転移の患者です。モルヒネ製剤の持続皮下注射でペインコントロールをしたところ、疼痛緩和域が小さく、痛みに合わせて増量するとすぐに傾眠となってしまいます。どうしたらよいでしょうか。

疼痛は緩和できているのに常に眠いということは、患者にとっては大変不快なものです。モルヒネのために「このまま眠ったままなのではないか」という不安が生じたり、QOLの低下を招く可能性があります。

モルヒネによる眠気に対してはコーヒーなどの嗜好品でおさまる場合もありますが、経口投与が不可能な場合は使用できません。そこで、非ステロイド抗炎症薬(NSAIDs)やアセトアミノフェン、鎮痛補助薬が適切に使用されている場合に検討したいのが、オピオイドローテーションです。

評価の視点と根拠

(1) モルヒネの鎮痛有効域

モルヒネ製剤の持続皮下注射は、経口投与や直腸内投与とは違い、注入したモルヒネの量そのものが血中濃度になります。そのため、投与経路の違いや、患者の病態による吸収の違いを考慮する必要がありません。さらに、疼痛の増強や眠気などの副作用出現に合わせて投与量を調節でき、早送りすることで急激な疼痛の出現にも対応できるため、比較的早期にペインコントロールがつきやすいのが特長です。

つまり、常に血中濃度を一定に保つことができるため持続的効果を得ることができ、さらに疼痛の増強に合わせてモルヒネを増量していく時に、できるだけ少ない量でペインコントロールをつけることが可能になり、副作用を軽減することができるのです(図2-1-7)。

ところが、それまでモルヒネを増量した時に眠気は生じなかったのに、ある量に達すると突然傾眠になる患者がいます。これは、モルヒネの血中濃度のグラフで示す鎮痛有効域が非常に狭いために起こります。除痛に必要なモルヒネの量に個人差があるように、モルヒネの鎮痛有効域の幅にも個人差があるのです。

(2) オピオイドローテーション

オピオイドローテーションとは、鎮痛効果の改善や副作用の軽減を目的として、オピオイドそのものを、または投与経路を変更することです(図2-1-8)。

オピオイドローテーションの主な適応を以下に示します。

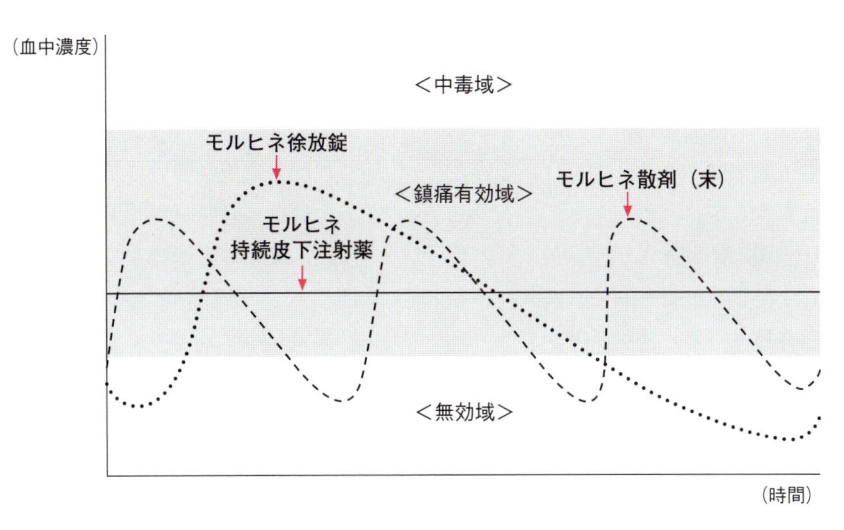

図2-1-7 ● モルヒネの血中濃度

（厚生省薬務局麻薬課監修：がん疼痛緩和とモルヒネの適正使用―普及と理解に向けて，ミクス，p.25，1995より改変）

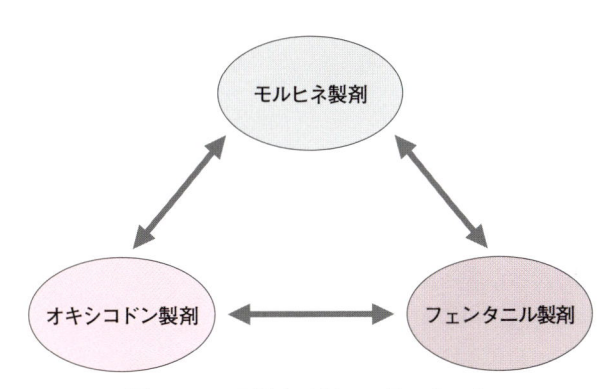

図2-1-8 ● オピオイドローテーション

① モルヒネ製剤の投与により除痛はできるものの、眠気や嘔気などの副作用に対して、副作用対策を施してもその効果が得られない場合
② 急速な耐性の出現のために、モルヒネ製剤を増量しても除痛そのものが図れない場合
③ 投与経路を変更する場合
④ 経済的問題または薬物を運用する上で問題が出た場合

がん疼痛は、モルヒネの耐性ができるよりも疼痛が増強するほうが早いとされてきましたが、同じオピオイドを投与し続けることによって、鎮痛効果に耐性が生じやすくなるという考え方が提唱されています。

強オピオイドは、作用する受容体や生物活性によって鎮痛効果や副作用に個体格差があり、一つのオピオイドで耐性が現れても、すべてのオピオイドに耐性が現れるわけではありません。そのため、オピオイドローテーションをすることで、鎮痛効果が回復したり、副作用が軽減あるいは消失することがあります。

投与経路の変更については、経口・経皮投与から静脈内あるいは皮下に投与経路を変更する

ことによって、オピオイドの脳や脊髄への移行効率が上がり、鎮痛効果を高めます。経口投与からの変更では、初回通過効果を回避することで代謝産物の生成を抑えることができ、副作用の軽減が期待できます。

また、WHO 3段階除痛ラダーの弱オピオイドに位置するトラマドール塩酸塩（μ受容体と抗うつ薬様のセロトニン・ノルアドレナリン再取り込み阻害薬としての作用を合わせ持っている）が2010年に、欧米では難治性のがん疼痛に対する強力な手段としてオピオイドローテーションに多く使用されているメサドン塩酸塩（μ受容体作動薬の活性とNMDA受容体拮抗薬の作用を合わせ持つ複合的な薬物）が2013年に日本発売になったことで、さらに有効な除痛が期待されます。

ケアのポイント

オピオイドローテーションをする際に注意するべきこととして、以下の2点があげられます。
①オピオイドの換算をきちんとしても、ローテーションしている最中に疼痛が出現する場合があることを考慮する。
②大量のオピオイドは数回に分けて変更していく。

オピオイドの換算比は個人差があるので、相対的に除痛に必要な量より少なくなると疼痛が出現したり、反対に相対的に過剰になると眠気や呼吸抑制が出現します。また、他の副作用が出現することもあります。

大量のオピオイドを段階的に変更する時は、50％程度で変更していきます。部分的にオピオイドを変更した時点で鎮痛効果が下がってしまったら、変更した薬物を増量していき、変更前と同じレベルの除痛効果になるまで調節します。変更した部分のオピオイド量でその患者に適応する換算比がわかるので、次回の変更時はその換算比に従います。

すべての量を変更し終わるまでは、特に鎮痛の程度と副作用をモニタリングしていくことが大切です。

【参考文献】
1）的場元弘監修：がん疼痛治療のレシピ，2004年版，春秋社，2004.
2）土井千春，他：オピオイドローテーション―その定義と考え方，ターミナルケア，13(1)，p.5-10，2003.
3）高宮有介：新しいオピオイド製剤，がん看護，8(3)，p.191-194，2003.
4）上島悦子：レスキューの必要性と服薬指導，がん看護，8(3)，p.201-204，2003.
5）小杉寿文・佐藤英俊：オピオイド・ローテーション，ペインクリニック，31（別冊春号），S66-72，2010.
6）服部政治：オピオイドローテーションの意義と実践，ペインクリニック，27（別冊春号），S92-100，2006.

ペインコントロール ⑩

非ステロイド抗炎症薬 (NSAIDs) の役割

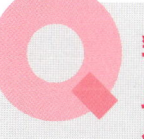

Q 乳がん、骨転移の患者です。ボルタレン®（ジクロフェナクナトリウム）坐薬を使用していましたが痛みが取りきれず、夜も眠れない状態となってしまいました。オキシコンチン®（オキシコドン塩酸塩水和物徐放性製剤）20mgに変更したところ（ボルタレン®は中止）、安静時の痛みは改善して入眠できるようになりましたが、起き上がりの時などの体動時痛は残ります。どのような薬物コントロールが必要でしょうか。

　がん疼痛は複合した痛みです。まず、骨転移の痛みの原因を理解し、ジクロフェナクナトリウム（ボルタレン®）などの非ステロイド抗炎症薬（NSAIDs）とオピオイドを併用してコントロールしていく必要があります。

評価の視点と根拠

　骨転移の痛みの特徴として、安静時でも痛みが存在することに加えて、体動時などのわずかな動作によっても激痛が起こるということがあげられます。明らかな骨折がある時だけ痛みがあるわけではないのです。
　骨転移が痛みを伴うのは、以下のような原因が考えられます。

(1) 骨膜の伸展

①骨転移巣が発育するにつれて骨吸収や微小骨折が起こり、骨の皮質が不安定になる。そのため、体動によって不安定になった骨皮質周囲の骨膜が伸展し、侵害受容器が刺激されて体動時の痛みが出現する。
②病的骨折が発生することで、骨膜にある侵害受容器が刺激されて、痛みが出現する。
③腫瘍が発育するほど骨が膨張し、骨を取り巻く骨膜の張力が高まり、侵害受容器を刺激することによって痛みが出現する。

(2) 骨髄内圧の上昇

　骨髄内には毛細血管が縦横に存在し、これに沿うように神経線維も分布しています。そのため、骨髄内に腫瘍が入り込むと骨髄内圧は上昇し、発痛の原因となります。

(3) ケミカルメディエーターの遊離

　腫瘍細胞は発育因子やタンパク分解酵素であるプロテアーゼ、プロスタグランジンE_2などを産生します。これらの物質が破骨細胞を活性

化し、骨の吸収、破壊を促進させます。破壊された骨組織からプロスタグランジン類、ブラジキニン、サブスタンスP、ヒスタミンなどのさまざまなケミカルメディエーターが遊離し、骨膜の侵害受容器を刺激することによって痛みが出現します。

(4) 骨転移巣に伴う炎症

炎症が起こると、ブラジキニン、セロトニンやプロスタグランジンのようなケミカルメディエーターを介して、骨膜や骨周囲の組織の侵害受容器を刺激し、痛みを生じます。

(5) 腫瘍の直接浸潤による感染

感染を防ぐ機能を持つ骨膜が破壊されると、細菌感染を併発し、種々のケミカルメディエーターを介して痛みを生じます。

(6) その他の原因

骨転移そのものの痛みの他に、椎体が転移巣によって破壊された場合には、脊髄神経根の圧迫や損傷による神経障害性疼痛が生じる可能性があります。

また、椎骨骨髄に転移したがんが増殖して骨や骨膜を破壊したり、脊椎付近に発生した腫瘍リンパ節転移巣からの直接浸潤などによる硬膜外腫瘍で脊髄が硬膜の上から圧迫されたり、がんの直接浸潤が起こると、広範な知覚異常や運動麻痺が生じることもあります。

ケアのポイント

質問の事例の患者は、ボルタレン®の効果がなくなったため投与を中止して、強オピオイドのモルヒネ硫酸塩水和物徐放性製剤(MSコンチン®)を使用することになりました。

(1) NSAIDsの使用方法

WHO 3段階除痛ラダー(p.46 図2-1-3)では、がん疼痛に対して最初に使用する鎮痛薬はNSAIDsまたはアセトアミノフェンです。その後、第2段階または第3段階へと進んでいきますが、この時NSAIDsは継続します。なぜなら、NSAIDsは骨転移巣で腫瘍細胞が産生するプロスタグランジンE_2を抑え、プロスタグランジンの発痛増強を抑制する効果があるからです。

また、がん疼痛は複合しており、固形がんは炎症を伴っていることが多いとされています。NSAIDsは骨転移による疼痛ばかりでなく、肉腫やリンパ節腫脹による筋や筋肉の機械的圧迫、がん性リンパ管炎による皮下組織の機械的伸展、胸腔内・腹腔内の急速ながん細胞の増殖に伴う胸膜・腹膜の機械的伸展などにも効果があります。

そのため、NSAIDsを中止してオピオイド単独を増量していっても、NSAIDsを使用したことのある患者は、「前のようには痛みがすっきり取れない」と言ったり、日常生活動作(ADL)が改善しても「痛みがよくなっているのかどうかわからない」と言うことがあり、痛みが残存していることがわかります。がん疼痛に対しては、NSAIDsはオピオイドと併用することで鎮痛効果の増強が期待できるのです。

(2) NSAIDsの副作用

胃腸障害や肝機能障害、腎機能障害がない限り、NSAIDsは中止しません。NSAIDsの副作用である消化管粘膜障害に対しては、NSAIDsの中でも選択的COX-2阻害薬を使用する、またはプロスタグランジン製剤、プロトンポンプ阻害薬、高用量H_2受容体拮抗薬を併用するようにします。また消化管潰瘍による急激な貧血症状がないかどうかをモニタリングしていく必要があります。

NSAIDsが使用できない場合は、代替薬とし

てアセトアミノフェンを使用します。

(3) 骨吸収抑制薬の除痛効果

　最近では、骨転移巣の進展に対する破骨細胞の関与が明らかになると同時に、骨吸収抑制薬による骨転移の除痛効果が注目されています。鎮痛のメカニズムは明らかになってはいませんが、疼痛治療薬として、エルカトニン（エルシトニン®注）、パミドロン酸二ナトリウム水和物（アレディア®注）、インカドロン酸二ナトリウム水和物（ビスフォナール®注）、ゾレドロン酸水和物（ゾメタ®注）が使用されています。

(4) 放射性医薬品

　ストロンチウム89（メタストロン®）は放射性同位体で、骨に吸収されやすく、骨腫瘍の治療に用いられ、その効果は放射線治療と同等と言われています。現在、ラジウムが治験に入っています。

(5) 分子標的薬

　がんの病勢を抑える治療と並行して、骨転移に対して2006年からゾレドロン酸水和物（ゾメタ®）、2012年からデノスマブ（ランマーク®）の使用が一般化してきました。

【参考文献】
1) 高橋美賀子, 他編著：新装版 ナースによるナースのためのがん患者のペインマネジメント, 日本看護協会出版会, 2014.
2) 恒藤 暁：最新緩和医療学, 最新医学社, 1999.
3) 的場元弘監修：がん疼痛治療のレシピ, 2004年版, 春秋社, 2004.
4) 後明郁男：骨転移痛の治療, がん看護, 8(3), p.205-208, 2003.
5) 後明郁男：NSAIDsの再評価と選択, がん看護, 8(3), p.195-200, 2003.
6) 上島悦子：薬剤師からみたがんの痛みの緩和ケア, がん看護, 8(2), p.109-114, 2003.
7) 後閑 大・加藤 実：非ステロイド性鎮痛薬, ペインクリニック, 31（別冊春号）, S43-53, 2010.
8) 日本緩和医療学会緩和医療ガイドライン作成委員会編：がん疼痛の薬物療法に関するガイドライン2010年版, 金原出版, 2010.

ペインコントロール 11

オピオイドの効く痛み・効かない痛み

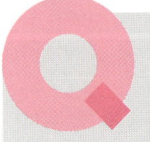

Q 大腸がん、骨盤内再発、仙骨浸潤の患者です。殿部痛、両大腿後面の痛みがあり、オキシコンチン®（オキシコドン塩酸塩水和物徐放性製剤）120mg/日、ロキソニン®（ロキソプロフェンナトリウム水和物）180mg/日を使用中です。レスキューは、オキノーム®（オキシコドン塩酸塩水和物速放性製剤）20mg/回を2～3回/日、体動前に予防的に使用していますが、安静時も下肢にしびれがあり、坐位の際は電撃痛が足先にまで走ります。どうしたらよいでしょうか。

質問の事例の患者の病態と疼痛の特徴から、がん疼痛の起こっている原因を関連づけて考えてみましょう。

評価の視点と根拠

(1) 痛みの原因

大腸がんの骨盤内再発の際に生じる疼痛には、以下の原因が考えられます。

❶骨盤内臓器の有痛組織への腫瘍の浸潤・牽引・圧迫

❷仙骨への腫瘍の浸潤、骨転移
①腫瘍の増大による骨膜の伸展・破壊
②腫瘍の仙骨浸潤に伴う炎症や骨吸収の際に遊離される発痛物質の関与
③病的骨折の可能性：腫瘍の浸潤に伴って破骨細胞が増殖し、骨の溶解が進行していくと、軽い外力でも容易に病的骨折を起こす。特に坐位になった場合などに外力を受けやすい状態となり、それが何回も繰り返されることによって、さらに病的骨折が容易に起こるようになる。

❸消化管内腔の閉塞
骨盤腔内の腫瘍の増大に伴って大腸や尿管などの管腔臓器が閉塞され通過障害が起こると、管腔壁が伸展し、侵害受容器が刺激されることによって痛みが生じます。

❹血管、リンパ管への腫瘍の浸潤・圧迫による循環障害
①腫瘍の骨盤腔内血管への直接浸潤による血管攣縮、血管周辺のリンパ管炎
②腫瘍による動脈・静脈の圧迫・閉塞：腫瘍により動脈が周囲より圧迫されるため、下肢への血流量が低下したり、完全閉塞したりする。そのため、末梢組織への十分な酸素や栄養の供給ができなくなり、嫌気性代謝が起こり、

表2-1-15 ● がん疼痛におけるオピオイドの反応性

オピオイドの効きやすい痛み	・持続性の鈍痛：侵害受容性疼痛（骨転移痛、内臓痛）
オピオイドは効くが、使用が難しい痛み	・体動時に増強する痛み：骨転移に伴う体動時痛 ・副作用対策が難しい症状：嘔気・嘔吐、せん妄
オピオイドの効きにくい痛み	・発作性の鋭い痛み：神経障害性疼痛（神経浸潤・神経圧迫に伴う痛み） ・特殊な痛み：褥瘡、口内炎、緊張性頭痛

（池永昌之：ホスピス医に聞く 一般病棟だからこそ始める緩和ケア，改訂2版，メディカ出版，p.79，2009より改変）

発痛物質が蓄積する。

③腫瘍による静脈・リンパ管の圧迫・閉塞：末梢組織からの静脈還流が傷害され、下肢のうっ血の出現や、リンパ管の閉塞のために浮腫が生じると、筋膜やその他の有痛組織が伸展する。また、それに続発する組織の代謝障害により、発痛物質の蓄積、反射性の血管攣縮などが起こる。

❺腫瘍の周囲に生じる炎症・壊死・潰瘍

腫瘍が骨盤腔内の臓器に浸潤することで血流障害を起こすと、組織の炎症・壊死・潰瘍を生じ、それにより種々のケミカルメディエーターが放出され、侵害受容器を刺激します。

❻仙骨神経叢への直接浸潤と坐骨神経の圧迫

術後であれば、手術操作で切断された骨盤腔内の神経が再生してくる時に形成される神経腫、および自然発火や末梢神経障害によるエファプス形成などが考えられます。

両側の大腿後面に痛みがあり、坐位の際に電撃痛が足先にまで走るのは坐骨神経痛です。坐位になることで坐骨神経自体が腫大した腫瘍で圧迫されるため、電撃痛が出現すると考えられます。

(2) ペインコントロール

質問の事例の患者の場合、オキシコドン塩酸塩水和物徐放性製剤を使用しているので、WHO3段階除痛ラダーに当てはめて考えると、第2から第3段階になります。第2・第3段階の鎮痛薬の使い方として、非ステロイド抗炎症薬（NSAIDs）であるロキソプロフェンナトリウム水和物（ロキソニン®）はすでに1日の通常量を使用しているので、このまま継続して使用していきます。

レスキューのオキシコドン塩酸塩水和物速放性製剤（オキノーム®）は、量が少ないと除痛が図れないことが時々ありますが、この患者の場合は1日のオキシコドン塩酸塩水和物徐放性製剤（オキシコンチン®）120mgの1/6量の20mgのオキノーム®を使用しており、基本どおりです。しかし、患者自身がレスキューを使用しても「痛みがなかなか取れない」と感じているとすると、オピオイドに対して反応の少ない、あるいは反応していない種類の疼痛だと考えます。がん疼痛におけるオピオイドの反応性を表2-1-15に示します。

前述した病態と疼痛を合わせて考えると、NSAIDsとオピオイドを使用しても取り除けない痛み、つまり神経障害性疼痛に対する鎮痛補助薬の併用を考えるべきでしょう。

ただし、神経障害性疼痛はオピオイドに対して全く反応しないわけではなく、オピオイドを増量することで軽減することもあります。この患者の場合は1日のオピオイドの30〜50％を増量してみるのも一つの手段です。

(3) 鎮痛補助薬

鎮痛補助薬には、主な薬理作用としての鎮痛作用はありませんが、①鎮痛薬と併用することで鎮痛効果を高める、または、特定の状況下で

鎮痛効果を発揮する、②鎮痛薬の副作用を予防する、③がん患者の精神的変調を緩和する、などの目的で用いられます。

鎮痛効果を発揮する目的で使用する鎮痛補助薬には、抗うつ薬、抗けいれん薬、抗不整脈薬、NMDA（N-メチル-D-アスパラギン酸）受容体拮抗薬、コルチコステロイド（糖質コルチコイド製剤）などがあります（p.76 表2-1-16参照）。どの鎮痛補助薬を選択するかは、しびれの特徴から判断していきます。

事例の患者の場合は下肢に走る電撃痛なので、まず抗けいれん薬を選択します。翌日、副作用がなく、しびれが軽減したら経過観察、しびれに変化がなく、副作用もなければ増量、使用最小量でも副作用が出現したら中止して、抗不整脈薬やNMDA受容体拮抗薬に変更します。

ケアのポイント

(1) 疼痛の種類の把握

事例の患者の場合は、NSAIDsとオピオイドでは鎮痛効果の少ない痛み、つまり手術による痛覚求心路遮断、骨盤内再発による神経圧迫、腫瘍による炎症が考えられます。さらに栄養状態が低下していたり、鼠径部のリンパ節が腫大していれば下肢の浮腫の可能性、下部消化管の圧迫や閉塞による腹部膨満痛、疼痛部位付近の筋の攣縮による痛みの可能性があります。

また、再発した部分の腫瘍が増大すると、痛みは増強します。

(2) 除痛効果と副作用の確認

オピオイドを増量しても眠気が出現せず、除痛効果が得られれば、漸増します。眠気が出現するのに痛みが変わらなかったり、しびれが残るのであれば鎮痛補助薬を追加します。

(3) オピオイドの血中濃度の確認

経口薬の場合、消化管の吸収機能が低下していると（イレウスに近い状態、自律神経の障害など）、オピオイド自体の吸収が悪くなって、血中濃度が低下していることがあります。この場合は、投与経路を変更します。

また、急激な腹水や胸水の貯留、イレウス、浮腫なども、血漿中のオピオイド濃度を相対的に低下させます。この場合は、除痛に必要なオピオイド量を投与していく必要があります。

(4) 精神的苦痛への支援

患者の心理状態や社会的因子から来る不安・恐怖・抑うつ気分・怒り・悲しみなどが、精神症状を強めていないでしょうか。そのためにさらに疼痛が増すといった状況が起こっていないかどうかを把握し、早めに精神科医にコンサルトしていきます。

【参考文献】
1) 細川豊史：神経因性疼痛（ニューロパシックペイン）の機序，痛みと臨床，3(1)，p.2-9，2003.
2) 高橋美賀子，他編著：新装版 ナースによるナースのためのがん患者のペインマネジメント，日本看護協会出版会，2014.
3) 恒藤 暁：最新緩和医療学，最新医学社，1999.
4) 的場元弘監修：がん疼痛治療のレシピ，2004年版，春秋社，2004.
5) 近藤まゆみ・的場元弘編：ナースが向き合うがんの痛みと看護の悩み—ナースはどう考えどう行動するか，ミクス，2000.

ペインコントロール 12

鎮痛補助薬の種類と使用方法

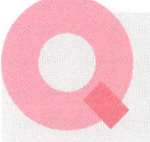

Q 乳がんの全身骨転移で化学療法中の患者です。オキシコンチン®（オキシコドン塩酸塩水和物徐放性製剤）120 mg 1日2回分服（8時、20時）、ロキソニン®（ロキソプロフェンナトリウム水和物）60mg 3錠1日3回分服（朝・昼・夕食後）でペインコントロールしていますが、右大腿と手足のしびれが持続しています。患者は「このしびれが取れれば、もっといろいろなことができるのに……」と訴えます。しびれが軽減できる薬物の使い方とケアを教えてください。

　骨転移がある患者で、四肢や体幹を帯状に走るしびれや皮膚の異常感覚を訴える場合は、椎体の圧迫骨折によって神経根の圧迫や損傷が起こっているか、神経浸潤が起こっている可能性があります。また、化学療法中で手足にしびれがあるということなので、抗がん剤による末梢神経障害の可能性もあります。

　質問の事例の患者では、オピオイドと非ステロイド抗炎症薬（NSAIDs）でもしびれが残るということなので、WHO 3段階除痛ラダーに則り、しびれに対する薬物の併用を考えます。

評価の視点と根拠

(1) しびれの評価

　しびれに対する薬物とは鎮痛補助薬のことです。しびれの性状によって選択する薬物を決定する必要があるため、患者のしびれの表現を注意深く聴くことが大切です。

　私たち医療者は、患者に「しびれがありますか」と聞くことがありますが、実際には「しびれ」と表現されることだけが神経障害性疼痛ではありません。痛みの中に、しびれが含まれている場合もあるのです。「自分でも痛みなのか、しびれなのかはっきりわからない」と言う患者もいます。患者によってしびれの表現の仕方が異なったり、独特の表現をする人もいます。代表的な表現として、「ビリビリする」「ピリピリする」「つっぱる」「締めつけられる」「電気が走る」などがあります。

　また、しびれの範囲も、胸椎レベルの脊髄神経根の圧迫による神経障害性疼痛の場合は、「背中のほうから前にかけて」というように、わりと範囲もはっきりしていることが多いようです。ただし、開胸術を行った後は、肋間神経の損傷のため神経障害性疼痛を引き起こしていることがあり、神経根の圧迫時と似たような表現になることがあるので、手術歴も考慮します。

鎮痛補助薬の種類と使用方法　75

表 2-1-16 ● 鎮痛補助薬の種類と使用方法

薬物		疼痛の状況	使用方法	副作用
抗うつ薬	アミトリプチリン塩酸塩	異常感覚を伴う持続性疼痛、しびれ感、灼熱感、つっぱり感	10〜25mg/日、就寝前から開始、150mgまで漸増可、効果発現4〜7日	眠気、口渇、排尿障害、便秘
	ノルトリプチリン塩酸塩		10〜30mg/日を1日1〜2回分服、200mgまで漸増可、効果発現3〜7日	
	イミプラミン塩酸塩		10〜25mg/日、就寝時から開始	
抗けいれん薬	ガバペンチン	電気が走るような痛み、刺すような痛み	開始量100〜300mg/日。眠前または1日3回1〜7日ごとに100〜300mg/日増量、最大2,400mgまで漸増可	眠気、ふらつき、めまい
	プレガバリン		50〜100mg/日、1日2回、1〜2日毎50〜150mgずつ漸増。維持量150〜300mg/日	
	クロナゼパム		0.5mg/日、就寝時から開始。数日毎に0.5mgずつ増量。維持量3〜5mg/日	
	カルバマゼピン	三叉神経痛	初回200〜400mg/日、600mg/日まで漸増	
NMDA受容体拮抗薬	ケタミン塩酸塩	神経障害性疼痛	50〜150mg/日、持続静注/皮下注	眠気、ふらつき、混乱
コルチコステロイド（糖質コルチコイド製剤）	ベタメタゾン デキサメタゾン	神経圧迫	初回量：4mg/日 維持量：2〜4mg/日	口腔内カンジダ症、高血糖、骨粗鬆症など
		頭蓋内圧亢進	4mg/日	
		脊髄圧迫	初回6〜8mg/日、放射線治療後減量	

(柏原由佳・原田裕子：Q & A 鎮痛剤の基礎知識，ナーシング・トゥデイ，19(14)，p.24，2004／高橋美賀子，他編著：新装版 ナースによるナースのためのがん患者のペインマネジメント，日本看護協会出版会，p.60，2014／冨安志郎：神経障害性疼痛のメカニズムと治療の選択，がん患者と対症療法，19(2)，p.19，2008 などを参考に筆者作成)

また、化学療法による手足のしびれや皮膚の硬化、むくみ、色素沈着などの症状を「手足症候群」と言います。発現が比較的多いとされているのが、フルオロウラシル (5-FU®)、カペシタビン、シタラビン、ドセタキセル水和物、リポゾーム化ドキソルビシン塩酸塩、ソラフェニブトシル酸塩です。手足症候群はその症状の程度によって、一時化学療法を中止することもあります。化学療法を実施したことがあり、しびれがある場合には、レジメンも確認します。

(2) 鎮痛補助薬の選択

鎮痛補助薬の種類と使用方法を表2-1-16に示します。しびれの状態によって薬物を選択しますが、どの薬物も最小限の量から開始し、使用開始時の副作用に注意していきましょう。なお表2-1-16の薬剤のほかに、セロトニン・ノルアドレナリン再取り込み阻害薬 (SNRI) であるデュロキセチン塩酸塩 (サインバルタ®) を使用することもあります。

鎮痛補助薬は副作用として眠気を催す薬物が多いので就寝前に内服しますが、初回トイレ歩行時に、眠気やめまいなどの副作用で転倒する可能性があります。服用前に患者に副作用について説明し、トイレ歩行時は付き添うようにするか、歩行状態を観察していく必要があります。

副作用が現れた患者は、次の日の朝も眠気がひどく、しびれの状態も変わらないことが多い

ようです。その場合は、薬物の使用を中止します。逆に、副作用が全く出現せず、しびれが軽減する患者もいます。鎮痛補助薬の効果も、個人差が大きいのです。

鎮痛補助薬の評価の際に大切なのは、しびれはすぐになくなるのではないということです。下肢に起こる電撃痛の回数が徐々に少なくなる、または電撃痛の強さが軽くなる、皮膚の異常感覚が軽減するなどが、鎮痛補助薬の効果の評価になります。効果判定がしやすいように、鎮痛補助薬を同時に2剤以上服用開始しないことも重要です。

また、鎮痛補助薬は、処方時に配られる薬物情報に「抗うつ薬」と記載されています。「自分はうつなのか」と心配して薬を飲まない患者もいるので、薬物の使用目的をきちんと説明してから服用を開始することが大切です。

ケアのポイント

(1) 体位の工夫

神経障害性疼痛は、性状が同じ電撃痛でも、突然何の前ぶれもなく起こる場合もあれば、特定の体位によって増強する場合もあります。突然前ぶれもなく起こる神経障害性疼痛は防ぐことができないので、薬物でのコントロールが中心になっていきます。反対に、特定の体位によって増強する場合には、日常生活の中で、荷重をかける動きや疼痛が増強するような体勢を避けることができるように生活環境を整えていきます。

夜間就寝時は、疼痛が最も軽減する体位を自然にとっています。筋の緊張からくる循環障害が軽減できる体位を保持できるように、安楽な体位を話し合い、枕の組み合わせマットの硬さの調節などで工夫することが必要です。

(2) 保温

神経障害性疼痛は、寒冷時に強く出現します。末梢神経が損傷すると近くの神経線維間にエファプスが形成されます。エファプスとは、正常なシナプス以外の場所で神経線維が電気的または化学的に連絡するようになることで、エファプスを形成すると、触刺激で起こったインパルスと皮膚の熱さや冷たさを伝える温覚のインパルスが痛覚神経を流れ、皮膚に触れる、冷たい風にあたるなどの刺激で、アロディニア（通常痛みを生じない刺激で痛みが生じる）が発生します。

また、気温が下がることで交感神経が優位になると、血管収縮に続き血流が妨げられ、嫌気性代謝が起こることで発痛物質が蓄積し、疼痛が起こります。さらに痛みを感じることで交感神経が刺激され、筋収縮が起こるといった、痛みの悪循環が起こります。

気温の差がある場所へ移動する時（散歩や検査などでふだんの生活空間から離れる時）には、保温に注意して動くように配慮しましょう。

身体全体的な保温ができなくても、症状が出やすい部位が保温されるだけでも効果はあります。症状の出やすい部位に応じて、上半身であれば帽子、マフラー、ネックウォーマー、ストール、手袋など、下半身であれば腹巻、タイツ、レッグウォーマー、スパッツ、靴下などを着用すると効果的です。吸湿発熱素材の肌着なども効果があります。また、使い捨てカイロやホットパックも手ごろに使用できます。家事で水を使う時は、ゴム手袋を着用したり、水の温度を冷たさを感じない程度にするとよいでしょう。手足症候群の場合は、熱すぎるお湯に対する注意が必要です。

(3) 皮膚の観察

しびれなどの知覚神経の異常をきたしている場合は、運動神経も傷害されている場合があり

鎮痛補助薬の種類と使用方法

ます。突然、「足首が思うように動かない」「膝に力が入らない」というようなことが起こるため、バランスを崩して転倒する危険があることを、患者自身に指導していく必要があります。歩行中に「時々膝が抜ける感じがある」と言う患者は要注意です。

家にいる時も段差（カーペットなども）はなるべくないように環境を整え、階段の昇降には手すりを使うようにします。また、外出中に急激な痛みが出ると動けないという場合もありますから、一人で外出する時はタクシーの通る道を選ぶことや、いつも通る道であれば休める場所のめどをつけておくことを心がけるとよいでしょう。

また、知覚異常には「感じない」という場合もあるので、患者自身が皮膚の損傷・打撲を避けることができるように指導していくと同時に、清拭などのケア時に皮膚の観察をしていかなければなりません。清潔と保湿を心がけ、皮膚の保護として靴下やつま先のある靴の着用、また足に合ったサイズの靴の選択が必要になります。

(4) マッサージなど

アロディニアはマッサージによって増強することが多いので、十分注意して実施します。患者自身が会話の最中などに何気なく自分でさすっているようであれば、軽擦法でしびれが軽減できます。これは、神経障害性疼痛自体を軽減するというよりは、筋肉の緊張の緩和や、血液循環やリンパ還流の促進による浮腫の軽減が、痛みの悪循環を断ち切るためです。

交感神経の緊張による痛みの緩和は、気分転換や呼吸法、アロマセラピーでも効果が期待できます。

【参考文献】
1) 細川豊史：神経因性疼痛（ニューロパシックペイン）の機序，痛みと臨床，3(1)，p.2-9，2003．
2) 深井喜代子編著：看護者発痛みへの挑戦，へるす出版，2004．
3) 高橋美賀子，他編著：新装版 ナースによるナースのためのがん患者のペインマネジメント，日本看護協会出版会，2014．
4) 恒藤 暁：最新緩和医療学，最新医学社，1999．
5) 的場元弘監修：がん疼痛治療のレシピ，2004年版，春秋社，2004．
6) 岡田 弘：神経因性疼痛の薬物療法と神経ブロック療法，痛みと臨床，3(1)，p.26-32，2003．
7) 野島浩史・倉石 泰：アロディニアの神経機構，CLINICAL NEUROSCIENCE，20(10)，p.1129-1131，2002．
8) 梅田 恵，他：一歩進んだがん疼痛マネジメント，がん看護，12(2)，2007．
9) 森本昌宏：「痛み」疾患の治療法としての有効性評価 薬物療法④，EBMジャーナル，6(4)，p.45-51，2005．
10) 下山恵美，他：鎮痛補助薬，ペインクリニック，31(別冊春号)，S83-93，2010．
11) 下山恵美，他：鎮痛補助薬．日本緩和医療薬学会企画委員会編：臨床緩和医療薬学，真興交易医書出版部，p.78-88，2008．
12) 三浦真由美・細川豊史：慢性疼痛治療薬の最近の話題 プレガバリン（リリカカプセル），Anesthesia 21 Century，14(No.3-44)，p.4-9，2012．

身体症状とケア 1

呼吸困難

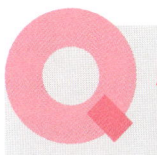

> **Q** 肺がん、胸水貯留の患者に対し、胸水穿刺後、利尿薬を使用しましたが、呼吸困難がなかなか改善しません。どのような対応が必要か、評価と治療、ケアについて教えてください。

呼吸困難は、がん患者において高頻度に認められ、QOLを低下させる苦痛症状の一つです。原因を表2-2-1に示します。

呼吸困難の定義は「呼吸時の不快な感覚」という主観的な症状で、酸素分圧が60Torr以下という客観的病態を示す呼吸不全とは必ずしも一致しないことを理解することが重要です。

評価の視点と根拠

(1) 呼吸困難のアセスメント

まず患者の主観的な評価として、呼吸困難を量的、質的に評価します。続いて呼吸困難以外の症状の有無（例えば咳や痰）や不安要素の有無、呼吸回数、酸素飽和度、聴診などの身体所見、血液検査、胸部X線などの検査結果から評価します。

❶アセスメントツール

量的なアセスメントツールでは、[ペインコントロール]の各項目で示したペインスケールと同様に、VAS（Visual Analog Scale：視覚的アナログスケール）、NRS（Numerical Rating Scale：数値的評価スケール）、フェイススケール（Wong-Baker Faces Rating Scale）などがあります。

質的なアセスメントツールとしては、Cancer Dyspnea Scale（表2-2-2）は多面的ながん患者の呼吸困難を簡便に評価するスケールで、呼吸努力感、呼吸不快感、呼吸不安感の三つの側面を評価できます。QOLへのインパクトの評価

表2-2-1 ● 終末期がん患者の呼吸困難の原因

肺性	呼吸面積の減少	原発性肺がん・転移性肺腫瘍の増大、がん性リンパ管症、無気肺、がん性胸膜炎、がん性腹膜炎、残存肺肺炎、治療関連間質性肺炎、気胸
	気道狭窄	気管・気管支の狭窄、喀痰貯留・去痰困難
非肺性	循環系の障害	心不全、がん性心膜炎、上大静脈症候群
	その他	貧血、発熱、疼痛
心因性		パニック、不安、抑うつ

（斎藤龍生：呼吸困難．ターミナルケア編集委員会編：症例から学ぶ緩和ケア がんの症状マネジメントの実際．ターミナルケア，9（6月増刊），p.100，1999より改変）

表2-2-2 ● Cancer Dyspnea Scale

以下の項目について
「いいえ」「少し」「まあ」「かなり」「とても」の5段階で評価

1. 楽に息を吸い込めますか？
2. 楽に息を吐き出せますか？
3. ゆっくり呼吸ができますか？
4. 息切れを感じますか？
5. ドキドキして汗が出るような息苦しさを感じますか？
6. 「はあはあ」する感じがしますか？
7. 身の置き所のないような息苦しさを感じますか？
8. 呼吸が浅い感じがしますか？
9. 息が止まってしまいそうな感じがしますか？
10. 空気の通り道が狭くなったような感じがしますか？
11. おぼれるような感じがしますか？
12. 空気の通り道に、何か引っかかっているような感じがしますか？

表2-2-3 ● STAS-J（Support Team Assessment Schedule 日本語版）

痛み以外の症状が患者に及ぼす影響
0：なし
1：時折の、または断続的な単一または複数の症状があるが、日常生活を普通に送っており、患者が今以上の治療を必要としていない症状である
2：中等度の症状。時に調子の悪い日もある。病状からみると、可能なはずの日常生活動作に支障をきたすことがある
3：たびたび強い症状がある。症状によって日常生活動作や物事への集中力に著しく支障をきたす
4：持続的な耐えられない激しい症状。ほかのことを考えることができない

としては、STAS-J（Support Team Assessment Schedule 日本語版；表2-2-3）があり、症状が患者に及ぼす影響を他者が評価する方法として、信頼性・妥当性が確認されています。

その他にもいくつかのアセスメントツールが開発されていますが、まだ十分普及しているとは言えません。呼吸困難感のある時に、アセスメントツールを使用し、自己評価を得ることが困難ということも理由の一つだと考えられます。今後はいかに臨床で適用していくかが課題と言えます。

❷日常生活への影響

呼吸困難による日常生活の障害をアセスメントすることは、看護師の役割として大変重要な視点です。この場合にも、患者の主観的評価を得るために、「呼吸困難でいちばん困っていることは何ですか」とたずねるとよいでしょう。移動動作、姿勢、睡眠、食事、排泄、環境など、日常生活への影響や満足度を確認します。

(2) 胸水の発生機序とコントロール

肺がんが胸膜へ転移・播種すると、がん性胸膜炎を引き起こします。がん性胸膜炎により胸水が貯留すると、呼吸困難を生じます。

胸水の発生機序は、胸膜での透過性の亢進やリンパ系のうっ滞が考えられており、胸水穿刺によって確定診断されます。

胸水穿刺や利尿薬の使用により肺機能が温存され、一時的な症状の改善を認めることもあります。しかし、がん性胸水は再貯留することが多いため、再貯留防止のためにチューブドレナージ法や胸膜癒着術などを行う場合があります。

(3) モルヒネ製剤の導入
❶作用機序
モルヒネの作用機序を以下に示します。
①呼吸中枢における呼吸困難感の感受性を低下させる。
②呼吸回数を減少させ、換気運動による酸素消費量を減少させる。
③気道のオピオイド受容体を介して、気道分泌や咳嗽の誘発を抑制する。
④中枢性鎮咳効果
⑤内因性のエンドルフィンの誘発
⑥中枢性の鎮静効果
⑦心不全の改善効果　など

オキシコドン塩酸塩徐放性製剤（オキシコンチン®）やフェンタニル貼付剤（デュロテップ®MTパッチ）は、呼吸困難の改善効果についてはエビデンスが証明されていません。よって呼吸困難時には、有効性が証明されているモルヒネ製剤を使用します。

ケアのポイント

呼吸困難を有するがん患者の胸水のコントロールを行う際には、患者のQOLを損なわず、簡便かつ安全な方法で、自覚症状の総合的な改善を目指すことが重要です。

(1) 薬物の使用
❶オピオイド
呼吸困難の治療では、痛みの治療と異なり、少量のオピオイドで十分な効果が得られることが多いようです。患者の全身状態、痛み、すでにオピオイドが投与されているか否かによって使用量や使用方法は異なります。少量から段階的に増量していくのが望ましく、嘔気・嘔吐と便秘対策を行いながら使用します。

モルヒネ製剤を30mg/日まで増量し、効果が認められなければそれ以上の増量による効果は期待できないと考え、中止することがあります。

内服が可能な患者には、モルヒネ塩酸塩水和物を1回3～5mg、4～6時間ごとに投与します。痛みに対してすでにモルヒネ製剤が投与されている場合には、その3～5割程度を目安に増量します。しかし、高度の呼吸困難時は内服困難になることが多く、また終末期がん患者の多くは食欲不振や経口摂取困難となるため、経口内服量の1/3～1/2の量を持続皮下注射や持続静脈内注射で投与することが多いようです。モルヒネ塩酸塩水和物は皮下組織からの吸収がよく（最大200mg/日）、刺激性が少ないため、持続皮下注射療法に適していると言われています。

モルヒネ製剤の使用により、呼吸回数や1回換気量が減少することから、全身状態が不良な患者や高齢者に投与する場合には、酸素飽和度や呼吸回数を十分観察し、呼吸回数を8～10回/分以上に維持することを目安として、経時的に観察することが重要です。

❷コルチコステロイド（糖質コルチコイド製剤）
呼吸困難の治療として、副腎皮質ステロイド薬の効果は明らかなエビデンスとしては証明されていません。しかし、予後と効果・副作用のバランスを考え、臨床では使用されることが多い薬物です。

例えば、ベタメタゾン（リンデロン®）4～8mg/日を数日投与し、効果を認める場合には漸減し、効果を維持する最少量として0.5～4mg/日を継続します。ただし、効果が認められない場合には中止します。

❸抗不安薬
呼吸困難により不安が生じ、不安により呼吸困難が助長されるような悪循環を断ち切るために、抗不安薬を使用する場合があります。抗不安薬単剤での効果に関しては十分なエビデンスはありませんが、モルヒネ製剤との併用で上乗せ効果が認められています。

使用例としては、アルプラゾラム（ソナックス®）0.4mg 1〜3錠を1日1〜3回分服、あるいはロラゼパム（ワイパックス®）0.5mg 1〜3錠を1日1〜3回分服です。

(2) コミュニケーション

呼吸困難感のある患者とのコミュニケーションでは、会話することにより呼吸困難感が増強しないこと、コミュニケーションにより不安感が軽減することが求められます。コミュニケーションのポイントは、短い簡単な言葉で表現すること、声はワントーン低めで少しゆっくり話すことの他、非言語的コミュニケーションとして"そばにいること"です。

急に息苦しさが強くなった場合に、患者はパニックになることが多いため、パニック時には安心感を促すための働きかけや、気分転換法やリラクセーション法を取り入れます。その際は、対応する側が緊張せず落ち着いて対応することや、少しでも楽になってきていることを言葉で返すことが重要となります。患者が落ち着けるよう十分に合い間をとるよう意識しながら、「少しずつ薬が効いてきたようですね」「落ち着いてきましたね」などと言葉をかけます。

(3) 歩行時に息切れが生じた時

歩行時に息切れが生じると、不安や恐怖で急速に呼吸が促迫し、過換気状態になり、さらに呼吸困難感が増悪することがあります。患者のそばに付き添い、落ち着いて以下に示す呼吸法を行うように促しましょう。

症状出現時は、すぐに立ち止まり、口をすぼめて細く長い呼気を行います。呼気により副交感神経が亢進し、吸気により交感神経が亢進するため、呼気に意識を向けることによってリラックス反応を引き出すことができます。また、口をすぼめることにより、気道の予備圧力を生じ、肺胞での血中酸素量が増加し、必要な換気が少ないエネルギーで確保できます。

呼気を十分に吐くことで必然的に吸気が深くなり、末梢循環が改善されて、酸素含量が高まります。

呼吸困難感は、体動時に出現する、あるいは症状が増強することが多いものです。そこで、むだな動きを避け最小限に動くことや、呼吸法を用いながらゆっくり歩行すること、動作の途中で休息をとりながら行うことなどにより、できるだけ呼吸困難感を生じさせないように日常生活動作（ADL）の自立を目指します。

(4) 安楽な体位の保持

近くにいすやベッドがあれば、前述の呼吸法を行いながら移動します。いすやベッドに座ったりもたれかかったりすると、酸素消費量が減り、呼吸困難感が軽減します。その際、両上肢を肘掛けやオーバーテーブルに固定すると、より呼吸が楽になります。近くにいすやベッドがない場合には、壁に寄りかかるだけでも酸素消費量が減少し、呼吸は楽になります。

左胸水が貯留している場合は、患側を下にする左側臥位の姿勢をとることで呼吸面積が広がり、呼吸しやすくなるため、枕やクッションを活用して、安楽な体位を保持します。

(5) 酸素療法の導入

低酸素血症がみられる時は、酸素吸入を行います。高二酸化炭素血症を伴う低酸素血症の場合は、高濃度酸素を吸入すると換気量がますます減少し、CO_2ナルコーシスに陥るため、低濃度酸素を吸入することが原則です。

酸素吸入に関しては、求める酸素濃度により使用する器具が異なります。低濃度酸素の吸入の場合は、経鼻カニューレや（リザーバー付きでない通常の）フェイスマスクを使用するようにします。

また、酸素を使用することによる口腔内乾燥

やにおいなどの不快感にも対処しましょう。

(6) 環境の調整

室温は低めに設定します。窓を開放して空気の流れを感じさせたり、扇子であおいで鼻筋に風を送ったりすることも、呼吸困難感を軽減する方法です。ナースコールや薬を患者の手元に置いておくよう、常に留意しましょう。

【参考文献】
1) 武田文和・石垣靖子監修：誰でもできる緩和医療，総合診療ブックス，医学書院，p.40-53，1999．
2) 武井義和：呼吸困難の原因をどこまで治療するか，ターミナルケア，14(4)，p.279-282，2004．
3) 斎藤龍生：呼吸困難の治療①，緩和医療学，3(3)，p.252-258，2001．
4) 斎藤龍生：呼吸困難．ターミナルケア編集委員会編：症例から学ぶ緩和ケア がんの症状マネジメントの実際，ターミナルケア，9(6月増刊)，p.98-106，1999．
5) 越久仁敬：呼吸困難の緩和治療，がん看護，7(4)，p.270-273，2002．
6) 井上米子・足立光生：息苦しさへの援助．ターミナルケア編集委員会編：ナースのためのホスピス・緩和ケア入門―援助の視点と実際，ターミナルケア，12(10月増刊)，p.8-14，2002．
7) 田中桂子監修：がん患者の呼吸困難マネジメント，ナーシング・フォーカス・シリーズ，照林社，p.15-18，2003．
8) 田中桂子：何をどのように評価するか．ターミナルケア，14(4)，p.265-271，2004．

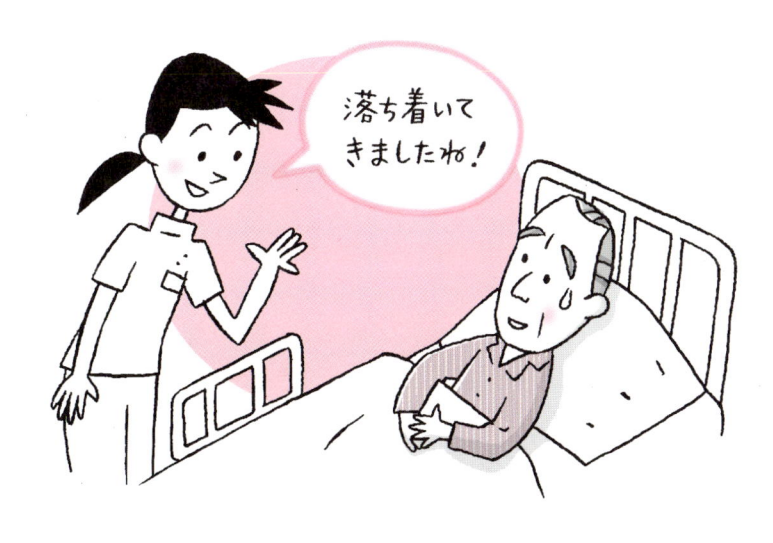

身体症状とケア 2

喀痰

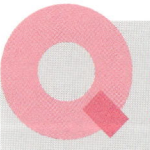

Q 肺がんの患者で、最近痰の量が増えています。しかし、体力の低下とともに排痰が困難となり、呼吸困難感も生じています。どのように対応すればよいでしょうか。

肺がんで痰の量が増えると、頻回の咳嗽によって、不眠、筋肉痛、食欲不振、疲労感を伴い、体力を消耗しやすくなります。特に、粘稠な痰が気道粘膜を覆うと、正常な繊毛運動が傷害され、喀出が困難になります。そのため、さらに強く咳嗽を繰り返すことになり、呼吸困難感が生じ、さらに喀出困難になる、という悪循環になってしまいます。

評価の視点と根拠

(1) 合併症の治療

気管支炎や肺炎などの合併症がある場合は、その治療を行います。

(2) 気道分泌を抑制する薬物の投与

反回神経麻痺や脳転移などがあり、唾液を誤嚥している場合には、頻脈や腸管麻痺、口渇を生じない範囲でブチルスコポラミン臭化物（ブスコパン®）やスコポラミン臭化水素酸塩水和物（ハイスコ®）を投与します。

使用例としては、頓用の場合はブスコパン®（20mg/A）1Aを点滴、持続投与の場合はブスコパン®（20mg/A）1〜4A持続静注・皮下注を行います。ハイスコ®では、頓用の場合はハイスコ®（0.5mg/A）0.5A舌下・皮下注、持続投与の場合はハイスコ®0.5mg/日持続静注・皮下注で開始し、3mg/日まで増量します。ただし、ハイスコ®は鎮静作用があるため、意識低下が好ましくない患者への使用は避けましょう。

(3) モルヒネ製剤の導入

モルヒネは、p.79「呼吸困難」に示したように、気道のオピオイド受容体を介して気道分泌や咳嗽の誘発を抑制する作用や、中枢性の鎮咳効果を有しています。喀痰のある患者では呼吸困難感も生じている場合が多いため、前述のようにモルヒネ製剤を全身投与することで効果が期待できます。

(4) ネブライザー

ネブライザーの使用は、水分を与えることによって痰の粘稠度を下げ、体力の消耗を最小限にして喀痰を助けるのに効果的です。加湿を目的に行う場合には、粒子が細かく、肺への深達性に富む超音波ネブライザーで、滅菌精製水をエアゾルとして発生させて使用します。

水分を与えるだけでは改善されない場合は、薬物を使用し幅広く沈着するジェットネブライザーを使用します。去痰薬は末梢性に気道に作用する薬物で、痰の量を増加させて喀痰しやす

くする粘液分泌促進薬のブロムヘキシン塩酸塩（ビソルボン®）4mg＋生理食塩水3mLをネブライザーで吸入します。ただし、一時的に痰の量が増えることによる不快感を伴う場合があるため、注意が必要です。

(5) 輸液の減量

輸液量と気道分泌の関係を明らかにした臨床研究は少なく、日本緩和医療学会の『終末期がん患者の輸液療法に関するガイドライン 2013年版』[1]によると、輸液量が比較的少ない場合（1,000mL/日未満）、輸液量は気道分泌とあまり関係しない可能性が高い、とされています。一方で、輸液量が比較的多い（例えば1,500mL/日以上）場合、気道分泌との関連を示唆され、輸液の減量により気道分泌による苦痛が軽減する可能性がある、とされています。生命予後が数週間以上見込める患者については、知見がありません。

したがって、生命予後が数日と考えられている患者の気道分泌による苦痛の改善を目的とした場合、輸液量を500mL/日以下に減量・中止することが推奨され、多くとも1,000mL/日に減量することが望ましいと考えられます。

ケアのポイント

薬物療法と並行して肺理学療法を行い、痰の喀出を促すことも重要です。まず、効果的な咳嗽を定期的に行うための方法を考えます。
①楽な姿勢で深呼吸を2～3回促す。
②深い吸気の後、口を開いたまま咳をさせ、痰が咽頭まで移動した時に大きく咳払いして喀出させる。

(1) ハフィング（催咳法）

声帯を開いたまま強い呼気を断続的に行うハフィング（huffing）は、一般的にうまく痰が出せない場合に有効と言われています。しかし、高齢者や終末期患者には負担が大きいので、1回の呼気を数回に分けて声帯を軽く閉じながら行う方法を用いてもよいようです。

ハフィングによる自己喀出が難しい場合には、上述のようにネブライザーを併用しながら、気管吸引チューブの刺激で咳嗽反射を誘発して痰の吸引を行うこともあります。ただし、この方法は苦痛を伴い、体力を消耗させることになるので、全身状態や体力に合わせて慎重に行う必要があります。

(2) 体位排痰法（体位ドレナージ）

気管支に貯留している痰を重力を利用して排出させる体位排痰法も効果的であると言われています。

排痰したい肺区域に合わせた体位をとり、末梢気道に貯留する気道分泌物を主気管へ誘導し、排出します。ベッドでは困難な体位の場合や、体位保持が困難な患者の場合は、側臥位と腹臥位を組み合わせた修正した体位排痰法（図2-2-1）が用いられます。

(3) 呼吸介助法

呼吸介助法も、排痰の促進に有効です。排痰を目的とする場合には、痰の貯留している部位を中心に介助を行うと効果的です。用手呼吸介助法と体位排痰法を組み合わせて行うこともあります。

咳嗽をできるだけ楽に行うための介助には、下部胸郭を圧迫して胸腔内圧の上昇を図る方法があります。坐位あるいは下肢を屈曲させた安楽な体位で、患者自身が下部胸郭を圧迫した状態にし、さらに介助者の手によって圧迫を補助します。これにより咳嗽しやすくなり、気道内分泌物の排出を促すことができます。

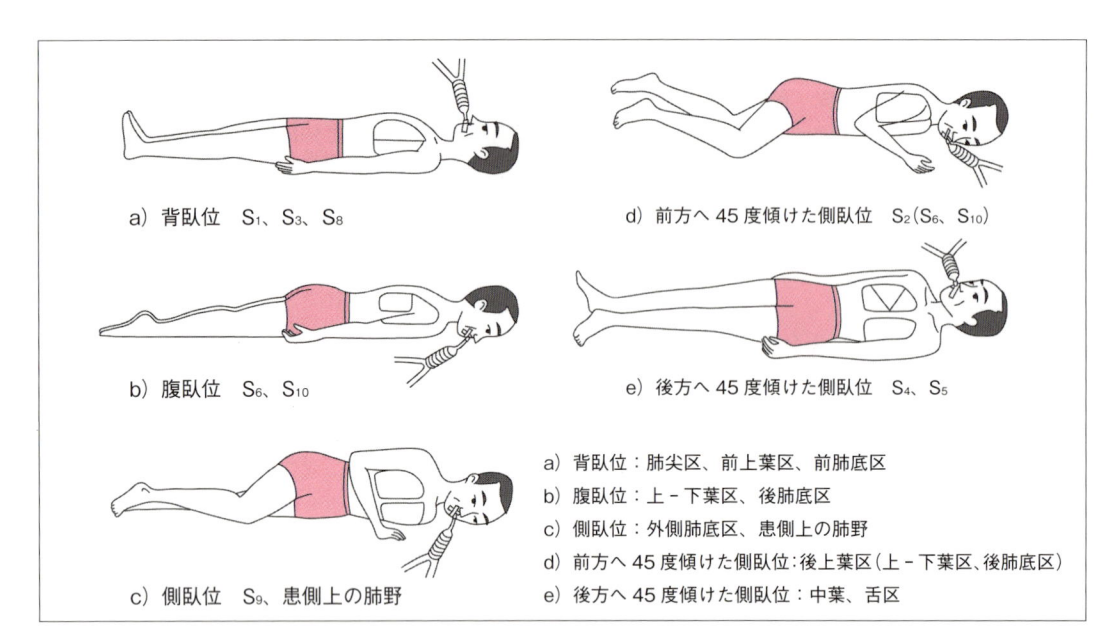

a) 背臥位　S₁、S₃、S₈
b) 腹臥位　S₆、S₁₀
c) 側臥位　S₉、患側上の肺野
d) 前方へ45度傾けた側臥位　S₂(S₆、S₁₀)
e) 後方へ45度傾けた側臥位　S₄、S₅

a) 背臥位：肺尖区、前上葉区、前肺底区
b) 腹臥位：上－下葉区、後肺底区
c) 側臥位：外側肺底区、患側上の肺野
d) 前方へ45度傾けた側臥位：後上葉区(上－下葉区、後肺底区)
e) 後方へ45度傾けた側臥位：中葉、舌区

図2-2-1● 修正した排痰体位
(宮川哲夫：体位排痰法の効果：臨床データから見えてきたもの，看護技術，45(8)，p.30，1999)

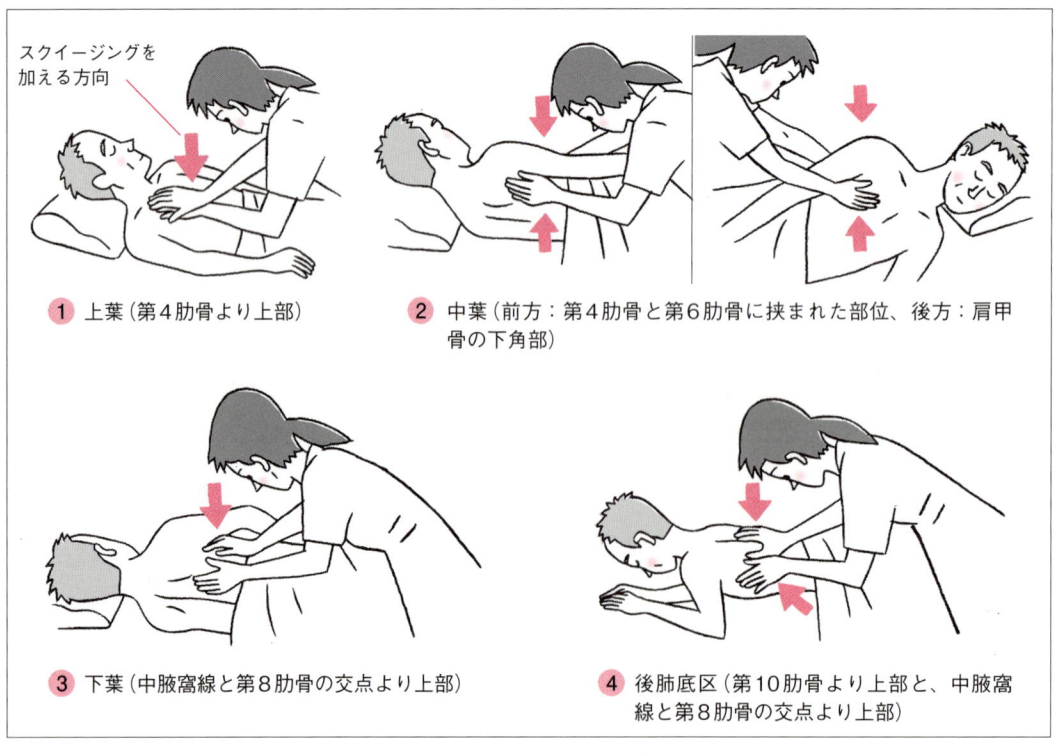

スクイージングを加える方向

① 上葉(第4肋骨より上部)
② 中葉(前方：第4肋骨と第6肋骨に挟まれた部位、後方：肩甲骨の下角部)
③ 下葉(中腋窩線と第8肋骨の交点より上部)
④ 後肺底区(第10肋骨より上部と、中腋窩線と第8肋骨の交点より上部)

図2-2-2● スクイージング
(宮川哲夫：呼吸リハビリテーションと呼吸理学療法のEBM．宮川哲夫・黒川幸雄責任編集：呼吸理学療法，三輪書店，p.10，1999より改変)

(4) パーカッション（軽打法）

呼気に合わせて、両手をカップのように丸め、胸壁・背部を軽く叩くパーカッションは、気道内の分泌物を気道の壁から離して移動させるのに有効です。

(5) スクイージング

胸郭に手を置いて、呼気時に胸郭の動きに合わせて圧迫する方法がスクイージング（図2-2-2）で、痰により気管が閉塞し移動しづらい状態の時には有効です。この方法は呼吸に合わせて行うため、刺激が少なく効果があります。

(6) 環境の調整

環境の調整も、痰の喀出に影響を与えます。季節によって室内環境が異なり、適正な温度と湿度が保たれないことがあります。エアコンの使用により、年間を通して湿度は低下していることが多いので、注意が必要です。

(7) 口腔内乾燥の予防

肺がん患者は酸素療法を行っていることが多く、酸素を使用することにより口腔内が乾燥していることが多いようです。口腔内の乾燥を防ぐために、患者の唾液分泌能が残っている場合には、酸味のある食品を摂取したり、キシリトール含有のガムをかんだり、唾液分泌マッサージを行い、唾液の分泌を促進するケアを行うことが大切です。

唾液腺の機能が残っていない場合には、水分と湿度を補う必要があります。加湿器を設置して室内の乾燥を防ぎ、定期的に含嗽を施行します。含嗽のための水と膿盆は、患者が一人で行える場所に準備しておきましょう。

【引用文献】

1) 日本緩和医療学会緩和医療ガイドライン委員会編：終末期がん患者の輸液療法に関するガイドライン2013年版，金原出版，2013．

【参考文献】

1) 斎藤龍生：呼吸困難．ターミナルケア編集委員会編：症例から学ぶ緩和ケア がんの症状マネジメントの実際．ターミナルケア，9（6月増刊），p.98-106，1999．
2) 斎藤龍生：呼吸困難の治療①．緩和医療学，3（3），p.252-258，2001．
3) 井上米子・足立光生：息苦しさへの援助．ターミナルケア編集委員会編：ナースのためのホスピス・緩和ケア入門―援助の視点と実際．ターミナルケア，12（10月増刊），p.8-14，2002．
4) 辻哲也：楽な呼吸をどうするか．ターミナルケア，14(4)，p.301-304，2004．

身体症状とケア ③

嘔気・嘔吐

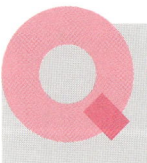

> **Q** 乳がん術後再発、骨転移、肝転移の50代の女性です。1週間前から嘔気があり、メトクロプラミド（プリンペラン®）の点滴を行っていますが、改善しているかどうか、はっきりしません。昨日から、さらに嘔吐を繰り返し、メトクロプラミドの点滴を行った直後にも嘔吐していました。このまま様子をみてもよいでしょうか？

評価の視点と根拠[1]

(1) 嘔気・嘔吐の原因

がん患者の嘔気・嘔吐の主な原因を表2-2-4に示します。がんの嘔気は、消化器系が原因になるだけでなく、薬物や代謝異常などの化学的原因、頭蓋内圧や前庭系などの中枢神経や心理的な原因があります。これらの原因が四つの経路によって嘔吐中枢を刺激し（表2-2-5）、症状が出現します。原因は一つだけではなく、複数存在することもあります。

嘔気・嘔吐を緩和するためには、まず原因は

表2-2-4 ● がん患者における嘔気・嘔吐の原因

薬物	オピオイド、ジゴキシン、抗けいれん薬、抗菌薬、抗真菌薬、抗うつ薬、アスピリン、NSAIDs、鉄剤、化学療法
嘔気・嘔吐の誘発物質	感染（エンドトキシン）、腫瘍からの誘発物質
代謝異常（電解質異常）	腎不全、肝不全、高カルシウム血症、低ナトリウム血症、ケトアシドーシス
消化管運動の異常	腹水、肝腫大、腫瘍による圧迫、腹部膨満、がん性腹膜炎、肝皮膜の伸展、尿閉、後腹膜腫瘍、放射線治療
消化管運動の低下	便秘、消化管閉塞
消化管運動の亢進	下痢、消化管閉塞
頭蓋内圧亢進	脳腫瘍、脳浮腫
中枢神経系の異常	細菌性髄膜炎、がん性髄膜炎、放射線治療、脳幹の疾患
心理的な原因	不安、恐怖
前庭系の異常	メニエール症候群、頭蓋底への骨転移、聴神経腫瘍
原因不明	

（日本緩和医療学会緩和医療ガイドライン作成委員会編：がん患者の消化器症状の緩和に関するガイドライン2011年版，金原出版，p.17，2011を参考に筆者作成）

何かを同定し、原因に合わせて治療を行います。

(2) 嘔気・嘔吐への対応

嘔気・嘔吐の原因が、化学療法、放射線療法やオピオイドの場合には、それぞれの治療ガイドラインに基づいて対応します。頭蓋内圧亢進の場合は、コルチコステロイドやD-マンニトールを使用します。

消化管閉塞の場合は、外科手術や消化管ステント留置術、経鼻胃管、PEG（減圧目的での経皮的内視鏡的胃瘻造設術）が検討されます。

(3) 薬物療法

嘔気・嘔吐の原因となる病態に応じて制吐薬を投与することは、「がん患者の消化器症状の緩和に関するガイドライン 2011年版」[1]でエビデンスレベル1C（「行う」：強い推奨）とされています。

制吐薬の選択基準を表2-2-6に示します。まず、第一選択薬を使用し、最大投与量でも症状が軽減しない場合は第二選択薬を検討します。第一選択薬、第二選択薬を投与しても効果が不十分の場合は、さらにセロトニン5HT$_3$受容体拮抗薬を追加投与してもよいとされています。

悪性消化管閉塞の場合の薬物療法については、表2-2-7を参照してください。

表2-2-5 ● 嘔吐中枢への刺激

大脳皮質からの入力	・頭蓋内圧亢進や腫瘍の直接または間接的な嘔吐中枢への刺激 ・脳室の拡大や伸展など機械的受容体が刺激されることによる嘔吐中枢への刺激 ・精神的・感情的な要因（化学療法の予期性嘔吐など）
化学受容器引金帯からの入力	・神経伝達物質（ドパミン、セロトニン、サブスタンスP） ・薬物（モルヒネ、ジギタリス） ・神経性（迷走神経による刺激、前庭からの刺激）
前庭器からの入力	・体の回転運動 ・前庭の病変
末梢からの入力	・機械的受容体（咽頭、心臓、肝臓、消化管、腹膜、腹部・骨盤臓器）や化学受容体（肝・消化管）が刺激され、迷走神経、交感神経、舌咽神経を介した刺激

（日本緩和医療学会緩和医療ガイドライン作成委員会編：がん患者の消化器症状の緩和に関するガイドライン2011年版，金原出版，p.15, 2011を参考に筆者作成）

表2-2-6 ● 制吐薬の選択

第一選択薬	・化学的（薬物、嘔吐・嘔気の誘発物質、代謝異常）な原因の場合：ハロペリドール ・消化管運動の低下が原因の場合：メトクロプラミドまたはドンペリドン ・中枢神経・前庭系が原因の場合：ヒスタミンH$_1$受容体拮抗薬か抗コリン薬
第二選択薬	・投与していない別の作用機序をもつ制吐薬（ハロペリドール、メトクロプラミドまたはドンペリドン、ヒスタミンH$_1$受容体拮抗薬、抗コリン薬のいずれか）を追加併用 または ・フェノチアジン系精神病薬（レボメプロマジンなど）、非定型抗精神病薬（オランザピン、リスペリドンなど）に変更
さらに効果不十分の場合	・セロトニン5HT$_3$受容体拮抗薬を追加投与

（日本緩和医療学会緩和医療ガイドライン作成委員会編：がん患者の消化器症状の緩和に関するガイドライン2011年版，金原出版，p.43, 2011を参考に筆者作成）

表2-2-7 ● 悪性消化管閉塞の薬物療法

使用薬物		エビデンスレベル[*1]と推奨の強さ[*2]	
コルチコステロイド		2C	嘔気・嘔吐を緩和させる可能性がある。コルチコステロイドの投与を行うとよいだろう
消化管分泌抑制薬	ブチルスコポラミン臭化物	2C	嘔気・嘔吐を緩和させる可能性がある。ブチルスコポラミンの投与を行うとよいだろう
	オクトレオチド	1B	嘔気・嘔吐を緩和させる根拠がある。オクトレオチドの投与を行うことを推奨する
オクトレオチド、コルチコステロイド以外の薬物（制吐薬）		2C	嘔気・嘔吐を緩和させる可能性がある。オクトレオチド、ステロイド以外の薬物（制吐薬）の投与を行うとよいだろう

[*1] 1：強い推奨、2：弱い推奨。
[*2] A：エビデンスが高い、B：低い、C：とても低い。

（日本緩和医療学会緩和医療ガイドライン作成委員会編：がん患者の消化器症状の緩和に関するガイドライン2011年版．金原出版，p.45-50, 2011を参考に筆者作成）

ケアのポイント

(1) 嘔気・嘔吐の評価[1)]

嘔気と嘔吐は、それぞれ別の症状として評価する必要があります。嘔気は、嘔吐したくなるような主観的な感覚で、「気持ち悪い」「むかむかする」などのように表現されます。一方、嘔吐は回数や量など他覚的な評価が可能です。

評価尺度として、嘔気・嘔吐のみに着目する場合はVAS（Visual Analog Scale：視覚的アナログスケール）やNRS（Numerical Rating Scale：数値的評価スケール）を使用します。また、嘔気・嘔吐を含む包括的評価尺度には、M.D. Anderson Symptom Inventory 日本語版（MDASI-J）やEuropean Organization for Research and Treatment of Cancer（EORTC）QLQ-C30日本語版などが利用できます。

嘔気・嘔吐の症状を訴える患者には、問診や身体所見、血液検査や画像検査を行います。問診では、嘔気や嘔吐はどのような時に生じるか、どのような時に軽快するかなど、軽快因子や増悪因子を評価します。

(2) 嘔気・嘔吐の増悪因子と軽快因子

嘔気・嘔吐の増悪因子には、体動、食事、におい、薬物、口腔内汚染などがあげられます。嘔気・嘔吐の軽快因子には、安静、体位、薬物、口腔ケアなどがあげられます。嘔気・嘔吐の時には、これらを積極的にケアに生かします。

(3) 嘔気・嘔吐のある患者のケア

患者に嘔気・嘔吐がみられたら、そばに付き添って背中をさすり、声をかけることで、不安や苦痛の軽減を図ります。寝衣は腹部の締めつけのない、ゆるやかなものを選びます。

静かでまわりに気を遣わなくて済むような環境が望ましいです。家族がそばに付き添うことで、安心して休めるでしょう。家族にあらかじめ、ケアのポイントと家族にでもできることを説明しておきます。

苦痛の程度や感じ方は人それぞれであるため、患者の体験を言葉にしてもらい、どのようなケアが望ましいかを話し合えるとよいでしょう。

(4) 嘔吐後のケア

においは嘔気・嘔吐の増悪因子であることが

多いので、患者が嘔吐した後は速やかに吐物を片づけ、汚染した衣類を着替え、汚染したリネンを片づけ、換気をします。また、口腔内の氷水やレモン水でのうがいを促します。体動により嘔気・嘔吐が増悪する場合は、安静を保ち、患者の手の届くところにティッシュペーパーやガーグルベースン、ごみ箱、ナースコールを置いておきます。

食事のにおいが症状を増悪させる場合は、食事時間を変更するだけでなく、同室者や家族の食事に対しても配慮します。

(5) 食事の工夫

消化管閉塞がある場合でも、適切な薬物を使用しながら、一定期間、限られた食物を摂取できる場合があります。「吐いても食べたい」あるいは「吐くならば食べたくない」など、患者の食事に対する価値観や希望を確認し、検討します。消化管への負担がかからない、低残渣の食物を選びます。高残渣、高脂肪、高刺激の食物（表2-2-8）は避けたほうがよいでしょう。

完全に消化管が閉塞している場合は、食事を味わい、飲み込まず吐き出せるよう、本人の希望と好みに合わせて食物を選びます。

嘔気・嘔吐が続くと、脱水や唾液分泌量の低下により、口腔内の自浄作用が低下します。食事という形態にこだわらず、口から摂取することを考えていくとよいでしょう。

消化管閉塞がない場合の対応は、p.102「食欲不振」を参照してください。

表2-2-8 ● 消化管閉塞がある場合に避けたほうがよい食物

高残渣の食物	生野菜、生果物、さつまいも、海草、きのこ、繊維の多い野菜（ゴボウ、たけのこ、れんこん、ふき）、香りの強い野菜（セロリ、ニラ、うど）、スルメなど
高脂肪の食物	植物油、バター、マーガリン、ハム、ベーコン、ソーセージなど
高刺激性の食物	コーヒー、からし、わさび、カレー粉、炭酸飲料、アルコールなど

【引用文献】
1）日本緩和医療学会緩和医療ガイドライン作成委員会編：がん患者の消化器症状の緩和に関するガイドライン2011年版，金原出版，2011．

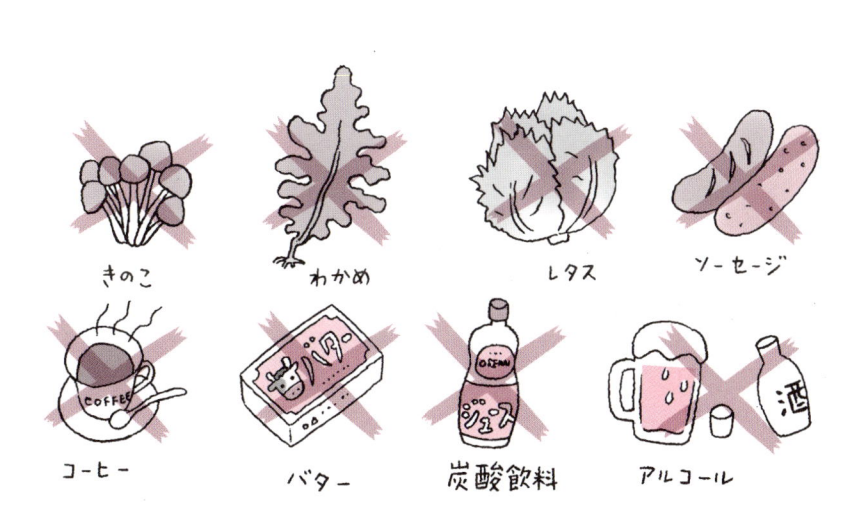

身体症状とケア 4

便秘・下痢

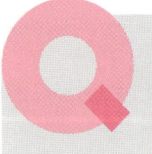

> **Q** 子宮体がん・肝転移の70代の患者です。右季肋部痛があり、オキシコドン塩酸塩徐放性製剤（オキシコンチン®）60mg／日とオキシコドン塩酸塩水和物速放性製剤（オキノーム®）10mg／日をレスキューとして使用しています。便秘のため、酸化マグネシウム1.5gを1日3回分服、ピコスルファートナトリウム水和物を15滴／回内服していますが、下痢になったり便秘になったりしています。排便コントロールはどのように行えばよいでしょうか。

評価の視点と根拠

(1) 排便のメカニズム

排便とは、糞便を肛門から体外に排出することを言い、直腸平滑筋の運動、内・外肛門括約筋の弛緩などが関与する総合的反射です。糞便がS状結腸から直腸に送られ、直腸内圧が30〜50mmHgに達すると排便が始まります。この圧の上昇により仙髄排便中枢から大脳へ刺激が伝わり、便意を感じます。そして、随意的に横隔膜が下降して、腹筋の収縮によって腹腔内圧が上昇することで怒責が引き起こされ、排便を補助します。

(2) 便秘の原因

日本緩和医療学会のガイドラインでは、便秘を「腸管内容物の通過が遅延・停滞し、排便に困難を伴う状態」と定義しています。便秘は、個

表2-2-9 ● がん患者の便秘の原因

がんによるもの	直接の影響	消化管閉塞（腸管内の腫瘍、腹部・骨盤腫瘍からの外圧迫）、脊髄損傷、高カルシウム血症
	二次的な影響	経口摂取不良、低繊維食、脱水、虚弱、活動性の低下、混乱、抑うつ、排便環境の不整備
薬剤性		オピオイド、スコポラミン臭化水素酸塩、フェノチアジン系抗精神病薬、三環系抗うつ薬、制酸薬（カルシウム、アルミニウム含有）、利尿薬、抗けいれん薬、鉄剤、降圧薬、抗がん剤
併存疾患		糖尿病、甲状腺機能低下症、低カリウム血症、腸ヘルニア、憩室、直腸ヘルニア、裂肛、肛門狭窄、脱肛、痔瘻、腸炎

(Hanks, G., et al.：Oxford Textbook of Palliative Medicine, 4th edition, Oxford University Press, 2011／日本緩和医療学会緩和医療ガイドライン作成委員会編：がん患者の消化器症状の緩和に関するガイドライン2011年版，p.59，金原出版，2011より改変)

人の生活習慣や食習慣にも大きく関連しますが、がん患者の便秘の原因では、がんによるもの、薬剤性、併存疾患の三つに大別されます（表2-2-9）。これらが複合的に便秘の原因になることが多いことや、長期化する可能性が高いことが、がん患者のQOLを低下させる要因になっています。

(3) 下痢の原因

下痢とは、便の性状が液状または泥状、粥状のまま排泄される状態を言い、1日1回の排便であっても、性状が液状または泥状の場合は下痢と呼んでいます。下痢の機序では、腸粘膜の吸収障害、腸粘膜の分泌亢進、腸蠕動の異常亢進、腸内容の浸透圧上昇などがあります。がん患者の下痢の原因を表2-2-10に示します。

(4) 病態の把握と薬物の調整

子宮体がんや子宮頸がんは骨盤腔内の悪性腫瘍で、直腸からS状結腸、小腸への圧迫や浸潤により腸閉塞が起こりやすく、便秘になりやすい疾患です。腸閉塞にならないよう、便をやわらかくするために便秘治療薬（下剤）を調整し

表2-2-10 ● がん患者の下痢の原因

内分泌性	カルチノイド腫瘍、絨毛腫瘍など
機械的障害	便秘・不完全な腸閉塞、大腸・直腸への腫瘍の浸潤
薬剤性	緩下剤の過剰投与、制酸薬・抗生物質・抗がん剤・非ステロイド抗炎症薬などの副作用
食事性	脂肪の豊富な食事、乳糖不耐症
吸収障害	短腸症候群、胆汁酸分泌障害
炎症性	放射線性腸炎、感染・腸内細菌・ウイルスなど
心因性	過敏性大腸炎（緊張、恐怖、不安などによる）
その他	腹部に関連した神経ブロック後の腸蠕動亢進、直腸からの分泌物、悪液質、合併する疾患（潰瘍性大腸炎、クローン病、糖尿病など）

（大友麗子・蜂谷久美子：下痢，看護技術，48(12)，p.162，2002を参考に筆者作成）

表2-2-11 ● 便秘の治療薬

	分類	薬物名（一般名）	用量・用法	作用機序	効果発現時間	副作用
経口薬	浸透圧性下剤	ラクツロース	15～60mL（分2～3）	腸管内水分移行 蠕動亢進	1～2日	腹部不快感、腹痛
		酸化マグネシウム	1.0～2.0g（分2～3）	腸管内水分移行 軟化作用	8～10時間	下痢
	大腸刺激性下剤	センナ	1～3g（頓用）	腸管筋神経への刺激	8～12時間	腹部不快感、下痢、腹痛
		センノシド	12～48mg（分1～2）		8～12時間	
		ピコスルファートナトリウム	10～15滴（頓用）		6～12時間	
経直腸薬	大腸刺激性下剤	ビサコジル	10～20mg（頓用）	腸管筋神経への刺激	15～60分	腹部不快感、下痢、腹痛
	その他	グリセリン	10～150mL（頓用）	便の滑剤軟化作用	直後	

（Miles, C.L., et al. : Laxatives for the management of constipation in palliative care patients, Cochrane Database Syst Rev, 18(4), CD003448, 2006 / Larkin, P.J., et al. : The management of constipation in palliative care: clinical practice recommendations, Palliat Med, 22(7), p.796－807, 2008より改変／日本緩和医療学会緩和医療ガイドライン作成委員会編：がん患者の消化器症状の緩和に関するガイドライン2011年版，p.60，金原出版，2011より改変）

ます。便秘治療薬を表2-2-11に示します。

オピオイド使用患者の場合には、副作用対策として排便コントロールが重要です（p.62「オピオイドの副作用」参照）。

通常、大腸の内容物は、下行結腸からS状結腸にとどまっている間に水分吸収し、糞便が形成されます。この過程で腸管の蠕動運動が亢進すると、腸内容物の通過時間が短縮し、下痢になる場合があります。そこで、便秘治療薬の使用により腸管の運動や便の性状がどう変化しているかを細やかに観察し、薬物を再調整することが必要です。また、治療薬の使用に伴い、腹部不快感や腹痛が生じる場合があるため、注意します。

ケアのポイント

(1) 排便について患者と話し合う

患者によっては、1日1回排便があれば、腸管に便が停滞していても「便秘ではない」と考えている場合があります。また、「食べていないので便は出なくても当たり前」、あるいは「下剤で下痢をするから内服したくない」と考えている場合もあります。患者が排便についてどのように考えているのかを確認して、排便コントロールの必要性を説明し、目標や方法を話し合います。排便の有無をたずねるだけでなく、患者が自ら排便の状態を医療者に表現することを助けるように関わります。

また、排泄の話題は羞恥心を伴うため、患者が安心して会話できるよう、場所や話し方を工夫します。便の性状は、ブリストル便性状スケール（表2-2-12）を利用するとわかりやすいでしょう。

(2) 薬物についての理解を促す

患者自身が排便コントロールに参加できるよう、薬物の特徴を患者に説明します。

ラクツロース（モニラック®）は、大部分は消化吸収されることなく下部消化管に達し、浸透圧作用で腸管内に水と電解質が保持され、腸管内で菌による分解を受けて生成した有機酸（乳酸、酢酸など）により腸管蠕動運動が亢進されます。

表2-2-12 ● ブリストル便性状スケール

タイプ	形状
1	硬くてコロコロの兎糞状の（排便困難な）便
2	ソーセージ状であるが硬い便
3	表面にひび割れのあるソーセージ状の便
4	表面が滑らかで軟らかいソーセージ状、あるいは蛇のようなとぐろを巻く便
5	はっきりとしたしわのある軟らかい半分固形の（容易に排便できる）便
6	境界がほぐれて、ふにゃふにゃの不定形の小片便、泥状の便
7	水様で、固形物を含まない液体状の便

（Longstreth, G.F., et al. : Functional bowel disorders, Gastroenterology, 130 (5), p.1480 – 1491, 2006）

酸化マグネシウム（マグラックス®、マグミット®）などの無機塩類は吸収されにくく、腸管内の浸透圧が高張となるため、内溶液が体液と等張になるように腸管内に水分が移行することにより腸内の水分量が増大して便をやわらかくし、排便を促します。大量の水分とともに服用すると、腸管内が等張になりやすく、効果的であることを患者に説明します。

センナなどの生薬に含まれる配糖体（プルゼニド®、アローゼン®）は、そのままの形では不活性型であるため、胃や小腸ではほとんど作用しません。大腸の粘膜を直接刺激する、あるいは腸壁内神経叢を刺激することにより蠕動運動を亢進し、排便を促します。

(3) 非薬物療法

排便コントロールは、日常生活援助を行っている看護師に委ねられる場面が多くあります。薬物療法以外に、日常ケアの中で行います。

❶ 摘便

便が直腸に長く貯留するため水分が吸収され、硬結便となり、浣腸を施行しても排出困難となることがあります。下剤や浣腸でも便を排出することが困難な場合は、肛門より示指を挿入して便を取り除きます。

❷ 温罨法

腹部、腰背部、仙骨部への温罨法には、交感神経の緊張を和らげ、迷走神経や骨盤神経などの自律神経系へ作用し、腸の血液量の増加をきたす効果があります。

❸ 腹部マッサージ（バウエルマッサージ）

大腸の走行に沿って圧迫することで、腸管の運動を促し、排ガス、排便を導く方法です。仰臥位で両膝を屈曲し、腹部の緊張を和らげることにより、容易に腸管を刺激することが可能となります。患者自身や家族でも行うことができるため、指導します。

❹ 水分・食事の工夫

消化管の完全閉塞がなければ、水分と食事を工夫します。基本的には水分摂取を増やし、食物繊維の摂取量を増加させるように、野菜や果物の摂取を指導します。水分だけでなく、氷やシャーベットを用意し、こまめに摂取しやすくします。炭酸ソーダやはちみつ、メイプルシロップの水割りなどは、腸内でガスや発酵の材料となり、蠕動を亢進させます。

下痢の場合にも、脱水しないためにこまめに水分摂取できるよう、準備しておきます。

(4) 排泄の援助

患者が自身の排泄習慣に基づき排泄できるよう、看護師は患者と話し合って排泄方法を検討します。安心して排泄するために、できるだけトイレで排泄できる方法を考えましょう。

歩行困難な場合は、車いすでトイレに行けるよう介助します。排泄が頻回で疲労が強い場合は、ポータブルトイレや床上便器を使用します。

【参考文献】
1) 日本緩和医療学会緩和医療ガイドライン作成委員会編：がん患者の消化器症状の緩和に関するガイドライン2011年版, 金原出版, 2011.
2) 小嶋幸一郎・松岡弘芳：緩下剤の適切な使い方について, 泌尿器ケア, 18(1), p.31-35, 2013.
3) 鳥居 明：慢性便秘の治療法の基本（食事と薬物, その他）, 診断と治療, 101(2), p.273-277, 2013.

身体症状とケア 5

消化管閉塞・腸閉塞

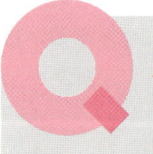

> **Q** 腸閉塞を起こしている終末期がん患者です。副腎皮質ステロイド薬を使用したところ、嘔吐が止まりました。患者は「何か食べたい」と言っています。食べるとおそらく嘔吐してしまうと考えますが、どうしたらよいでしょうか。

　消化管閉塞は、「器質的な異常により、口腔から肛門に至る消化管の正常な流れが妨げられること」と定義されており、進行がん患者の消化管閉塞は、卵巣がん患者では5～51%、胃がん・大腸がんなどの消化器がん患者では10～28%と報告されています。

　消化管閉塞は閉塞部位・程度により治療の選択は異なり、手術による解除が困難で再発を繰り返す場合は、苦痛緩和が第一の目標となってきます。

評価の視点と根拠

(1) 腸閉塞の原因と治療

❶原因

　終末期がん患者の腸閉塞の原因は、消化器がん自体の進行や、がん性腹膜炎などのがんの再発・転移、そして術後の癒着や放射線治療後の線維化、症状緩和のために投与された薬物の副作用などがあげられます。中でも、がん性腹膜炎に伴う腸閉塞は、腹膜播種により多数の腫瘍が消化管を圧迫・浸潤し、狭窄や閉塞部分が複数になることが多くあります。

　腸閉塞による嘔吐は、消化管内容物停滞に伴う拡張や伸展、閉塞により、迷走神経や交感神経求心路を介して嘔吐中枢に伝達され嘔吐するという機序があります。閉塞部位によって嘔吐の出現の仕方は異なります。十二指腸や上部小腸で閉塞した場合は、腹痛や腹部膨満は軽度で嘔吐が激しく、大量の未消化物や胃液・胆汁を嘔吐することが多いです。大腸や下部小腸に閉塞がある場合は、嘔吐は少ないのですが、腹痛や腹部膨満がみられることが多いようです。

❷治療

　閉塞部位により治療が選択されます。

　上部消化管閉塞は薬物療法は効きにくく、経鼻胃管などのドレナージが有効です。不完全閉塞であれば薬物療法が有効な場合もあり、消化管蠕動促進薬のメトクロプラミド（プリンペラン®）を組み合わせて用います。完全閉塞や蠕動痛がある場合には、メトクロプラミドは症状を増悪させるので使用しないほうがよいでしょう。

　下部消化管閉塞は薬物療法が有効な場合が多く、消化管分泌抑制薬のオクトレオチド酢酸塩（サンドスタチン®）やブチルスコポラミン臭化物（ブスコパン®）を使用します。また、腸管の浮腫や炎症を軽減する目的で副腎皮質ステロイド薬を併用することもあります。

　腹痛に対しては、モルヒネ製剤やフェンタニ

ル製剤などのオピオイドを検討します。過剰な輸液は消化管の分泌を促進するので、輸液は500～1,000mL/日を目安に行い、生命予後を踏まえ、輸液量を調整していきます。

(2) アセスメントのポイント

症状のアセスメントをする時には、腹部X線検査で閉塞部位・程度を評価し、がん性腹膜炎や癒着性イレウスの治療の既往を確認します。そして、排便の状況、吐物の性状・量、嘔吐回数、蠕動音、腹痛・腹部膨満の程度、患者の苦痛の程度を把握し、対応を検討していきます。また、他の要因（便秘や脳転移、がん性髄膜炎、高カルシウム血症、薬剤因子など）で嘔吐が生じている場合があるので、その鑑別が必要となってきます。

質問の事例の場合、患者の負担が少ない腹部X線検査で閉塞部位を確認することも一つの方法です。質問の情報だけでは閉塞部位や程度はよくわかりませんが、副腎皮質ステロイド薬の使用で嘔吐が消失しているのは、薬物の作用により閉塞部位の浮腫が軽減し、腸管内の通過がよくなったためと考えられます。

ケアのポイント

(1) 「食べたい」欲求を満たす

消化管閉塞がある場合でも、適切な薬物を使用しながら一定期間、限られた食物を摂取できる場合もあります。まずは患者の食事に対する価値観や希望を確認します。患者のニーズはさまざまです。食べたいという思いの中に、吐いてでも食べたいと思っているのか、吐くのがつらいので味覚だけを楽しみたいのか、喉ごしを楽しみたいのか、食感を楽しみたいのか、胃に管を入れてでも食べたいのかを確認します。そして、どのような食物なら摂取が可能かを、主治医、栄養士なども含めて検討します。

食事摂取が可能な場合は、食材や調理法を工夫していきます。栄養士の協力を得て、消化管に負担のかからない低残渣で低刺激の食事を準備したり、ゼリーやカステラ、ヨーグルト、シャーベット、アイスクリーム、スープ、豆腐、重湯などを患者・家族に紹介し、腹部症状や腹痛などの症状を観察しながら、少しずつよく噛んで摂取するよう指導します。高残渣の食物（生野菜や根菜類、海草など）や、高脂肪の食物（バター、ハム、ベーコンなど）、高刺激性の食物（コーヒー、からし、わさび、アルコールなど）は避けたほうがよいでしょう。

消化管閉塞の状況により食事摂取が難しい場合もあります。その中でも、患者がどうしても「食べたい」と望んだ場合は、嘔吐や腹痛が増強しないように、限られた条件の中で「食べたい」というニーズが少しでも満たされるよう、患者といっしょに工夫していきましょう。

味覚を楽しむことに重点をおいた場合は、ガムや飴の味を楽しんでもらうことや、食材を口にして、十分に噛み、味わった後に黒いビニール袋に出してもらうことも一つの方法です。また、経鼻胃管が入っている場合は、炭酸ジュースをゴクゴク飲んだ後、吸引を行う工夫もあります。経鼻胃管が入っているから絶飲食ではなく、入っているからこそ水分摂取ができると考えてみてもよいのではないでしょうか。

(2) 患者とともにケアの方向性を探る

残された時間があまりない場合は、再閉塞になる前に、患者の「これだけは食べておきたい」、家族の「これだけは食べさせてあげたい」という希望に沿うことも一つの方法です。ただし、患者と家族に現在の病状や症状出現のリスクを伝えて、理解してもらった上での選択であることが重要です。

患者の食のニーズを満たすためのケアとして、食べること以外に、いっしょに料理番組を

観て会話をしたり、紅茶などの香りを楽しんだりすることも、援助としてあげられます。

　その患者なりのニーズの満たし方があるということ、患者と家族の価値観を確認しながら、病状と絡めてアセスメントし、患者といっしょにケアの方向性を見出していくことがポイントです。

【参考文献】
1）前野 宏：消化管閉塞．ターミナルケア編集委員会編：わかるできる がんの症状マネジメントⅡ，ターミナルケア，11（10月増刊），p.181-185，2001．
2）Twycross, R., Wilcock, A. 著，武田文和監訳：トワイクロス先生のがん患者の症状マネジメント，医学書院，p.123-127，2003．
3）日本緩和医療学会緩和医療ガイドライン作成委員会編：がん患者の消化器症状の緩和に関するガイドライン2011年版，金原出版，p.67-69，2011．

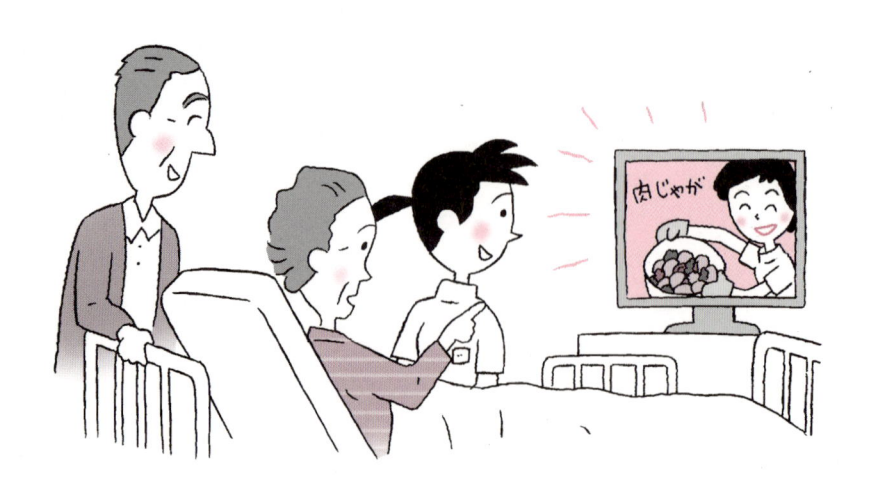

身体症状とケア 6

倦怠感・眠気

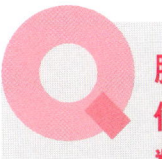

Q 膵臓がん、肝転移の患者です。数週間で著しくるいそうが進み、倦怠感を訴えるようになりました。血液検査データでも肝機能の数値が上昇し、栄養状態は低下しています。眠気がありウトウトしていますが、深くは眠れず、夜は浅い眠りが続いています。声をかけられるのも面倒な様子で、閉眼している時はそっとしておくことしかできません。何かできることはないでしょうか。

倦怠感は、「身体的・精神的・認知的にエネルギーが減少したと感じる主観的な感覚」と定義されており、終末期がん患者の60〜100%が体験する症状です。終末期になると病状の進行に伴い倦怠感の改善は困難となってきますが、少しでも患者が心地よいと感じられるようなケアを考えてみましょう。

評価の視点と根拠

がん患者の倦怠感の原因は、諸臓器不全、貧血、脱水、高血糖、低酸素症、電解質異常、食欲低下による栄養障害、感染、悪液質、不眠、不安、社会的な孤立などがあげられます（表2-13）。特に悪液質によることが多いようです。

質問の事例の患者の場合も、急激にるいそうが進み、倦怠感を訴え、栄養状態の低下をきたしていることから、摂取エネルギーの低下とがんの増殖による栄養の奪取、消耗性の代謝異常などの悪液質が原因の一つと考えられます。また、肝機能の数値も上昇していることから、臓器不全も関与しているようです。

原因治療が可能であれば、治療が優先となります。眠気を生じる薬物で減量・中止できるものがあれば、中止します（抗ヒスタミン薬、ベンゾジアゼピン系抗不安薬、抗精神病薬、制吐薬、オピオイドなど）。また、貧血や感染症、電解質異常（高カルシウム血症、低ナトリウム血症、低カリウム血症）、脱水、疼痛などがあれば、その治療についても検討します。

質問の事例の患者は、全身の衰弱が著しく、生命予後も長くない状況であり、悪液質による代謝異常が生じている可能性があります。また眠気については、肝代謝異常や精神的・環境因子などにより十分な休息や夜間睡眠がとれないことも要因としてあげられます。悪液質による代謝異常が生じている場合は、経鼻胃管による積極的な栄養補給や高カロリー輸液はほとんど意味がありません。エネルギー温存療法やマッサ

表2-2-13 ● がん患者の倦怠感の原因

身体的要因	諸臓器不全、貧血、脱水、高血糖、低酸素症、電解質異常、栄養障害、感染、悪液質など
精神的要因	不眠、不安、うつ状態、イライラ感、過剰なストレスなど
社会的要因	社会的な孤立、対人関係、環境など

ージ、リラクセーション法などの非薬物療法が重要で、日常生活援助を行うことが主なケアとなってきます。予後予測が3カ月未満の場合は、副腎皮質ステロイド薬などの薬物使用も検討するとよいでしょう。

　倦怠感の評価を行うときは、倦怠感の程度、出現パターン、緩和因子・増強因子、生活への支障の程度、倦怠感を感じることによる気持ちの変化などを患者にたずねて、主観的アセスメントを行います。また、STAS-J（Support Team Assessment Schedule日本語版）やVAS（Visual Analog Scale：視覚的アナログスケール）、CFS（Cancer Fatigue Scale：倦怠感尺度）などを用いて客観的アセスメントを行い、患者の状況を把握します。

ケアのポイント

(1) 環境の調整

　倦怠感の緩和ケアの目標は、エネルギーの消耗を最小限にし、1日1回でも患者自身が「何かができる」と感じられたり、一時的にでも心地よいと感じることができることを目指していきます。

　まずは患者にとって静かな環境を準備します。西日が入るような部屋は、ブラインドなどで調整します。また、エネルギーの消耗が最小限になるよう、お茶やタオルなど必要な物を患者が取りやすい位置に置き、ベッド周囲を整えましょう。家族の写真や絵などを飾り、安らぎを感じられるような環境を提供します。

　寝衣や寝具は、軽くてゆったりした、肌触りのよいものを選択します。話しかけられるのも面倒な様子にみえても、身の置きどころのない患者は、自分がいちばん楽だと感じる体位を求めていることが多いものです。患者に確認しながら枕の位置やベッドの高さを調整し、またクッションを用いたり、可能ならソファなどを準備します。

　ウトウトと眠っている時はエネルギーを蓄える時間帯でもあるので、入眠が促されるよう部屋を薄暗くし、マッサージなどを施してみましょう。マッサージは筋肉の緊張を和らげ、リラックス効果も期待できます。足や手などを優しいタッチで静かにさすります。ただし、患者が触れてほしくないと思う時もあるので、その状況を察したり確認をすることは大切です。

(2) リラクセーション法

　そばにいられる時に、患者が嫌でなければ、足や肩など身体の一部分にそっと触れ、しばらく患者と時を過ごすようにします。ゆっくりとしたテンポの音楽を流し、患者の好む香りを使って眠気を誘うことを試みてみるのもよいでしょう。

　また、蒸しタオルで足を包み込み、静かに圧迫すると、副交感神経を優位にし、血液循環を促進するため、心身のリラックス効果が得られやすいようです。

(3) エネルギー温存療法

　エネルギーの消耗を最小限にするために、休息と活動のリズムをつけることも必要です。患者にとって、どのようなことがエネルギー消耗につながっているのかを患者に直接たずねたり、客観的にみて判断していきます。そして患者といっしょに1日の生活リズムをみつめ、体力や時間にも無理のないように休息と活動のバランスを考慮しながら、過剰なエネルギー消耗を避けていきます。

　エネルギー温存療法についても患者に紹介します。エネルギー温存療法とは、体力を温存、配分することです（表2-2-14）。活動と休息のバランスを患者自身が自分で計画できるようにしていきます。

表2-2-14 ● エネルギー温存療法

- 1日の生活の中で、前もって体力の配分を考える
- 生活動作、仕事、作業などに優先順位をつける
- 1日の生活の中で、少しずつ何回かに分けて、休息する時間を設ける
- 1日の生活の中で、自分でできることと、体力温存のために援助を受けることを決める
- 生活の中で、必要なものが手に届きやすいように配置する

(4) 日常のケア

髭剃りや爪の手入れ、耳掃除、結髪、口腔ケアなど、患者が日常的に行ってきたことを実施していくことも大切です。この日常のケアこそが、患者に心地よい感覚を引き起こすのです。家族がそばにいるなら、家族といっしょにケアを行い、患者と家族が過ごせる時間を大切にしていきましょう。

このようなケアをする中で患者との信頼関係を深めていき、だるさや眠気の状況、そして不安な気持ちなどについて患者が簡単に答えられる質問でたずね、日常生活の中で患者自身ができることをいっしょにみつけていきます。例えば、髭剃りの後は自分でローションをつけたり、手の届くところに準備した果汁を自分で飲むなどして、自己コントロール感の回復を促すこともよいでしょう。そして、生活リズムに合わせながら、小さなことの連続を大切にし、できることをいっしょに喜んでいきましょう。

栄養に関しては、量ではなく質のよいものを選び、栄養補助食品を利用したり、食べたい時に食べたいものが摂取できるよう、家族の協力を得て準備しておきましょう。

(5) 倦怠感への対応

病状の進行によってエネルギーの消耗は加速し、食欲減退のため栄養摂取が困難となるのでエネルギーが不足し、倦怠感が増強してきます。また、衰弱がさらに進み、電解質異常や代謝異常を伴うと、さらに倦怠感が増強することも考えられます。

終末期の後期になると、全身状態が悪化し、昏睡状態になる可能性もありますが、身の置きどころのないような耐えがたいつらさが生じることがあります。緩和困難な倦怠感が著明に増強し、持続する場合は、鎮静が必要になるケースもあります。

【参考文献】

1) 阿部まゆみ：倦怠感緩和のための看護技術．ターミナルケア編集委員会編：わかるできる がんの症状マネジメントⅡ，ターミナルケア，11（10月増刊），p.277-285，2001．
2) 木澤義之，他編：ステップ緩和ケア―緩和ケア普及のための地域プロジェクト，p.84-86，2008．
3) 林 章敏，他編：がん性疼痛ケア完全ガイド，エキスパートナース・ガイド，照林社，p.81-87，2010．

身体症状とケア 7

食欲不振

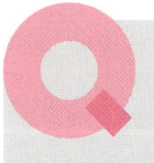

> **Q** 胃がん、肝転移の患者です。食事の摂取量が減り、食欲がないと言うので輸液量を増やしましたが、ほとんど何も摂取しません。患者は「自然ななりゆきで仕方ない」と言っていますが、気持ちが落ち込んでいます。何かできることはあるでしょうか。

食欲不振は、「食べ物をとりたいという意欲が低下もしくは消失した状態」と定義されています。食欲不振は、予後1カ月の時点で50％、さらに予後15日を切ると80％を超えるほど、多くの患者が体験する症状です。

食欲不振というのは、「食べたいのに食べられない」「食べないとこのまま衰えていくのではないか」といった不安などに直結するので、患者にとっても家族にとっても非常につらいことです。食欲を改善することを目標としますが、病状が進行した場合は、患者・家族が望む形で食のニーズを満たすことを目指していきましょう。

評価の視点と根拠

(1) 食欲不振の原因と治療

食欲不振の原因は、疼痛、嘔気・嘔吐など苦痛症状によるもの、高カルシウム血症、肝腫大・腹水などにより胃が圧迫されて生じる胃拡張不全症候群、口腔カンジダ症や口内炎、口渇などの口腔の問題、嚥下障害、消化管閉塞、便秘、感染症、悪液質などが関連して生じている場合があります。また、抗がん剤やオピオイドなど薬剤性のもの、不安や抑うつ状態など心因性のもの、そして環境因子など、原因は多岐にわたっています。

患者が食欲不振を訴える場合、原因が何かを考えることが必要です。CTや腹部X線検査、血液検査、服薬歴などを確認し、また口腔内の観察を行うなどをして、治療が容易なものか、治療抵抗性のものかを鑑別していきます。

原因治療が可能な場合は、その治療を行っていきます。疼痛や嘔気・嘔吐、便秘などは食欲不振を増強させるため、まずはそれらの症状緩和を図りましょう。また、低ナトリウム血症や高カルシウム血症など治療が可能な場合は、電解質補正によって食欲が若干回復することもあります。

質問の事例の場合、がんの進行に伴い胃拡張不全症候群が生じていることが考えられます。その場合は、消化管蠕動促進薬のメトクロプラミド（プリンペラン®）やドンペリドン（ナウゼリン®）、または副腎皮質ステロイド薬による薬物療法によりある程度の効果を期待することができます。腹水が多く貯留している場合は、輸液量の調整や腹水穿刺についても検討します。疼痛や嘔気・嘔吐、便秘などがあるとさらに食欲不振を増強させるので、まずはそれらの症状の緩和を図りましょう。

❶がん悪液質

がん悪液質は、進行がん患者の50％以上に生じると言われています。がん悪液質に伴う症状は、食欲不振の他、著明な体重減少、脱力感、倦怠感などがあり、生命予後1カ月程度ではがん悪液質による代謝異常の状態となり、高カロリー輸液はほとんどの場合無効となります。

「終末期がん患者の輸液療法に関するガイドライン」[1]にも示されていますが、積極的な高カロリー輸液が適応となるのは、原因が消化管閉塞で歩行ができ、予後が1～2カ月以上見込める患者に限ります。また、予後が1カ月を切った場合は、1日1,000ｍＬ以上の輸液は、かえって腹水や胸水、浮腫などを悪化させることになります。

❷生命予後

生命予後が日単位である場合は、食欲不振は自然の経過であると考えられます。生命予後の見通しや食欲不振、経口摂取量の低下が可逆的か不可逆的かを見極めて、ケアの目標を設定していきましょう。

(2) 方向性の検討
❶食に対するアセスメント

患者にとって食べられないということがどのような意味を持つのか、患者の考える「自然ななりゆき」とは何かを把握していきます。また、症状が出現する前の食習慣と嗜好、患者・家族の病状認識や輸液・栄養・食事に対する思い、現在の経口摂取状況、身体症状（口渇、嘔気・嘔吐、疼痛など）、体液や電解質の評価、気分の落ち込みの程度を把握していきます。

食事がとれないことで、近い将来死が訪れるのではないだろうかという思いから、不安や抑うつ傾向が強まると、精神科医の診察を受けることが必要となるケースもあります。

❷食事形態の工夫

患者の「食べられない苦しみ」を理解し、患者・家族、看護師、栄養士、医師間で話し合って、治療可能な病態へのアプローチや輸液の検討を行います。食事形態や味つけの工夫、栄養補助食品（ビタミンや微量栄養素の補給）の紹介、口渇への対応、療養環境の調整などについてチームで協働し、患者の希望に沿っていきましょう。

❸家族へのサポート

患者の最も身近な存在である家族も同様に不安を感じていることが考えられるので、患者の食欲不振が家族にとってどのような意味を持つのかも十分に理解した上で、方向性を見出していきましょう。

ケアのポイント

(1)「味わう」ことを基本に

食欲不振をきたしている要因について患者・家族と話し合い、食べられない状態であっても、食べることに対するニーズをどのように満たしていくか、検討していきます。その時に、患者に無理に食べることを強要しないようにすることが重要です。まず、患者が抱いているつらい気持ちを聴くことから始めましょう。

病気の進行に伴って味覚が変化するため、好物だったものを受けつけなくなったり、活動量の低下に伴い、今までのように食べ物を必要としなくなることを患者に説明します。腹水貯留や腹部膨満感を伴うと、少量ずつしか摂取できないこともしばしばみられます。食事については、患者が食べたいものを少しずつ食べられるようにしていく、つまり「味わう」ことが基本となります。

(2) 食べる環境への配慮

食べる環境を整えるために、悪臭に配慮して、換気を行ったり、食べ物にラップをかけたりすることも大切です。特に、同室者の排泄のにお

いなどは食欲減退を招くので、排泄の処置の時間帯と食事の時間帯が重ならないようにしましょう。

(3) 好きな時間に好きなものを食べる

食事の時間帯は、病院の食事時間にとらわれずに、好きな時間に食べられるように配慮します。

かき氷やシャーベット、ゼリーなど、口当たりがよくて摂取しやすいものや、スープや味噌汁、フルーツなどを準備しておくとよいでしょう。家庭から漬物や煮物などを持参してもらったり、またコーヒーや紅茶の香りを楽しむという方法もあります。

一口でも自分の身体に栄養が入っているという感覚があると、希望につながり、生きるエネルギーにもなっていくものです。成分栄養のエンシュア・リキッドや微量栄養素を含んだエンジョイゼリー、経口補水液（電解質＋糖質）など、少量で補える栄養補助食品などもお勧めです。

味つけは、患者の好みに合わせてよいのですが、ナトリウムが低下している場合は塩分を補った味つけを工夫しましょう。

(4) いつもと趣きを変えてみる

食べ物の大きさや盛りつけ方法によっても食欲を減退させてしまうことがあります。自宅でいつも使用している食器を持参したり、少しずつ彩りよく盛りつけるなどの工夫をするのもよいでしょう。また、ランチョンマットを敷いたり、おにぎりを持参して公園で家族と食べるなど、少し趣きを変えてみることも一つの方法です。栄養担当部門の協力が得られるのならば、麺類やフルーツ食、ペースト食などを準備してみてはいかがでしょうか。

しかし、口腔内トラブルが生じていると、食べ物を口に入れることすら困難だったり、味覚が変化してしまったりすることもあります。口腔内を観察し、口腔衛生が保てるように患者の協力を得ることも大切です。

(5) 食のニーズを満たす工夫をする

がんが進行すると、腫瘍による通過障害や神経障害、薬物による嚥下反射の低下等で嚥下困難が生じ、それにより食欲低下をきたすことがあります。嚥下困難により食物や水分が摂取できなくなることを、患者や家族がどのようにとらえているのかを確認する必要があります。中には、「むせるが食べたい」「食べさせてあげたい」と希望する患者・家族もいます。「食べること＝生きること」など、その患者・家族にとっての意味を知り、その思いに寄り添うことが大切です。

誤嚥性肺炎や窒息のリスクを評価し、患者・家族と相談しながら、食事形態の工夫（とろみをつける、ペースト食やミキサー食、ゼリーなど）や、食べやすい体位の工夫（30〜45度のヘッドアップで頭部を前屈する）を図っていきます。また、「一口一嚥下」を心がけ、ティースプーン（小さく、薄くて平ら）などを用いて、少量ずつ摂取してもらいます。

食のニーズを満たす工夫として、盛りつけを見てからミキサーにかける方法や、口の中に入れて味を楽しんでから出す方法など、五感で味わう方法を紹介していきます。

【引用文献】
1）日本緩和医療学会緩和医療ガイドライン委員会編：終末期がん患者の輸液療法に関するガイドライン2013年版．金原出版，2013．

【参考文献】
1）Twycross, R., Wilcock, A.著，武田文和監訳：トワイクロス先生のがん患者の症状マネジメント，第2版．医学書院，2010．
2）木澤義之，他：消化器症状―食欲不振．田村恵子編：がん患者の症状マネジメント，Nursing Mook 14，学習研究社．p.115-120，2002．

身体症状とケア 8

口腔ケア

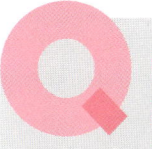

Q 舌苔の付着が強い患者です。舌をやわらかい歯ブラシで擦っているのですが、なかなかきれいになりません。どのようなケアを行ったらよいでしょうか。

　舌苔（ぜったい）、口腔内乾燥、口内炎、味覚障害、口臭、口腔カンジダ症などの口腔内トラブルは、疼痛や感染症のみならず、食欲低下や摂食・咀しゃく障害、会話困難などを引き起こし、患者のQOLを低下させることになります。

評価の視点と根拠

(1) 口腔内トラブルの要因

　がん患者の口腔内トラブルの要因としては、全身衰弱、発熱、脱水、セルフケアの低下、および副腎皮質ステロイド薬、オピオイドなどの薬物や、化学療法、放射線療法の影響があげられます。

(2) 舌苔について

　舌苔とは、舌表面の糸状乳頭の上皮組織が毛のように伸び、そこに口腔粘膜の剥離上皮、食物残渣、細菌などが付着して、白色、黄色、あるいは黒色の被苔をかぶったようにみえる状態を言います。舌苔は舌根近くから付着するようになり、舌背部にかけて広がっていきます。

　糸状乳頭は、舌が傷つかないように保護する役割を持っており、毎日少しずつ伸びますが、咀しゃくや会話などの舌の動きに伴い、通常は落屑と再生の平衡が保たれているものです。少量の舌苔は健康な人にもみられます。しかし、多量の舌苔が付着すると、口臭や味覚低下、感染の原因になります。

　質問の事例の患者のように舌苔の付着が強い状態というのは、消化管機能の低下や経口摂取の減少による食物との摩擦の低下、また脱水により唾液分泌量が減少して口腔内の自浄作用が減弱していることなどが考えられます。

　舌苔が厚く密集している場合は、口腔カンジダ症をきたしていることが多いです。その原因として、口腔内の不衛生や乾燥、経口摂取の低下、抗生物質や副腎皮質ステロイド薬などによる菌交代現象があげられます。まずは水や洗口液（ヒアルロン酸ナトリウム配合）などで含嗽や口腔清拭を行い、歯のブラッシングと粘膜や舌のケアをした後、ミコナゾール（フロリード®）ゲルやイトラコナゾール（イトリゾール®）などの抗真菌薬を使用します。

　舌苔が厚く肥厚していると、一度には除去できないことが多いものです。また、強い刺激で舌苔そのものを除去しようとすると、糸状乳頭まで除去してしまい、粘膜を傷つけることがあります。粘膜の破綻は、感染や疼痛、出血などが生じる要因にもなり、また味覚や咀しゃく・嚥下機能にも影響を及ぼし、食事摂取が困難となる場合があるので、注意が必要です。

ケアのポイント

口腔ケアの基本は、口腔内の清潔と湿度を保持することです。厚くなった舌苔は細菌が増殖する温床となるため、ケアが必要です。

(1) 口腔ケアに必要な物品

口腔ケアには、歯ブラシ、歯間ブラシ、綿棒、デンタルフロス、スポンジブラシ、舌ブラシ、舌ケア用ジェル、ガーゼ、タオル、ティッシュペーパー、コップ、ガーグルベースン、水、微温湯、含嗽薬（ハチアズレなど）、手袋、デンタルミラーなどの物品を準備します。

(2) 口腔内の観察

まずは口腔内を観察し、どこの部分のケアが必要かをアセスメントします。

観察のポイントとして、口腔内の清掃の状況や口腔乾燥度、食物残渣、口臭や義歯の汚れ、口唇・歯肉・頬粘膜・舌・口蓋・咽頭の色調・発赤・水疱・出血・腫脹・潰瘍の有無と程度、疼痛やしみるなどの口腔内の不快の程度があげられます。

(3) 口腔ケアの方法（スタンダード）

次の手順で行います。
① 義歯は必ず外してもらい、義歯洗浄も忘れない。
② 含嗽やスポンジブラシなどで口腔内を保湿する。
③ 歯は歯ブラシで、順番を決めて磨く。
④ 歯間や歯と歯肉の境目は食物残渣が残りやすいので、歯間ブラシやデンタルフロスを使用するとよい。
⑤ 舌は歯ブラシや舌ブラシ、スポンジブラシを用いて、奥から手前にブラッシングする。
⑥ 頬粘膜や口蓋などに汚れが付着している場合は、ガーゼやスポンジブラシなどで除去する。
⑦ 含嗽ができる場合は行い、できない場合は綿棒やスポンジブラシを使用して清拭する。清拭終了後に吸引する。
⑧ ワセリンやリップクリームを口唇に塗布し、保湿する。

(4) 舌苔の除去

舌苔の付着が強い場合は、1回のケアで無理に除去しようとすると粘膜の損傷を招き、痛みなどが生じる恐れがあるので、ケアは回数を重ねて行うことが基本です。

❶ ブラッシング

舌苔が厚くなってしまった場合は、舌ブラシで清掃するのが最もきれいになります。

除去する時は、舌表面の老廃物を取り除く程度の弱い力（50g程度の力）で、舌の奥から手前に軽くブラッシングするのがコツです。口腔内が乾燥している場合は、ぬるま湯に浸した綿棒で口腔内と舌表面を軽く清拭し、粘膜を十分に湿潤させてからブラッシングを行います。

舌ブラシや軟毛歯ブラシ、スポンジブラシなどを用いて、舌苔を手前にかき出すように清拭してからガーゼで拭き取り、その後、含嗽をしてもらいます。舌ケア用ジェルを用いると清掃効果を高め、爽快感も得られやすいようです。

事前に、粘膜溶解作用のある2％重曹水や、発泡による洗浄作用のある10倍程度に希釈したオキシドールを20～30秒ほど口の中で転がすように含嗽を行い、それからブラッシングすると、除去しやすいこともあります。

患者が自分で含嗽を行うことが困難な場合は、スポンジブラシやガーゼ（示指や割り箸に巻く）に重曹水やオキシドールを浸し、それを用いて清拭した後、ぬるま湯や水で浸したガーゼで十分に拭き取るとよいでしょう。舌を引き出す時に、ガーゼではさむと滑りにくいです。

ただし、口腔の状態によっては、スポンジブラシでも痛みを感じることがあるので、少しずつ湿らせていくことが重要です。また、舌苔が除去された状態ではオキシドール含嗽は刺激に

なるので、中止する必要があります。

以上の方法を1日2回実施します。

❷パイナップルの利用

舌苔の除去にはパイナップルが有効とされています。パイナップルには、タンパク質分解酵素が含まれているため、この酵素の働きによって舌苔を分解するようです。

小さく切って凍らせたパイナップルを舌の上に載せて、しゃぶってもらうと、舌苔が少しずつ分解されて除去できます。ブラッシングも併用しながらこの方法で行ってみたところ、4日間ほどで舌苔は薄くなり改善したケースもあります。

❸口腔内乾燥の予防

舌苔は口腔内の乾燥が強いと増強しやすいので、湿度が保たれるよう病室環境を整え、頻回に含嗽したり、氷片を口に含むように促すことも大切です。

また、ヒアルロン酸配合の洗口液やジェルを用いて、口腔粘膜の湿潤を保っていくなどの工夫をしてください。

(5) 口腔内トラブルによる感染予防

舌苔を除去せずに放置しておくと、口腔内だけでなく、全身に影響を与えることになります。

舌表面に細菌が多量に付着すると唾液中の細菌も増加し、口内炎や歯周病が悪化したり、誤嚥性肺炎などが生じやすくなります。感染症をきたすと体力の消耗が著しくなり、さらに抵抗力が低下してしまいます。また、歯肉などの出血部位や口内炎を生じた部分から口腔内の細菌が血中に流入すると、敗血症につながり、生命の危機状態に陥ることもあります。そのような状態にならないように、常に口腔内の清潔を保ち、感染予防を図ることが重要です。

【参考文献】
1) 鈴木俊夫・迫田綾子編：これからの口腔ケア，JJNスペシャル No.73，医学書院，p.162-163，2003．
2) 谷澤順子，他：ケースでみる口腔ケアの実際—ターミナル患者の口腔ケア，内藤克美・望月 亮監修：看護臨床に役立つ口腔ケア，ナース専科，23(9)，p.88-93，2003．

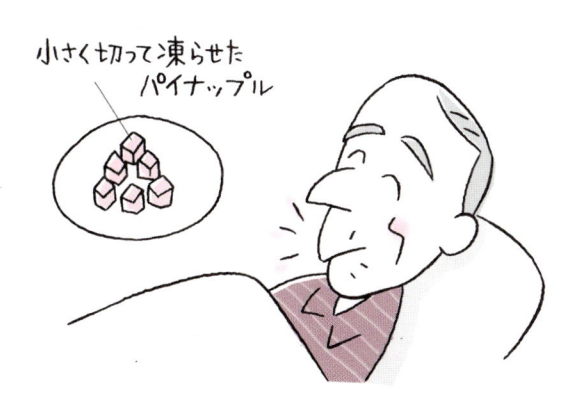

身体症状とケア　9

浮腫

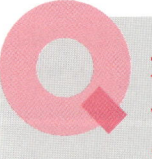

Q 大腸がん、肝転移の患者です。徐々に下肢の浮腫がひどくなってきました。夜間に足を上げて寝ると朝には少しよくなっていますが、夕方にはもとに戻っています。足の重だるい感じに対して不快感が強くあります。何かよい方法はあるでしょうか。

浮腫は、終末期がん患者に頻発する苦痛症状の一つです。不快感を伴うだけでなく、日常生活に支障をきたし、時には皮膚感染を起こすこともあるので、できるだけ軽減を図ることが重要です。

評価の視点と根拠

がんの終末期になると、悪液質や低栄養、腫瘍の代謝作用により、低栄養性浮腫を生じることがよくあります。また、手術時のリンパ節郭清による影響や、腫瘍のリンパ管への浸潤・圧迫、腫瘍による静脈閉塞などによる局所性浮腫の可能性もあります(表2-2-15)。

浮腫は病態により対処方法が異なるため、まずは原因をアセスメントしていく必要がありますが、進行がん患者の場合、複数の原因が重なって、鑑別が困難な状況も多いようです。浮腫という症状だけにとらわれず、日常生活への影響や随伴症状、検査結果なども含めて、多角的なアセスメントを行うことが必要です。

質問の事例の患者の場合、浮腫の原因としては、まず肝性浮腫が考えられます。肝硬変や肝不全になると、血管内膠質浸透圧が低下したり、門脈圧亢進により腹水を生じ、腎血流量が低下して浮腫を起こすのです。

ここでは、この患者に最も考えられる全身性浮腫へのケアについて述べます。

ケアのポイント

(1) 安楽な体位の工夫
❶浮腫のある部位の挙上

浮腫のある部位(質問の事例の患者の場合は下肢)を心臓よりも高い位置に挙上させ、静脈還流を増加させて浮腫の軽減を図ります。クッションや安楽枕などで調節し、患者にとって安楽な体位を工夫しましょう。夜間だけでなく、日中も臥床時は浮腫のある部位を挙上しておくとよいでしょう。

坐位時も下肢をレッグアップできる車いすを使用したり、クッションなどを利用して、少しでも下肢を挙上できる体位を工夫していく必要

表2-2-15 ● 浮腫の分類

全身性浮腫	・心性浮腫 ・肝性浮腫 ・低栄養性浮腫 ・特発性浮腫	・腎性浮腫 ・内分泌性浮腫 ・医原性浮腫
局所性浮腫	・リンパ浮腫 ・炎症性浮腫	・静脈性浮腫

があります。

❷体位交換

浮腫があると、その重みにより自力での体位交換が困難になることが多いです。患者の日常生活動作（ADL）の状況に合わせて体位交換の援助を行い、褥瘡予防を図っていくことも重要です。

(2) スキンケア

一般に、浮腫のある皮膚は薄く、伸展して傷つきやすくなっています。汗腺・脂腺の機能も低下しており、多くは乾燥しているため、浮腫のある皮膚の感染や外傷には十分注意する必要があります。

❶清潔

入浴や清拭、手足浴などで皮膚の清潔を保ちます。石鹸は刺激の少ない弱酸性のものを使用し、タオルもやわらかい素材を選びましょう。清潔ケアは浮腫のある皮膚の観察を行う重要な機会にもなります。

❷保湿

弾性を改善するため、緊張した皮膚にクリームやローションを塗布します。保湿剤は無香料で低刺激のものを選ぶようにしましょう。

❸感染予防

白癬の治療、巻き爪、傷のケアを行い、感染源となるものを減らしましょう。また、靴下や肌着を着用して皮膚を保護します。患者・看護師ともに爪は短くし、外傷を予防していきましょう。

皮膚から滲出液がある場合は、汚染したガーゼを頻回に交換して清潔を保つように努めます。テープによる固定は、表皮剥離などのリスクを高めるため、できるだけ行わないようにします。

❹その他

きつめの下着や衣類、腕時計などにより部分的に圧迫されると、リンパ液の還流障害や血流障害を起こす場合があります。ウエストや袖口のゴムをゆるくしたり、ゆったりしたサイズの衣類を選ぶなどの工夫が必要です。

(3) 運動の促進

運動をすると、筋肉ポンプ作用と静脈弁の作用により静脈圧が低下し、浮腫の軽減に役立ちます。最も効果的な運動は歩行ですが、歩行困難な場合は足踏みしてもらったり、ベッド上で自動・他動による下肢の屈伸運動・等尺運動を行います。

しかし、過度の運動は、腎血流量が減少し、かえって浮腫が増強することもあるので注意してください。

(4) 保温

浮腫のある部位の皮膚は、血行が傷害されているので、蒼白で冷たくなっています。浮腫のある部位を保温によって皮膚血管を拡張させて循環をよくし、組織間液の還流を促すことが必要です。浮腫のある部位を保温することで、腎内血管を拡張させ、利尿を促すことにもなります。

入浴や足浴をしたり、靴下を履くなどの衣類の調整を行うことも大切です。夕方に浮腫が悪化することが多いので、特に夜や就寝前に足浴を行うと効果的です。お湯に入浴剤やアロマオイルなどを入れると、リラクセーション効果も得られ、不快感の軽減に役立つと思われます。ただし、湯たんぽや電気毛布は低温熱傷を起こしやすいため、注意が必要です。

(5) 安全な移動の援助

浮腫があることで関節可動域が制限され、重みで思うように動くことが困難になります。それにより転倒のリスクも高くなり、外傷した際には、皮膚は傷つきやすく治りにくい状況です。

転倒や外傷を予防するためにも、安全に患者

が移動できるように援助していきましょう。また、危険物を患者のそばに置かないなど、患者にとって安全な環境整備を心がけましょう。

(6) マッサージ・圧迫療法

マッサージは、浮腫のある患者に対して、血液やリンパ液、組織間液などの流れを促進するとともに、血漿浸透圧の低下から組織間隙へ漏出する組織間液をリンパ管へ流入させて静脈へと再吸収することで循環血液量を増加させることにつながります。

マッサージは家族も行うことができ、タッチングの効果も期待できます。この時期のマッサージは、浮腫の軽減を目指すというよりも、本人の苦痛を緩和することに重点をおくことが必要です。

弾性包帯や弾性ストッキングなどによる圧迫は、組織液やリンパ液の再貯留を防ぎ、リンパ還流を促進します。

マッサージや圧迫療法は、病態によっては禁忌な場合もあるので、医師と相談の上、行いましょう。

(7) 薬物療法

浮腫による著しい不快や運動制限がある場合は、利尿薬の適応となります。また、悪液質による低栄養状態に対しては、アルブミン投与なども一時的には有効です。しかし、原疾患の改善にはつながらないため、十分に適応や使用期間などを検討する必要があります。

(8) ケアの評価

浮腫のケアの評価の指標として、浮腫部の計測値の変化や皮膚温・尿量の変化などがあげられます。

しかし、進行がん患者の場合、実際には浮腫の軽減を図ることは困難な場合が多いようです。浮腫の程度を気にするだけでなく、患者が少しでも快の感覚を得られ、つらいという感覚を軽減するケアを考えて行っていく必要があります。

そして、それをケアの評価としていくことも、何もできないという思いを抱いてしまう家族や看護師にとっては重要であると考えます。

【参考文献】
1) 嶺岸秀子・千崎美登子編著：がん看護の実践 1 エンドオブライフのがん緩和ケアと看取り，医歯薬出版，p.72-77，2008.
2) 梅田 恵・射場典子編：緩和ケア―大切な生活・尊厳ある生をつなぐ技と心，看護学テキストNiCE，南江堂，p.109-115，2011.
3) 田村恵子編：がんの症状緩和ベストナーシング，学研メディカル秀潤社，p.95-98，2010.

Pick Up リンパ浮腫

リンパ節郭清術を受けた患者に対して適切な指導を行うと、入院中1回、外来で1回「リンパ浮腫指導管理料」を算定できます。リンパ浮腫は残念ながら治りませんが、看護師の指導により、患者が早めに浮腫の兆候に気づき、対処することで重症化を防ぐことができます。

リンパ浮腫とは

リンパ浮腫は、リンパの輸送障害に組織間質内の細胞性タンパク処理能力不全が加わって、高タンパク性間質液が貯留して発生する臓器や組織の腫脹[1]と定義されます。リンパ浮腫は、表2-2-16のように、原因が明らかな「続発性リンパ浮腫」と、不明な「原発性リンパ浮腫」に分類されます[2]。日本のリンパ浮腫の患者は、がんの浸潤、手術や放射線による侵襲的治療などが原因で発症する「続発性リンパ浮腫」が8割を占めています。

内臓疾患などから発症する全身性の浮腫は皮膚の感触がやわらかいのに比べ、リンパ浮腫は

表2-2-16 ● リンパ浮腫の分類

原発性（一次性）リンパ浮腫 （発症の原因疾患が確定しないもの）	・先天性リンパ浮腫：生まれついて浮腫を発症しており、リンパ管の形成不全・発育不全が主因 ・早発性リンパ浮腫：35歳以前に浮腫を発症した場合で、原発性リンパ浮腫の大部分を占める ・晩発性リンパ浮腫：35歳以降に浮腫を発症した場合で、女性では妊娠・出産の影響やその他全身疾患の影響が考えられる
続発性（二次性）リンパ浮腫 （発症の原因疾患が確定しているもの）	・手術（子宮がんや乳がんなど）後や外傷後 ・フィラリア感染症（日本では少ない） ・深部静脈血栓症などの静脈疾患（phlebolymphedema*） ・悪性腫瘍の増悪（malignant lymphedema） ・その他

*慢性静脈疾患とリンパ浮腫が合併したものを phlebolymphedema と呼ぶことがある。

（佐藤佳代子編：リンパ浮腫の治療とケア，第2版，医学書院，p.12，2010）

表2-2-17 ● 浮腫の特徴からみた鑑別点

	リンパ浮腫	内臓疾患から発症する浮腫
発症機転	徐々に時間をかけて浮腫が強くなる	浮腫の強さが急性に変化する
発症部位	通常は片側のみに出現 骨盤内リンパ節を郭清した場合には、左右下肢に浮腫発生の可能性がある	左右対称性で同程度の太さ 重力の影響を受ける
特徴	初期では皮膚を押すと圧迫痕が残るが、進行し、第2期以降は皮膚の線維化により硬くなり、圧迫痕が残りにくくなる	やわらかく、圧迫痕がつきやすい
原因	何らかの原因でリンパの流れが妨げられている	毛細血管透過性の亢進と再吸収の低下（腎疾患、肝疾患、心疾患、ホルモンの不均衡、薬物などが原因）

表2-2-18 ● リンパ浮腫の病期

0期	潜在期 リンパ管造影、リンパシンチグラフィなどでリンパ管の輸送に障害を認めるが、まだリンパ浮腫が顕在化していない
Ⅰ期	夕方になるとむくむ程度の時期 患肢を挙上することで、浮腫は改善する。柔らかさを保っており、圧迫痕が残る（pitting edema） 病理では、高蛋白性浮腫、患部における線維硬化による組織変化をみる
Ⅱ期	患肢を安静にしても改善しない時期 早期では、皮膚は硬くなるが圧迫痕が残る（pitting edema）。晩期には圧迫痕は残りにくくなる（non-pitting edema） 病理では、線維硬化の増強や脂肪組織の増加をみる
Ⅲ期	皮膚の合併症を伴った時期 皮膚が硬化するため圧迫痕は残らず、乳頭腫・リンパ嚢胞・リンパ漏・象皮症などを呈する 病理では、高度の線維硬化の増強や脂肪組織の増加がみられる

（佐藤佳代子編：リンパ浮腫の治療とケア，第2版，医学書院，p.13, 2010）

進行するにつれて、患肢に貯留したタンパク濃度の高い組織間液が皮膚・皮下組織・筋膜の線維化を促進し、硬くなります（表2-2-17）。線維化が強くなると皮下組織の弾力性が損なわれ、さらにリンパの流れを障害して浮腫を悪化させます。また、炎症を繰り返し起こすことは、結合組織が増加し、皮下組織が線維化する原因となり、正常なリンパ管が消失してリンパ節も線維化します。

リンパ浮腫の病期を表2-2-18に示します。

リンパ浮腫の治療

複合的理学療法は代表的なリンパ浮腫の保存的治療法で、国際リンパ学会で標準治療として認められています。リンパ浮腫治療を安全に行うために、治療開始前に医師の診察を受け、全身性浮腫との鑑別、合併症や禁忌の有無を確認しながら、治療計画を立てていきます[3]。

リンパ浮腫は一度発症すると治らないため、治療は集中的に浮腫を軽減させた後、よい状態を維持していくこととなります。表2-2-19に複合的理学療法の治療内容を、表2-2-20に時期別の治療方法を紹介します。

表2-2-19 ● 複合的理学療法の基本となる治療内容

①スキンケア	②医療徒手リンパドレナージ
③圧迫療法	④排液効果を高める運動療法

表2-2-20 ● 複合的理学療法の時期別の治療方法

集中的に浮腫を軽減させる時期	①スキンケア ②専門機関で専門の教育を受けたセラピストによる医療徒手リンパドレナージ ③弾性包帯による圧迫 ④圧迫をした上での軽い運動
よい状態を維持する時期	①スキンケア ②セルフマッサージ ③弾性着衣による圧迫 ④圧迫した上での軽い運動

(1) スキンケア

浮腫のある皮膚は傷つきやすい状態になっています。リンパ漏（リンパ液の染み出し）や蜂窩織炎を起こしやすいため、皮膚を清潔に保ち、乾燥しないよう保湿クリームを塗ります。

(2) リンパドレナージ（マッサージ）

過剰に貯留している組織間液を、身体中に網の目のように張りめぐらされている毛細リンパ管を利用して健康なリンパ管に誘導し、徐々に浮腫を軽減させます。毛細リンパ管は皮膚の表層にあり、ゆっくりとした刺激のほうが組織間

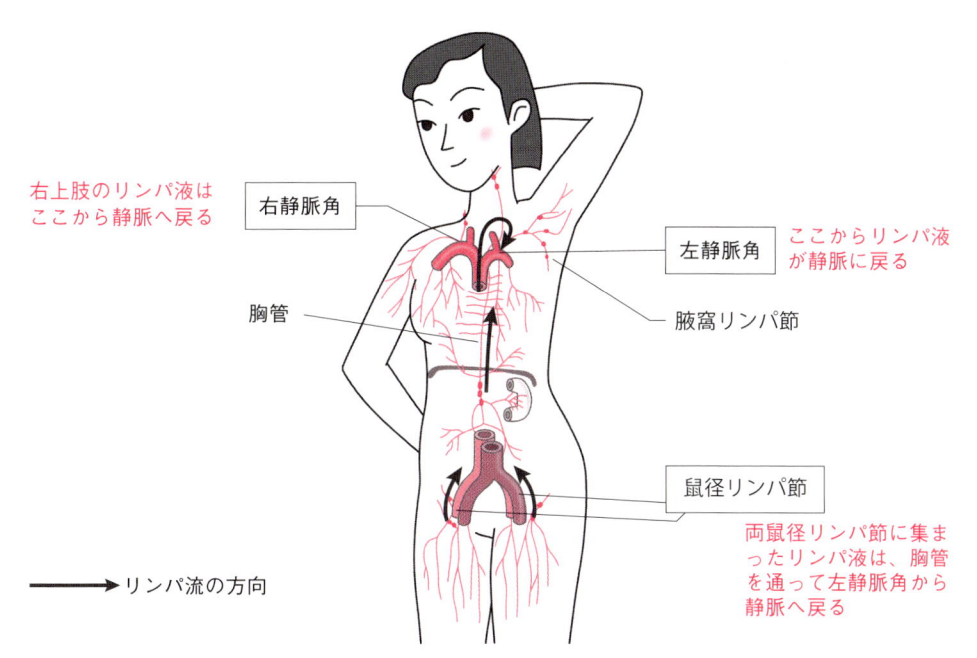

図中ラベル:
- 右上肢のリンパ液はここから静脈へ戻る
- 右静脈角
- 胸管
- 左静脈角
- ここからリンパ液が静脈に戻る
- 腋窩リンパ節
- 鼠径リンパ節
- 両鼠径リンパ節に集まったリンパ液は、胸管を通って左静脈角から静脈へ戻る
- → リンパ流の方向

図2-2-3 ● リンパ浮腫に関係する主要なリンパ管
（佐藤佳代子：リンパ浮腫治療のセルフケア，文光堂，p.31，2006を参考に筆者作成）

液がリンパ管へ流れ込みやすいため、マッサージはゆっくりやわらかく行います。力を入れすぎると皮膚や皮下組織に負担をかけてしまうので、気をつけましょう[4]。

感染による急性炎症、心不全、心性浮腫、深部静脈血栓症や急性静脈炎など、下肢静脈の急性疾患のある場合には禁忌となります。また、甲状腺機能亢進症、頸動脈洞症候群、重症な不整脈、腹部の急性疾患、生理・妊娠中、大動脈瘤や腸閉塞、骨盤内動脈血栓症などがある時には、一部の手技が禁忌となります[5]。

リンパ浮腫に関係する主要なリンパ管を図2-2-3に示します。肩回しは、頸部・鎖骨・腋窩リンパ節を刺激でき、腹式呼吸は胸管の刺激となるので、リンパ浮腫にとても有効です。

なお、体表にはリンパ液の流れを区分する境界線がいくつかあり、それを体液区分線と言います（図2-2-4）。リンパ管は境界線から分かれてそれぞれの所属する領域の主要なリンパ節へ向けてリンパ液を運んでいます。この区分線の範囲内が浮腫になる可能性のある範囲となるので、最初に浮腫がこの範囲に出現する可能性があることを患者に説明しておくことが大切です。

★リンパドレナージのポイント
・リンパ節の流れを活性化するために、肩回し10回と腹式呼吸を5回実施する。
・皮膚を最大かつ有効に動かし、適切な排液方向へ流す。上肢は「反対側の腋窩リンパ節と患肢側鼠径リンパ節」へ、下肢は「患肢側の腋窩リンパ節」へ（図2-2-5）。
・できるだけ広範囲の皮膚に対して行う。
・皮膚に直接しっかり密着させて行う。
・ゆっくりとしたペースで行う。
・子どもの頭をなでるようなやさしい圧で行う。

(3) 圧迫療法

リンパドレナージを実施して浮腫が軽減しても、何もしなければ時間とともに重力によって浮腫が戻ってしまいます。圧迫をすることによ

リンパ浮腫　113

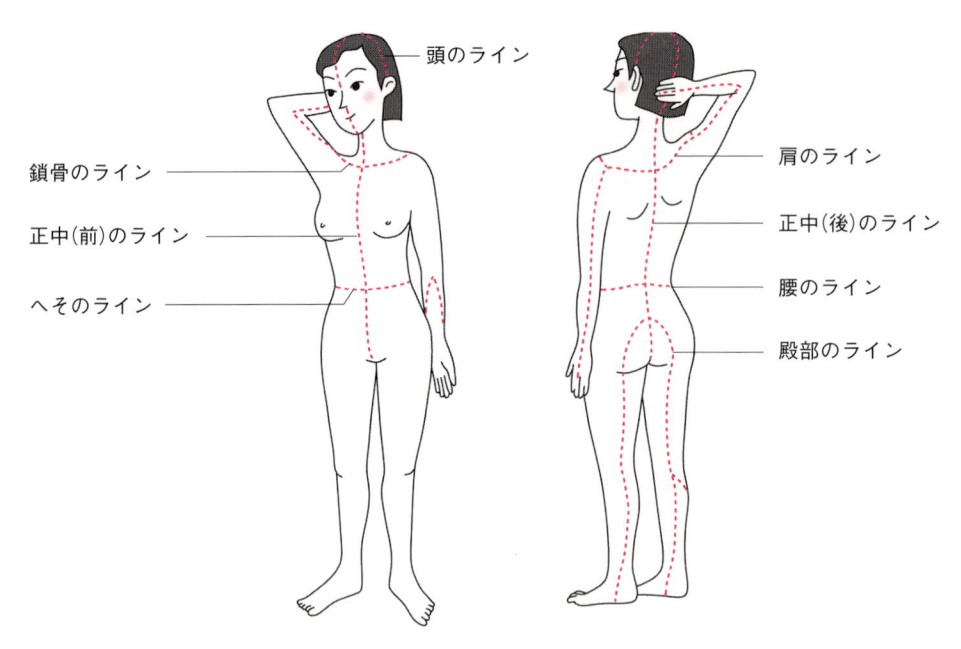

図2-2-4 ● 体液区分線

（佐藤佳代子：リンパ浮腫治療のセルフケア，文光堂，p.28，2006 より改変）

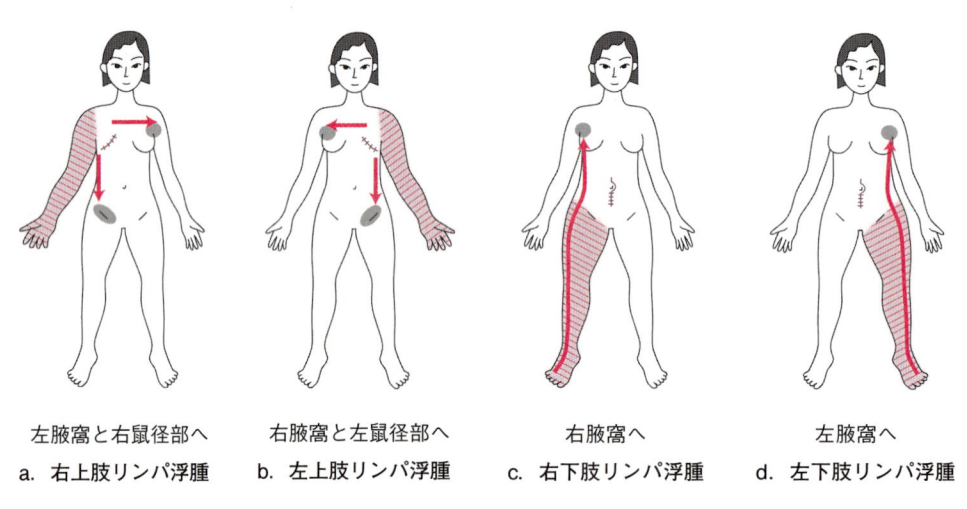

a. 右上肢リンパ浮腫	b. 左上肢リンパ浮腫	c. 右下肢リンパ浮腫	d. 左下肢リンパ浮腫
左腋窩と右鼠径部へ	右腋窩と左鼠径部へ	右腋窩へ	左腋窩へ

図2-2-5 ● リンパドレナージの方法

（近藤敬子，他編：はじめの一歩！ ナースができるベッドサイドのリンパ浮腫ケア，日本看護協会出版会，p.52，2008）

って浮腫が増強することを防ぎ、筋肉や関節の動きにより組織間液の排液が促され、浮腫が軽減する効果があります。

圧迫療法には弾性包帯（バンテージ）と弾性着衣（ストッキング、スリーブ）があります。それぞれの特徴を表2-2-21に示します。重要なのは、どちらもくい込みの有無、皮膚の状態、血流障害の有無などを観察することです。

感染による急性炎症、心不全、心性浮腫、末梢の閉塞性動脈硬化症のある場合は、圧迫は禁忌となります。また、高血圧、狭心症、不整脈、関節リウマチ、強皮症、糖尿病などで感覚障害

表2-2-21 ● 弾性包帯と弾性着衣の特徴

弾性包帯（バンテージ）	長所	浮腫を軽減・改善・維持し、浮腫の状況に合わせて圧迫をかけることができる
	注意点	誤った包帯の巻き方や締めすぎた包帯は、浮腫の増加や炎症の原因になる 直接皮膚に弾性包帯を巻くと皮膚を傷つけてしまうため、必ずやわらかい筒状包帯（ストッキネット）を装着した上から弾性包帯を巻く
圧迫着衣（ストッキング・スリーブ）	長所	浮腫が軽減した状態を維持することができる
	注意点	合わないものを使用することでくい込みが生じ、リンパの流れを滞らせることで浮腫を悪化させてしまう可能性がある

のある場合などには、一部の圧迫ができない場合があります[5]。

リンパ浮腫治療目的の弾性着衣、弾性包帯にかかる費用は、支給を受けられます。詳細は厚生労働省ホームページ「平成20年度 療養費の一部改正に係る通知等について」内の「四肢のリンパ浮腫治療のための弾性着衣等に係る療養費の支給について」を参照してください[6]。

(4) 運動療法

圧迫をした上で軽い運動をするとリンパ管の流れが活性化され、組織間液の排液が促されて浮腫が軽減します。しかし、疲れるまで運動するとかえって静脈の流れが滞り、浮腫が増加するので、疲れない程度の運動が大切です。

圧迫を加えた上で時々手を握ったり開いたりする、肘や膝、足首などを曲げ伸ばしする、散歩をする、などの軽い運動が有効です。

リンパドレナージ・圧迫療法は正しい方法で実施しないと浮腫を悪化させてしまう可能性があるため、専門機関で学んだ専門のセラピストが行うことが望ましいです。

日常生活の注意点

看護師ができることは、これまでに紹介した治療の原則を理解した上で、患者が早期に発見できるよう情報提供を行うこと、日常生活上の注意点を指導することです。日常生活指導のポイントを表2-2-22に示します。

「気をつける場所」「注意すること」「行ったほうがよいこと」を、患者の生活背景を聞きながら、具体的に指導することが大切です。家族が力いっぱいマッサージしたことがかえって蜂窩織炎を誘発してしまうなど、よかれと思って実施したことが悪影響にならないように注意が必要です。ドレナージの圧は強くなりやすいため、「子どもの頭をなでるようなやさしい圧で行う」など、圧加減がイメージできるように手をとって指導することもとても重要です。

【引用文献】
1) 佐藤佳代子編：リンパ浮腫の治療とケア，医学書院，p.10-13，2005.
2) 作田裕美：リンパ浮腫の基礎知識，がん看護，13(7)，p.692，2008.
3) 濱本貴子・佐藤佳代子：リンパ浮腫の治療，ナーシング・トゥデイ，22(1)，p.19，2007.
4) 廣田彰男・佐藤佳代子監修：乳がん・子宮がん・卵巣がん術後のリンパ浮腫を自分でケアする，主婦の友社，p.5，2008.
5) リンパ浮腫の予防とケアについて，NTT東日本関東病院患者配布用パンフレット，p.6.
6) 厚生労働省：四肢のリンパ浮腫治療のための弾性着衣等に係る療養費の支給について．http://www.mhlw.go.jp/topics/2008/03/tp0325-1.html

【参考文献】
1) 井沢知子：上肢リンパ浮腫の予防指導，がん看護，13(7)，p.712，2008.
2) 近藤敬子，他：リンパ浮腫ケアの実際，ナーシング・トゥデイ，22(1)，p.25，27，2007.

表2-2-22 ● 日常生活指導のポイント

	上肢	下肢
浮腫を早期発見する観察ポイント	・むくみ始める場所：手術した側の腕の内側、二の腕、前腕、わきの下の背中側 　→スーツのジャケットが片側だけきつく感じないか？肩甲骨の皮膚の厚みが左右で違わないか？（自分では見ることができないので家族に見てもらう） ・左右の血管の見え方は同じか？（むくんでいると血管が見えにくくなる） ・腕の太さは左右同じか？（リンパ浮腫の場合は左右の太さが異なる）	・むくみ始める場所：太ももの内側、下腹部、外性器、尻など 　→ズボンの太もも部が片方だけきつく感じないか？ ・靴下の痕が片方にだけついていないか？ ・足の太さは左右同じか？（リンパ浮腫の場合は左右の太さが異なる）
浮腫部位の観察	・乾燥の有無（皮膚が乾燥していると傷つきやすくなるため保湿を強化する） ・リンパ漏（リンパ液の染み出し）の有無 ・ストッキング・衣類・包帯のくい込みの有無（くい込みはリンパの流れを滞らせるため、くい込まないように注意する） ・蜂窩織炎（浮腫部位の発赤、発疹、熱感、発熱）の有無	
ベースとなる安全なケア方法	・患肢をやさしく傷つけないように洗い、保湿クリームを塗り、しっとりした状態を保つ（皮膚が乾燥すると傷がつきやすくなるため、蜂窩織炎の予防としてもとても重要） ・浮腫部位の挙上・肩回し・腹式呼吸（＊専門機関を受診後は専門機関の指示に従う）	
日常生活の注意点	気をつける場所：手術した側の上肢、胸部、背部 ①手術した側の上肢、胸部、背部を傷つけないようにする 　例：採血、鍼灸、蚊、料理、裁縫、かみそりによる除毛、爪切り、日焼け（皮膚が乾燥し、傷つきやすくなる。日焼け止めの使用や長袖の着用で予防する） ②手術した側の上肢のリンパの流れが滞らないようにする 　例：血圧測定、強いマッサージ、袖口にゴムが入るなどくい込む衣類を着ていないか？買い物袋が腕にくい込んでいないか？米などの重いものを持つ機会や頻度は？ 　→カートの利用や家族の協力を得られないかなど、負担を減らす方法を検討する ③疲れをためない	気をつける場所：両下肢、へそから下（腹部、腰、殿部） ①両下肢、へそから下を傷つけないようにする 　例：鍼灸、かみそりによる除毛、日焼け（皮膚が乾燥し、傷つきやすくなる。日焼け止めの使用や長袖の着用で予防する）、素足での行動、爪切り、低温やけど等 ②両下肢、へそから下のリンパの流れが滞らないようにする 　例：強いマッサージ、くい込む衣類を着ていないか？立ち仕事が多くないか？正座が多くないか？ 　→他の方法など負担を減らす方法を検討する ③疲れをためない 　→無理をせず、余裕を持ったスケジュールを組む
蜂窩織炎が疑われた場合の対処方法	蜂窩織炎はリンパ浮腫患者の半数以上が経験する特徴的な合併症であり、リンパ浮腫を悪化させる要因となる。患肢に広範囲の発赤、熱感を伴い、38℃以上の高熱がよくみられる ・蜂窩織炎（患肢の発赤、発疹、熱感、発熱）がみられたら、速やかに受診する ・炎症が落ち着くまでドレナージや弾性ストッキング・スリーブなどの着用や運転はやめ、腕や脚を安静にしてクーリングを実施する	

3）矢形 寛：リンパ浮腫の起因となるがん治療，がん看護，13(7)，p.697，2008．
4）川北智子：リンパ浮腫の治療，がん看護，13(7)，p.703，2008．
5）日本リンパ浮腫研究会編：リンパ浮腫診療ガイドライン2014年度版，金原出版，p.33，2014．
6）水町ゆかり：リンパ浮腫の発症と悪化を防ぐためのポイント，緩和ケア，23(1)，p.15，2013．

身体症状とケア ⑩

腹水・腹部膨満感

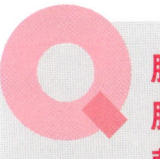

Q 腹水による腹部膨満感を訴えている患者で、腹水穿刺による腹水の排液を希望しています。家族は医師から「再び腹水穿刺が必要になり、今後その日数も狭まるであろう。体力も腹水穿刺のたびに弱くなるであろう」と説明されています。本人には「体力が落ちる可能性がある」と説明されています。腹水穿刺をしないで、腹部膨満感を緩和する方法はありますか。

腹水が貯留すると腹部膨満感を生じ、さらに食欲不振をきたしたり、体動制限を受けるなど、患者のQOLは著しく低下します。同時に腹水が貯留してくると、「死が迫っている」ととらえる患者・家族は少なくありません。したがって、身体的苦痛の軽減と同時に、精神面や家族へのケアも重要となってきます。

腹水の治療の一つとして、腹水穿刺があげられます。しかし、腹水穿刺は第一選択の治療法ではなく、特に進行がん患者においては苦痛を増強し、患者のQOLを低下させる可能性もあるため、注意が必要です。まず、腹水穿刺以外の治療やケアを行うほうがよいでしょう。

評価の視点と根拠

腹水の原因には表2-2-23に示すようなものがあります。腹水の原因を予測し、腹水の改善が可能かどうかをアセスメントします。また、腹水による症状や日常生活への影響をアセスメントし、患者の病期や予後を視野に入れた上で、治療・ケアの目標を設定していく必要があります。腹水の主な治療を以下に示します。

(1) 薬物療法
❶鎮痛薬
腹水による腹部の張りや痛みに対しては、WHO 3段階除痛ラダーに沿った鎮痛薬で対応できることが多くあります。患者の全身状態に合わせて投与量や投与経路を検討し、苦痛緩和を図ることが必要です。

❷利尿薬の使用
ループ利尿薬のフロセミド（ラシックス®）を原則として使用します。フロセミドは速効性があり、少量から開始します。

表2-2-23 ● 腹水の原因

門脈亢進症、リンパ液の漏出	門脈血栓・塞栓、門脈の圧排、肝硬変、肝炎、うっ血性心不全
血漿膠質浸透圧の低下	肝硬変、肝炎、ネフローゼ症候群、悪液質
悪性腫瘍	がん性腹膜炎、腹膜偽粘液腫
炎症	細菌性腹膜炎、結核性腹膜炎、膠原病
内分泌性	肝硬変、肝炎
リンパ管の障害	悪性腫瘍、感染症、肝硬変、外傷
その他	膵炎、消化管閉塞、胆汁腹膜炎

悪性腫瘍による腹水貯留の場合には、レニンの増加やナトリウム貯留がみられるため、スピロノラクトン（アルダクトン®A）の使用も効果があります。

❸副腎皮質ステロイド薬の使用

コルチコステロイド（糖質コルチコイド製剤）はがん性腹膜炎の炎症を抑えたり、腫瘍による門脈・肝静脈の閉塞を軽減したり、リンパ液の流出を改善したりする作用があり、腹水に対して有効なことがあります[1]。

(2) 過剰な輸液の中止

高カロリー輸液などの過剰な輸液が、腹水を増強させていることが多くあります。生命予後が限られている場合は、1,000mL程度までに輸液量を制限すると、患者は楽になることが多いようです。

(3) 腹水穿刺

腹水穿刺は、上記の方法では腹水が改善せず、症状が強い場合に施行します。腹部膨満感や呼吸困難の改善は速やかにみられますが、その効果はあまり長続きしません。腹水穿刺を繰り返し行うとタンパク喪失を助長し、さらに腹水貯留を加速することになります[1]。

1回の排液量は2,000mL以下とし、ゆっくりと時間をかけて行います。頻回の穿刺が必要な場合は、排液用カテーテルの留置も検討します。腹水穿刺後に、体力の低下、タンパク喪失、電解質異常をきたすことや、急激な排液によりショックを起こし、全身状態が悪化する可能性もあるため、十分な観察が必要です[2]。

(4) 腹部膨満感への対処

腹部膨満感の原因としては、腹水貯留の他に、肝・腹腔内腫瘍などの腫瘍の増大や腸閉塞、脊髄圧迫などによる腸内ガスの貯留、便秘、消化管穿孔、副腎皮質ステロイド薬の副作用などがあげられます。

腹部膨満感への対処はその要因によって異なります。腸閉塞に対しては胃管・イレウス管の挿入や外科的治療がありますが、患者の状態に合わせて慎重に考慮する必要があります。

ケアのポイント

(1) 腹部膨満感の軽減

ファウラー位にして足を屈曲させたり、ベッドのヘッドアップやクッションを利用して、安楽な体位を工夫しましょう（図2-2-6）。

腹水貯留がみられる場合は、下肢の浮腫が必発であり[3]、下肢挙上やマッサージを行うことも効果的です。

また、血行や腸蠕動を促進するために、腹部への温罨法やメントール湿布、下半身浴、足浴なども施行してみるとよいでしょう。

(2) 呼吸困難へのケア

腹水貯留により横隔膜が圧迫・挙上されて、呼吸困難が生じてくるので、患者にとって最も安楽となるような体位を工夫しましょう。

また、体動によって呼吸困難が増悪されるため、処置やケアを素早く行うなどの配慮も必要

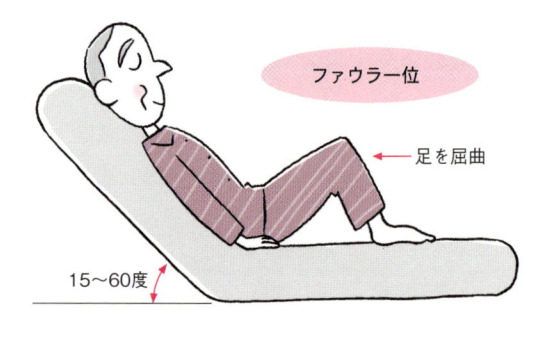

図2-2-6 ● 安楽な体位
（ファウラー位、足を屈曲、15～60度）

です。場合によっては、酸素投与やオピオイドの使用も考慮します。

圧迫感を軽減するために、ゆったりとした寝衣を選んだり、軽い掛け布団にするなどの工夫も必要です。

(3) 排便コントロール

腹水の貯留により消化管が圧迫され、腸蠕動が低下し、便通異常が起こります。便秘は腹部膨満感を増強させます。

排便状況を観察し、緩下剤の使用や浣腸、摘便、ガス抜き、温罨法、マッサージなどを行い、排便コントロールを図っていくことも重要です。

(4) 日常生活の援助

食物を一度に多量に摂取すると腹部膨満感が増強することが多いため、患者の食べやすいものを、好きな時に、少量ずつ摂取することができるよう援助しましょう。

衣類は締めつけないゆったりしたものを選ぶようにします。

さらに、転倒などの危険防止を図ったり、褥瘡の予防、移動の介助、環境整備、皮膚の保護・保清に留意することも必要です。

(5) 精神的援助

腹水の貯留により、患者の外観は変化し、それにより病状が深刻であると感じたり、死期が近づいたと感じたりすることがあります。患者の抱く不安や思いを傾聴し、精神的な支援を行っていくことが必要です。

(6) 患者への説明

患者は、腹水貯留により病気や生命予後に対する不安が増強し、外観の変化による不安、イライラ感なども生じてきます。まずは患者の訴えを傾聴して思いを受け止め、支持的関わりをしていくことが大切です。また、家族も患者の変化に不安を抱えているため、配慮が必要です。

そして、患者にとっての適切な方法を、医療チーム内で十分にアセスメントし話し合った上で、患者に説明していく必要があります。その際、患者の性格や病状の理解度など、細かなところに配慮することは言うまでもありません。

具体的には、「腹水穿刺は一時的には症状が軽くなって楽になります。しかし、これを繰り返すと余計に腹水がたまりやすくなります。また、体力が低下したり、穿刺することによる苦痛もあります。ですから、腹水穿刺ではなく、他の方法で対処していったほうがよいと考えています」などと、メリット・デメリットの両方を説明した後に、他の適応となる方法を説明します。そして、患者が理解・納得できるまで話し合いを行う必要があるでしょう。

【引用文献】
1) 恒藤 暁：最新緩和医療学，最新医学社，p.111，1999.
2) 高橋悌子，他：腹部膨満・腹水，看護技術，48(12)，p.148，2002.
3) 吉津みさき，他：腹部膨満感．田村恵子編：がん患者の症状マネジメント，Nursing Mook 14，学習研究社，p.124，2002.

【参考文献】
1) 林ゑり子：消化器症状のアセスメントと看護ケア 腹水，がん看護，13(2)，p.165-170，2008.
2) 余宮きのみ：ここが知りたかった緩和ケア，南江堂，p.181-184，2011.
3) 梅田 恵・射場典子編：緩和ケア―大切な生活・尊厳ある生をつなぐ技と心，看護学テキストNiCE，南江堂，p.95-98，2011.
4) 田村恵子編：がんの症状緩和ベストナーシング，学研メディカル秀潤社，p.131-133，2010.

身体症状とケア ⑪

掻痒感・スキンケア

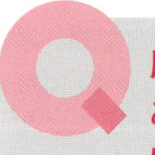

> **Q** 肝臓がんの患者で、強い浮腫と黄疸によるとみられる掻痒感があります。下肢の一部からは滲出液がみられ、かゆみでひっかいたところがさらに傷になり、そこから滲出液が染み出している状況です。かゆみの対策とスキンケアについて、何かよい方法はありますか。

かゆみは痛みと同様、主観的なものであり、皮膚をかきむしりたくなる衝動を引き起こす不快な感覚です。かゆみがあることで睡眠を妨げられたり、イライラしたりと、患者にとって大きな苦痛となるため、適切に対応していく必要があります。

評価の視点と根拠

(1) 原因の除去

かゆみの原因としては、胃がん、大腸がん、悪性リンパ腫、白血病などの悪性腫瘍や、感染、アレルギー、肝疾患、腎不全など、さまざまなものがあります。原因が明らかな場合は、まずはそれを除去するために治療を行っていく必要があります。

質問の事例の患者の場合は、肝臓がんによって胆汁がうっ滞して閉塞性黄疸を生じ、かゆみが発生していると考えられます。胆汁うっ滞によるかゆみには、総胆管へステントを挿入したり、減黄のためにドレナージ術を行います。これにより黄疸が改善すれば、症状も緩和します。

しかし、患者の病状や全身状態、病期などを考えると、それらの治療を行うことが適切でない場合もあります。したがって、治療に関しては医療チーム内で十分に話し合い、きちんとアセスメントしていく必要があります。ドレナージを行う場合は、有効に行われるように援助していきましょう。

また、黄疸以外でもかゆみの原因となるものがあるので（薬物アレルギーや皮膚疾患など）、治療・補正できるものは行う必要があります。

(2) 薬物療法

皮膚やかゆみの状況を観察し、患者の訴えに耳を傾け、医師と薬物療法に関しての調整を図っていきます。場合によっては皮膚科の医師や薬剤師など、他の専門職スタッフに相談していくことも必要となってきます。

かゆみに効果があるとされている薬物を表2-2-24に示します。効果に関しては個人差があり、適応や禁忌もあるため、医師に相談・確認し、適切に使用していく必要があります。また、薬物による効果を確認し、症状の変化を評価していくことが重要です。

表2-2-24 ● かゆみに対する治療に使用される薬物

局所療法	ヨモギローション、ステロイド含有クリーム（炎症時）、カラミン（カラミンローション）、ジフェンヒドラミン（レスタミンコーワ®軟膏）、亜鉛華軟膏、メントール、ハッカ水、ヘパリン類似物質（ヒルドイド®軟膏）、クロタミトン（オイラックス®軟膏）、尿素含有軟膏（ウレパール®、ケラチナミン®）
全身療法	抗ヒスタミン薬（dl-クロルフェニラミンマレイン酸塩［ポララミン®］、ヒドロキシジン塩酸塩［アタラックス®］、プロメタジン塩酸塩［ピレチア®］、セチリジン塩酸塩［ジルテック®］など）、コルチコステロイド（閉塞性黄疸のかゆみに効果があるという文献もある）など

（柏木哲夫監修：緩和ケアマニュアル，改訂第4版，最新医学社，p.159-160, 2001を参考に筆者作成）

ケアのポイント

(1) 皮膚の清潔保持、乾燥予防

皮膚を清潔に保つことはスキンケアの基本ですが、温湯で洗い流すようなケアを頻回に行うと、皮膚を覆っている皮脂を取り除きすぎてしまい、乾燥を助長することにもなります。お湯の温度が高いほど皮脂は取り除かれやすくなるため、入浴時や清拭時にはお湯の温度に配慮しましょう。

身体を洗う際には、弱酸性の石鹸を用い、よく泡立てて泡で皮膚を包み込むように手のひらでやさしく洗いましょう。ナイロン製のタオルでごしごし擦ることは、皮脂や角質を過剰に除去する恐れがあるため避けましょう。清拭時にはタオルで擦らず、軽く叩くようにして水分を拭き取ります。

入浴や清拭の後に保湿剤を塗布すると、乾燥予防に効果があります。入浴直後の皮膚に吸収された水分が蒸発しないうちに、保湿剤を塗布します。

市販されている尿素、尿酸、コラーゲンなどを含む外用薬を用いても構いませんが、皮膚の乾燥やかゆみが強い時は皮膚科の医師に相談して、適切な外用薬を処方してもらうほうがよいでしょう。

(2) 刺激となるものの除去

❶衣類・寝具の選択

繊維の粗い衣類や毛布との直接の接触を避けることが大切です。毛、化学繊維の衣類はかゆみを誘発します。下着はきつすぎるものは避け、少し大きめのものを選ぶようにしましょう。

また、体温上昇による血管拡張はかゆみを増強させるため、衣類や寝具は通気性・吸湿性のよいものを選びましょう。

❷固定具の工夫

身体に何かを固定する際にも、それが機械的刺激となってかゆみを増強させないよう、配慮することが必要です。刺激の少ないテープを選んだり、ネットで代用するなども一つの方法です。

❸失禁時のケア

排泄物の刺激も皮膚に変化を起こしやすく、かゆみを誘発する可能性があります。排泄後は速やかにきれいにし、汚染された状態が続かないようにしましょう。また、汚染部は拭き取るのではなく、洗い流すほうが有効です。

(3) 環境の調整

皮膚の乾燥・湿潤を防止するために、加湿器で湿度を調整したり、冷暖房器具を適切に使用することが大切です。また、室温は少し涼しいくらいに調整し、部屋の換気を行い、風を室内

に取り込むようにしましょう。

(4) 感染予防

新たな傷を予防するために、患者の手指の爪は短く切るようにしましょう。睡眠時などに無意識にかいてしまうようであれば、手袋の装着も一つの方法です。

また、滲出液がみられる部位に対しては、生理食塩水や微温湯で洗浄または清拭し、ガーゼで保護します。滲出液が多い場合は、紙おむつを使用するなど工夫しましょう。必要があれば、医師に相談して軟膏塗布も検討してください。

(5) その他の工夫

氷枕（アイスノンなど）や氷嚢でかゆみのある部位を冷やすことも効果的です。重曹やハッカ油を使用した清拭も効果がみられる場合があります。

かゆみへ注意が集中していたり、不安や退屈な状態はかゆみを増強させ、逆に、くつろいでいたり気晴らしをしている状態はかゆみを軽減させます。可能な範囲で、患者が気分転換を図れるような関わりをしていくことが大切です。

【参考文献】
1) 南由起子：瘙痒感. 田村恵子編：がん患者の症状マネジメント，Nursing Mook 14，学習研究社，p.187，2002.
2) Twycross, R., Wilcock, A.著，武田文和監訳：トワイクロス先生のがん患者の症状マネジメント，医学書院，p.337，2003.
3) 田村恵子編：がんの症状緩和ベストナーシング，学研メディカル秀潤社，p.194 − 197，2010.
4) 内藤亜由美・安倍正敏編：病態・処置別スキントラブルケアガイド，Nursing Mook 46，学習研究社，p.39 − 42，2008.

身体症状とケア ⑫

悪臭の対策

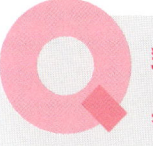

Q 乳がんの患者で皮膚転移があり、創部が次第に大きくなり、悪臭を感じるようになりました。患者自身の苦痛も増しています。どのように対処すればよいでしょうか。

　病院という環境では、悪臭は同室者との関係を困難にし、療養上の大きな問題となり得るため、病室を個室にするなど、早期に対応していく必要があります。しかし、経済的な問題も絡んでくるため、他の対処を同時に行いながら調整を図っていきましょう。

評価の視点と根拠

　質問の事例の患者の場合、悪臭の原因としては、がん病巣の壊死過程における代謝産物により発生するものと考えられます。

　皮膚転移により自壊した腫瘍からの悪臭は、主として嫌気性細菌感染に由来しています。壊死過程における滲出液と腐敗臭は、想像を絶することがあるのです。

　皮膚転移の自壊創発生時には、臭気だけでなく、痛みの程度や滲出液の量・性状、感染兆候の有無、患者が苦痛に思っていることは何か、などをアセスメントしていく必要があります。

ケアのポイント

(1) 創部への対処方法
❶悪臭のコントロール

　基本的に、石鹸とシャワー洗浄を毎日行います。壊死組織は細菌の温床であり、創を洗浄することによって細菌を減らすことは、悪臭の軽減だけでなく感染予防にもつながります。シャワー浴が困難な場合は、温めた生理食塩水で洗浄し、できるだけ清潔を保つようにします。

　カデキソマーヨウ素製剤やメトロニダゾール軟膏の使用も、臭気の軽減に有効です。

❷滲出液への対処

　滲出液が多い場合は、非固着性の綿状創傷被覆・保護材（デルマエイドなど）を使用します。医療用ガーゼは固着するため、使用しないほうがよいでしょう。創傷被覆材では、ハイドロファイバー、ハイドロフォーム、アルギン酸カルシウムなどが滲出液の管理に用いられます。それらが手に入らない場合は、おむつや生理用ナプキンを代用することも方法の一つでしょう。ストーマ用品を用いてパウチングを行い、滲出液をストーマ袋内に回収する方法もあります。

　滲出液の量によっては、頻回に処置が必要になる場合があります。しかし、処置によって患者の苦痛が増強したり出血の可能性も考えられるため、十分アセスメントした上で適切な処置方法を検討することが大切です。

❸出血の予防

　創への固着を防ぐために白色ワセリン（プロペト®）を使用したり、非固着性ガーゼなどを

悪臭の対策　123

使用します。

出血した場合は圧迫止血を行います。動脈浸潤など致命的な出血などの可能性がある場合は、その際の対処について事前に患者・家族と話し合っておくことも重要です。

(2) 疼痛管理

創部の疼痛がある場合には、WHO 3段階除痛ラダーに基づいて、疼痛の緩和を図る必要があります。創部の処置時には、処置前にレスキューを使用し、短時間で処置を終了するような方法を心がけましょう。

創部には非固着性ガーゼや創傷被覆材を使用し、医療用粘着テープはできるだけ使用しないようにします。

(3) 環境の調整

どのような場合にも言えることですが、病室の換気はまめに行うことが重要です。ガーゼ交換時や処置後は、患者が寒さを感じないように対処しながら、室内の換気を行いましょう。高温・多湿の状態ではにおいが強くなるため、室温や湿度にも注意し、適切な室内環境をつくっていくことが必要です。

また、処置時に汚染されたガーゼは、すぐにビニール袋に入れるなどして、できるだけにおいを拡散させないよう工夫しましょう。処置後はすぐに捨てるようにします。

ベッド上での環境においては、まずは寝具やカバーを汚染しないようにすることが重要です。処置時に防水シートを敷いたり、汚染されやすい部位に紙・ビニールシーツやビニールコーティングのマットを敷くとよいでしょう。ただし、蒸れたり、肌触りが悪いなど、患者が不快感を感じることもあるため注意が必要です。また、活性炭を使用したシートをシーツの下に敷くのも有効です。

その他、室内に空気清浄機を使用する、備長炭を病室内に置く、使用後のコーヒーの粉を置くなどの方法も効果的です。

脱臭剤や脱臭・消臭スプレーの使用は、患者の尊厳を傷つけ、苦痛を増強させる行為となることがあります。しかし、患者自身がそれらを使用してほしいと言う場合もあるので、看護師は患者の自尊心を保つよう配慮してケアを行っていくことが重要です。

(4) 精神面への配慮

悪臭は、患者自身が羞恥心・不快感を感じるだけでなく、家族や同室者・医療者など、その患者に関わる人々に非常な不快感を与えます。人間関係の維持を困難にする場合も多く、患者は孤独感や疎外感を感じることも少なくありません。

また、ボディイメージの変容や多量の滲出液を伴う病巣の存在は、患者の活動性を低下させます。周囲の目に触れたくないという思いや、自壊部の疼痛や滲出液などの身体的苦痛などから、自ずと行動範囲が狭まり、精神的にも社会的にも孤立するという状況におかれることも多いのです。

さらに看護師の態度やケアの方法が患者自身の自尊心やプライドを傷つけることもあるので、十分な配慮が必要です。

【参考文献】
1) 内藤亜由美・安倍正敏編：病態・処置別スキントラブルケアガイド, Nursing Mook 46, 学習研究社, p.106-109, 2008.
2) 内藤亜由美・安倍正敏編：スキントラブルケアパーフェクトガイド―病態・予防・対応がすべてわかる！, 学研メディカル秀潤社, p.206-209, 2013.
3) 松原康美・蘆野吉和編：がん患者の創傷管理―症状緩和ケアの実践, 照林社, p.46-47, 2007.
4) 堀 夏樹・小澤佳子編：一般病棟でできる緩和ケアQ&A, ナーシングケアQ&A 11, 総合医学社, p.130-131, 2006.

身体症状とケア 13

身体症状に対するステロイドの使用

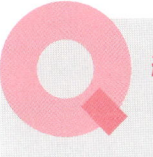

Q 終末期がん患者の身体症状の緩和において、コルチコステロイドはどのような場合に使用するのですか。また、使用にあたり、どのようなことに注意すればよいでしょうか。

　コルチコステロイドは、副腎皮質から産生されるステロイドホルモンの総称で、グルココルチコイド(糖質コルチコイド)、ミネラルコルチコイド(鉱質コルチコイド)と性ホルモンの3種類があります。一般に「副腎皮質ステロイド薬(以下、ステロイド)」といえば、グルココルチコイドのことを指します。

評価の視点と根拠

(1) 身体症状に対するステロイドの適応

　ステロイドは、終末期がん患者の不快な身体症状に対して、抗炎症作用や抗アレルギー作用を利用し症状を緩和します。しかし、長期投与により副作用が問題になることがあるため、予後が数カ月と思われる時期から使用を開始し、ステロイド投与により身体症状が緩和するかどうかを評価します。

　症状が緩和される最少量を維持量にし、漫然とした投与は回避します。また、ステロイド投与中は、副作用に注意してケアを行います。

　日本緩和医療学会はガイドラインで、身体症状に対するステロイドの使用について表2-2-25のように示しています。ステロイドは効果が期待される身体症状に使用しますが、使用開始後に効果がないと判断した場合は中止します。

　呼吸困難の緩和を期待できる病態には、がん

表2-2-25 ● 身体症状に対するステロイドの使用の推奨レベル

身体症状	エビデンスレベル	ステロイド使用により予測される効果
がん疼痛	2B 弱い推奨	がんによる神経障害性疼痛のある患者に対して、抗けいれん薬、抗うつ薬、抗不整脈薬、NMDA受容体拮抗薬、コルチコステロイドは、痛みを緩和する可能性がある
呼吸困難	2C 弱い推奨	呼吸困難を訴えているがん患者に対して、コルチコステロイドの全身投与は、プラセボと比較して呼吸困難を緩和させる可能性がある
嘔気・嘔吐	2C 弱い推奨	がんに伴う手術不可能な消化管閉塞の患者に対して、コルチコステロイドの投与は、プラセボと比較して嘔気・嘔吐を緩和させる可能性がある

(日本緩和医療学会緩和医療ガイドライン作成委員会編:がん患者の呼吸器症状の緩和に関するガイドライン2011年版/がん患者の消化器症状の緩和に関するガイドライン2011年版, 金原出版, 2011を参考に筆者作成)

性リンパ管症、上大静脈症候群、気管狭窄、気管支攣縮、化学療法や放射線療法による肺障害などがあります。これらの原因病態の有無を評価して、適応を検討します[1]。また、慢性閉塞性肺疾患の合併がある場合には、基礎疾患の治療に準じて使用されます[2]。

倦怠感は、悪液質が原因の場合が多く、ステロイド治療の適応となることが多いでしょう。しかし、貧血や感染症、抑うつ状態などの他の原因による場合もある[3]ため、包括的にアセスメントし検討します。

食欲不振のあるがん患者のうち、腹部のがんによる炎症が腸管に波及した結果、食欲不振が生じていると推測される患者には、ステロイドが使用されます。例えば、大腸がんが骨盤内小腸に接して炎症が波及している場合や、膵臓がんが小腸に接している場合です[3]。

身体症状に対するステロイドの使用は、予後予測を踏まえながら、患者の希望する生活やQOLの維持の観点から、使用の時期や使用方法、使用量を判断します。

(2) ステロイドの種類と使用方法

ステロイドにはさまざまな種類がありますが、ベタメタゾン（リンデロン®）やデキサメタゾン（デカドロン®）が選択される場合が多いです。理由は、作用時間が長く1日1回の投与で症状が緩和すること、ナトリウム貯留作用が少なく抗炎症作用が強いこと、があげられます。一方、プレドニゾロンは作用時間が少し短く、電解質に対する影響はありますが、ベタメタゾンに比べてミオパチーが生じにくいというメリットがあります。このようにステロイドの種類による特徴を生かし、副作用が少なく効果が得られるよう薬物を選択します。

投与量の調整の方法として、漸減法と漸増法があります。漸減法とは、高用量から開始し、効果が得られる最少量まで減量する方法です。一方、漸増法とは、少量から開始して効果が得られるところまで増量する方法です。どちらの場合でも、ステロイドの投与期間が1カ月以上にわたる場合には、副作用に注意します。

(3) 副作用の観察

ステロイド投与中は、副作用に注意します。主な副作用には、口腔カンジダ症、高血糖、消化性潰瘍、易感染性、満月様顔貌（ムーンフェイス）、骨粗鬆症、精神神経症状などがあります[4]。使用開始後から注目すべき症状は、高血糖と精神神経症状です。長期投与になる場合に注意すべき症状は、口腔カンジダ症、満月様顔貌、ステロイドミオパチーです。

終末期がん患者の場合、上記の副作用の原因がステロイド以外の場合もあるため、がんの進行に伴い、症状との鑑別が必要となります。

ケアのポイント

(1) 血糖管理の目標を話し合う

グルココルチコイドは糖質コルチコイドと呼ばれるように、血糖値上昇作用があります。あらかじめ糖尿病の既往を把握しておきます。

糖尿病境界型の患者の場合は、ステロイド投与によって高血糖になるため、血糖値には注意が必要です。ステロイド糖尿病は、空腹時血糖値の上昇に比較して、午後の血糖値上昇が大きいと言われています[3]。血糖チェックは、朝のステロイドの影響が出現する午後から行い、スクリーニングします。血糖値が上昇してもステロイドを使用したほうがよい場合には、糖尿病治療薬やインスリンを併用することもあります。しかし、終末期の場合は、厳密な血糖管理をするよりも、随時血糖が180〜360mg/dLで症状が出現しないことを目標にします[5,6]。

血糖値は、患者の食事摂取量や食事の内容にも影響されるため、血糖管理について考えると

きは、患者・家族と日常生活への希望を話し合うことが必要です。

(2) 精神神経症状を観察する

興奮、落ち着きのなさ、怒り、睡眠障害、せん妄など、ステロイド投与により精神神経症状が出現することがあります[5,6]。終末期では、ステロイド以外の原因でも精神神経症状が生じる可能性があるため、症状出現時はステロイドを減量または中止し、症状の変化を観察します。

これらの精神神経症状は、よく観察しなければ発見できない場合があります。ステロイド投与時は、症状が出現する可能性があることを十分念頭におき、観察します。特に、せん妄のリスク因子（例えば高齢、脳血管障害の既往、脳転移、認知症など）がある場合には、注意が必要です。「あれ？」と違和感がある場合は、早めに精神科医や緩和ケアチームにコンサルテーションすると、早期診断につながります。

(3) 口腔カンジダ症を予防する

ステロイドにより易感染状態になるため、口腔カンジダ症が発症しやすくなります。がん患者は、免疫力の低下や唾液分泌量の減少、抗菌薬投与などステロイド以外の要因も加わるため、さらにリスクが高くなります。カンジダ症が悪化すると食事の際に口腔内の痛みで食事摂取が苦痛になることがあるので、患者・家族に口腔ケアの必要性を説明するとともに、1日1回は口腔内の観察を行い、早期発見に努めます（具体的なケア方法は、p.105「口腔ケア」参照）。

(4) 満月様顔貌（ムーンフェイス）の説明

満月様顔貌は、ステロイド投与が短期間の場合は心配する必要はありません[6]。ステロイドの量が多いほど、また投与期間が長いほど、満月様顔貌になりやすくなります。

顔貌の受け止め方は患者によってそれぞれで、「痩せているより、ふくよかになってよかった」「気にならない」という人もいます。長期投与が予測される場合は、事前に顔が丸くなるかもしれないと説明し、患者のとらえ方を把握しておきます。患者がとても気にしている時は、あらかじめ主治医に情報提供し、投与量や投与期間を配慮するなどの対応を検討します。

(5) ステロイドミオパチーの観察

ミオパチーは、高用量のステロイドを1カ月以上使用すると出現することがあります[6]。ステロイドにより、筋タンパク合成障害とタンパク分解が亢進し、特に下肢に強く、左右対称性に筋力低下と筋委縮が生じます[5]。投与数日で出現する場合や、投与初期に筋痛を伴うこともあり、患者のADLを低下させるため、常に念頭において観察しましょう。すべてのステロイドで生じますが、特にベタメタゾンとデキサメタゾンでミオパチーは生じやすく、同等量でもプレドニゾロンのほうが軽減されます[6]。

【引用文献】
1) 日本緩和医療学会緩和医療ガイドライン作成委員会編：がん患者の呼吸器症状の緩和に関するガイドライン2011年版，金原出版，2011.
2) 日本緩和医療学会緩和医療ガイドライン作成委員会編：がん患者の消化器症状の緩和に関するガイドライン2011年版，金原出版，2011.
3) 新城拓也：がん患者のおもな症状に対するステロイドの効果，緩和ケア，19(6)，p.546–547，2009.
4) 日本緩和医療学会緩和医療ガイドライン作成委員会編：がん疼痛の薬物療法に関するガイドライン2010年版，金原出版，2010.
5) 松尾直樹：がん患者の倦怠感に対するステロイド治療，緩和ケア，19(6)，p.544–545，2009.
6) 余宮きのみ：がん疼痛緩和の薬がわかる本，医学書院，2013.

【参考文献】
1) 前田隆司・田中桂子：がん患者の症状緩和—呼吸困難・消化器症状，Modern Physician，32(9)，p.1104–1108，2012.

身体症状とケア　14

ナースができる
疼痛緩和技術

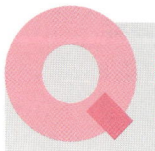

Q 疼痛への対処というと薬物でのコントロールが主となりますが、それ以外に看護師ができるケアはないでしょうか。

　疼痛緩和を図る上では、薬物療法が基本となります。しかしトータルペイン（全人的苦痛）に対して薬物療法だけで対処することは困難であり、他の側面からのアプローチも重要となります。私たち看護師がふだん何気なく行っているケアにおいても、疼痛緩和につながることは多くあります。ここでは、看護師として日々のケアでできることを中心に述べていきます。

温罨法・冷罨法

　がん疼痛に関する温罨法・冷罨法に関しての研究報告は少ないとされています。しかし、臨床において「温罨法や冷罨法を行って疼痛が軽減した」という患者の声もよく聞きます。場合によってはリスクを伴うため、十分考慮した上で行う必要がありますが、身近で簡便なケアでもあるため、日々のケアの中に上手に取り入れていくことが重要です。

(1) 温罨法

　温罨法には、入浴や足浴、温湿布などが含まれます。加温の生理的メカニズムは、局所の血行を増加させることで組織の栄養の改善、発痛物質の排泄を促進すると考えられています[1]。

　また、温熱が知覚神経に働き感受性を低下させ、痛みの閾値を上げるとも言われています。入浴などでは全身の緊張が和らぎ、リラクセーションの効果もあります。ただし、感染のある場合や出血や外傷のある場合には、温罨法は避ける必要があります。

　臨床においては、ホットパックや湯たんぽ、蒸しタオル、温湿布などを使用して温罨法を行います。患者の好みや状態に合わせて、適切な方法を選択していきます。温罨法を行う際には、貼用温度が40〜45℃であることを確認し、低温熱傷に十分注意して行う必要があります。

(2) 冷罨法

　冷却することで血管を収縮させ、代謝物や発痛物質などを減少させて疼痛を緩和します。炎症がある場合には、酵素活動を破壊することで効果をもたらし、炎症に伴う痛みに対して効果的であると言われています。また、痛覚線維の伝達速度を減少させることなどにより、痛みの感受性を低下させるとも言われています。

　氷枕（アイスノンなど）や保冷材などを用いたり、冷湿布を使用して冷罨法を行います。温罨法と同様に、患者の好みや希望に合わせて行っていきます。

マッサージ

マッサージのメカニズムとしては、以下のようなことが考えられています。痛み刺激により局所の血管や筋肉が収縮し、周囲の組織が虚血になります。その結果、発痛物質や代謝産物が蓄積し、痛みの悪循環を形成します。マッサージにより筋緊張を和らげ、血液の循環を改善することで痛みの悪循環が断ち切られ、疼痛緩和に効果があるとされています。また、マッサージによりリラクセーション効果が得られたり、そばに寄り添うことで患者の不安が軽減し、痛みの閾値が上がることも考えられます。マッサージの方法の一例を表2-2-26に示します。

神経障害性疼痛の中には、触れることで痛みが増強したり、骨転移や炎症のある部位を強く圧迫することで病状が悪化することもあります。マッサージを効果的に安全に行うためには、患者の状態を把握し、十分にアセスメントした上で施行するとともに、方法や時間などもスタッフ間で共有しておく必要があります。

ポジショニング

痛みがある時、患者は自ら痛みが楽になる体位をとっています。例えば、腹痛がある時には前かがみになったり、膝を曲げて腹部が伸展しないようにしています。

しかし、自分で動くことが困難な患者も多く、安楽な体位をとることができない場合もあります。疼痛を緩和する方法として、安楽な状態に体位調整をするポジショニングがあり、重要なケアの一つです。

(1) 良肢位

痛みのある患者にとっての良肢位とは、痛みの部位に加重がかからず、多少は自分で細かく位置を調整できる体位です。どのような体位や

表2-2-26 ● マッサージの方法

軽擦法	最も基本となるマッサージ。「なでる」「さする」方法。ゆっくりとリズミカルに手を滑らせるようにする
揉捏法	「揉む」「こねる」方法。手指と手のひらを使って、筋肉に圧力を加えながら揉みほぐす
圧迫法	手のひらや母指と他の4指頭を使い、局所を圧迫する方法
叩打法	軽くリズミカルに叩く方法。手首を支点にして軽く早く叩く
振戦法	筋肉をゆらすような要領で、細かく「ふるわせる」方法

動きをすると痛みが増強するのかは、患者自身が理解していることが多くあります。看護師は患者の話をよく聴き、細かい部分にも配慮しながら、患者にとっての良肢位をいっしょに探していくことが必要です。そして、どのスタッフでも安楽な体位に整えられるよう、スタッフ間で情報を共有し、統一した関わりができるような工夫が必要です。

一方、良肢位がみつけられたとしても、長時間同一体位でいることによる苦痛が出現してきます。定期的に体位交換を行い、同一体位により褥瘡や関節の拘縮などが生じないよう注意が必要です。褥瘡や関節の拘縮が起こると別の痛みが生じ、患者の苦痛は増大するため、それらを予防することが重要です。

拘縮予防には理学療法士（PT）による関節可動域訓練を取り入れ、PTから看護師がふだんのケアで行えることや安全な関節可動域運動（図2-2-7）を指導してもらうことも一つの方法です。体位交換時や関節可動域の運動時には、体動により痛みが増強することが多くあります。事前にレスキューを使用するなど、疼痛マネジメントを行いながら体位の調整を図っていくことが大切です。

足関節運動	膝を伸ばしたままで、足首の底背屈運動を行う 左右各10回	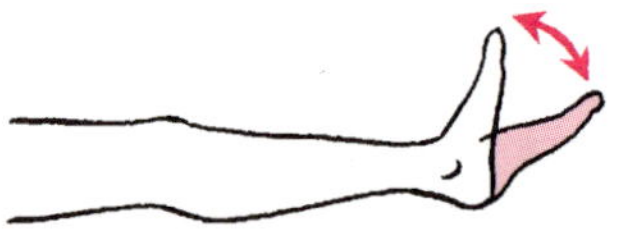
膝関節運動	膝の屈曲・伸展運動を行う 左右各10回	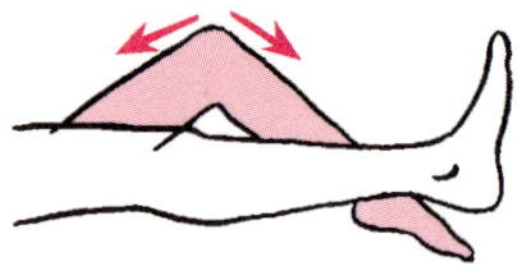
下肢挙上運動	膝を伸ばした状態で、踵を持ち上げる 可能ならば、持ち上げた状態で数秒保持する 左右各10回	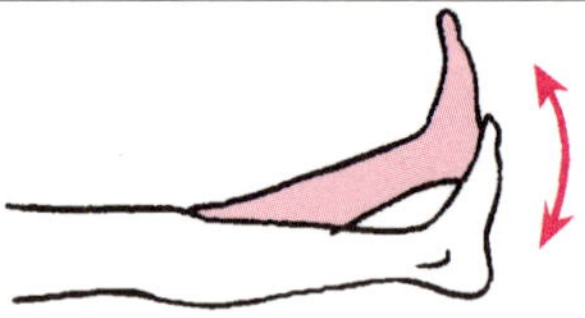
大腿四頭筋運動	膝を伸ばした状態で、膝の後ろをマットに押しつけるように力を入れる 筋肉の収縮と弛緩を繰り返す 左右各10回	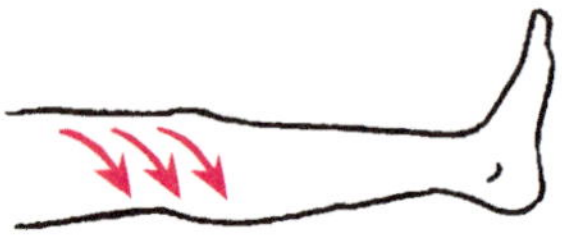
肩の運動	肩の上げ下ろしを行う 左右各10回	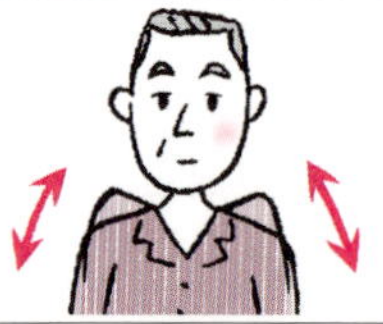
首の運動	①首を前後・左右に傾ける ②また、後ろを見るように首を左右にひねる 前後・左右各10回	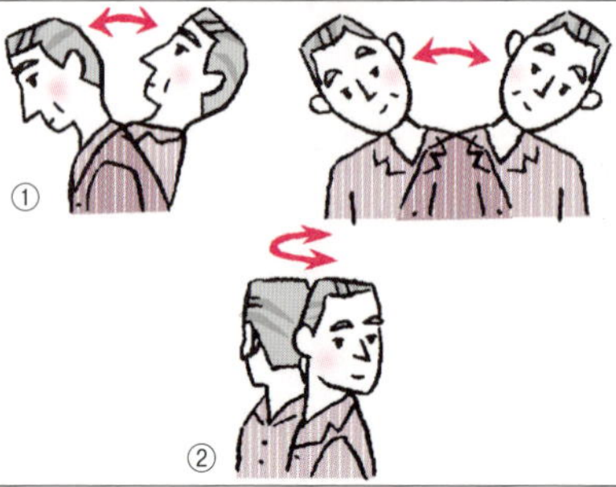

図2-2-7 ● 床上で可能な関節可動域運動

(尾野敏明:廃用症候群を知る,ナーシング・トゥデイ,23(10),p.24,2008)

(2) 補助具の活用

体位を調整する際は、枕やクッション、タオル、スポンジ、円座などを用いて良肢位を保つようにします。これも患者と相談しながら、適切なものを用いて体位を整えていきます。

また、自力体動が困難で褥瘡発生の危険が大きい場合には、褥瘡予防用のマットを使用することも必要になってきます。車いすを使用する場合にもマットやクッションを活用し、安楽な体位を整えていく必要があります。

日常生活の援助技術

(1) 日常生活の援助

痛みのある患者は、痛みがあることで睡眠や食事・排泄など日常生活全般に支障をきたし、

これまでと違った生活を余儀なくされることがあります。日常生活をできるだけふだんと同じように維持していけるようなケアが重要です。

❶排泄

排泄は、患者の状態によって、車いすでトイレまで移動、ポータブルトイレや便器・尿器を使用、おむつを使用などさまざまです。排泄に関しては羞恥心も伴い、援助を受けることの苦痛が大きいものです。患者の希望する排泄の方法が困難な場合も多いですが、可能な限り患者の思いを尊重していくことが重要になります。

例えば「どうしてもトイレに座って排便したい」という希望がある場合、最初から無理だと決めつけるのではなく、それをするためにはどのようにしたらよいのか、もしそれができないならば、どのような方法なら可能なのか、などを患者・家族・チームで十分話し合い、検討していく姿勢が必要です。

❷食事

患者が食べたいものを食べたい時に摂取できるようにしたり、食べやすい形態に変更するなどの対応をしていきます。食欲が出るように器や盛りつけを変えたり、喉ごしのよいものを選んだりする工夫も必要でしょう。

(2) 気分転換

好きなことや楽しいと思うことに意識を集中させることで、痛みの閾値が上がり、疼痛緩和につながります。患者の趣味や好きなことを把握して、それを日々の生活に取り入れていきましょう。

テレビを観る、読書をする、会話をする、散歩する、お風呂に入る、音楽を聴く、自然を感じるなど、日常的に行えるものも多くあります。患者との会話の中で意図的にユーモアを取り入れたり、散歩に誘ってみたりと、押しつけにならないように注意しながら、ケアの一つとして取り入れていくことが大切です。

(3) コミュニケーション

入院生活において看護師は、患者と最もコミュニケーションを図り、患者の身近にいる存在と言えます。そのため、コミュニケーションによっては患者に安心感を与え、信頼関係を構築し、疼痛緩和の鍵にもなります。一方、患者に不信感や不安感を与え、疼痛を増強させてしまう危険もあります。看護師はそれを十分理解した上で患者に関わる必要があり、それがケアの本質の部分であるとも言えます。

痛みを持つ患者は、痛みがあることでの苦痛だけでなく、痛みが増強する恐怖感、病状が進行しているのではという不安、誰も理解してくれないという孤独感などさまざまな思いを抱いています。看護師は患者の訴えを信じ、患者の言葉だけでなく、その思いを受け止めていくことが必要です。患者に支持的に関わり、非言語的コミュニケーションも取り入れ、どのような場合でもその人に対し誠実に対応していくことが重要と考えます。そうしていくことで患者に信頼感や安心感を提供し、痛みの閾値を広げることになります。また、患者に興味を持ち、訴えを信じることは、痛みを正しく理解し、スムーズに疼痛緩和が図れる要因にもなります。

【引用文献】
1) 高橋美賀子，他編著：ナースによるナースのためのがん患者のペインマネジメント―Evidence-based Nursingの探究．新版，日本看護協会出版会，p.78，2007．

【参考文献】
1) 田村恵子編：がん患者の症状マネジメント，Nursing Mook 14，学習研究社，p.64−71，2002．
2) 長谷川久巳：看護ケアのエビデンス―マッサージ，EB NURSING，5(2)，p.32−34，2005．
3) 矢ヶ崎香：がん疼痛のトータルケアを目指して―身体的介入・身体的ケア，がん看護，12(2)，p.248−252，2007．

身体症状とケア 15

セルフコントロールにつながる
補完代替療法

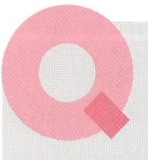

Q 終末期の患者ですが、身体症状が悪化し、全身がだるく、つらそうです。その影響もあってか気分もふさぎ込みがちです。薬物使用以外に看護師ができるケアは何かありますか?

補完代替療法とは

　補完代替療法とは、現代主流の西洋医学以外のすべての医学大系を指すとされています。これにはさまざまなものが含まれますが、代表的なものに漢方や鍼灸などの東洋医学、食事やハーブ療法などがあり、いくつかの特徴があります(表2-2-27)。緩和医療において特に補完代替療法が有用な理由を表2-2-28に示します。

　補完代替療法は、人間をバラバラの存在としてではなく、全人的にとらえてアプローチを行うなど、看護ケアとしてはいくつもの共通点があります[1]。ここでは、終末期がん患者に用いることができるセルフコントロールの技法として、リラクセーション法としての「呼吸法」と「アロマセラピー」について述べていきます。

リラクセーション法としての呼吸法

　リラクセーションとは、心と身体の緊張を取り除くことを通して、本来生体に備わっている調節機構の働きをもと通りにすることです[2]。また、リラクセーション法とは、リラクセーション反応を引き起こすために意図的に行うセルフコントロールの方法です。

　そのためには、まずリラクセーション反応とストレス反応の違いを理解することが大切です。いうなれば、リラクセーション反応は副交感神経反応、ストレス反応は交感神経反応であるということです。心理的ストレスは、絶望や抑うつなどの心理的反応を引き起こし、大脳辺縁系-視床下部-脳下垂体系ストレスホルモンの分泌を促します。自律神経系は交感神経緊張

表2-2-27 ● 補完代替療法の特徴

①全人的医療が行われること
②免疫機能を高めるなど自己治癒力を増強することなどにより治療を目指すこと
③比較的副作用が少ないこと
④現代西洋医学では不得手とする慢性疾患や生活習慣病などにも有効であること
⑤日常生活の質(QOL)の改善や健康増進を図ることが可能であること　など

(今西二郎:緩和医療における統合医療,臨床外科,61(2), p.170, 2006を参考に筆者作成)

表2-2-28 ● 緩和医療において補完代替療法が有用な理由

①がんそのものに対する治療効果が見込まれること
②再発予防の可能性があること
③手術、化学療法、放射線療法による副作用やさまざまな症状の軽減が図れること
④QOLの向上につながること

状態になり、内臓機能が抑制され、脈拍・血圧など心臓自律神経系に影響を及ぼします[3]。この状態が長く続くと、心身の状態は悪化します。そこで、交感神経の働きが優位になるストレス反応を緩和するために、副交感神経の働きを優位にするリラクセーション法を用いるのです。

このようなリラクセーション反応をもたらす方法にはさまざまなものがあります。患者が自己の持つ力を用いてセルフコントロールするために、ここでは呼吸法を紹介します。

(1) 呼吸法とは

呼吸は自分自身でコントロールできる唯一の機能であり、すべてのリラクセーション法の基本になるものです。

「呼吸」という語は、読んで字のごとく、「呼」で息を吐くことから始めて「吸う」ものです。もとを正せば、「いきる」という言葉は「いき」と「る」からなります。「いき」は息＝呼吸のことであり、「る」はものごとが自発的に継続しているときにつけた接尾語で、自然にずーっとし続けている状態です。それゆえ、「いき・る」とは、「呼吸がずーっと続いている」ということを意味するのです[4]。

(2) 環境

ストレス反応を静めてリラクセーション反応をもたらすためには、整えるべき環境があります。最初にあげられるのは、静かな場でしょう。練習が進んだ人であれば、少々の騒がしさは問題にはなりませんが、初心者の場合には精神の統一が図れるように注意を向けなければなりません。

呼吸法の練習をする部屋に電話回線などがある場合、途中で中断されないようにフックを抜いておくことが望ましいです。また、ドアに「呼吸法の練習中」「開けないでください」などの用紙を貼っておくと、外部者により中断されることがなくてすみます。

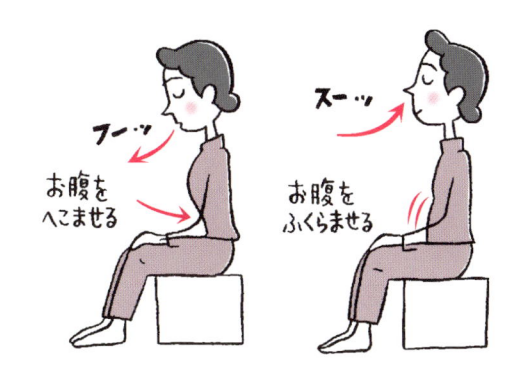

図2-2-8 ● 呼吸法

(3) 実際のやり方

それでは、呼吸法を行ってみましょう。対象者は楽な姿勢（臥位でも坐位でもよい）で、衣類は身体を締めつけないものが望ましいでしょう。

対象者に呼吸法の説明をします。ふだん行っている呼吸に注意を向けるだけなので、緊張しなくてもよいことを伝えると安心します。まず、口もとをすぼめるようにして、ゆっくり長く息を吐きます。そして、鼻からゆっくり吸ったら、いったん止めて、吐き出します（図2-2-8）。

息を吐く時間と息を吸う時間は、2対1にするのがよいとされています。呼吸をしている間、両手を腹部の上におくのもよいですし、動きがわかるように一方の手は胸、もう一方の手は腹部におくのもよいでしょう。

呼吸をする時の吐く時間と吸う時間は個人差が大きいので、その時の状況をみて行います。4・7・8法と呼ばれる方法（4秒で吸い、7秒止めて、8秒かけて吐く）もあります。

呼吸法は数回で終わっても構いません。数分から15分くらいまで、対象者の状態によって行うのがよいでしょう。

表2-2-29 ● 呼吸法を進めていく時の留意点

①毎日、1〜2回規則的に練習する
②空腹時に行う（食後ならば、少なくとも2時間経ってから行う）
③仰向けよりも坐位など起きた姿勢で行う
④やり方が正しかったかどうかを気にする必要はない
⑤効果が現れるまでの時間は個人差があるので、続けることが大切である
⑥リラクセーションは練習して身につける技であることを理解する　など

(4) 現れる変化

呼吸法を行うと、手足が温かくなった、気持ちが落ち着いた、頭がすっきりした、痛みが軽くなったなど、副交感神経が優位になった反応が起こります。

(5) 練習および留意点

練習の際は、特に最初の頃はテープやCDを用いるとよいでしょう。ある程度できるようになったら、音楽を聴きながら、あるいは音楽なしで、自分のペースで進めることができます。進めていく時の留意点を表2-2-29に示します。

呼吸法は、症状があってつらい時や落ち着かない時、あるいは定期的に心身の状態を安定させるためなど、多様な目的のために行うことができます。朝起きた時や夜寝る前などに行って、すっきりと爽快感を味わって健康維持に役立てましょう。

アロマセラピー

(1) 終末期のがん患者に対するアロマセラピー

積極的治療が望めなくなった患者や死期が迫っている患者は、身体的苦痛に加え、心理的、社会的、霊的苦痛を感じています[5]。そのような患者にとって、心身相関作用のあるアロマセラピーを提供することは、最高の看護ケアになるでしょう。痛みや嘔気などの身体症状の緩和にも役立ちますが、アロマセラピーがもたらす効果とは、心地よい刺激を与えると同時に、精神的にも深い癒しをもたらすということではないでしょうか。

最期の瞬間で最も大切なものは、心の穏やかさ[6]だと言われています。心を穏やかにする看護ケアの手段として、ぜひアロマセラピーを取り入れてみてください。

(2) アロマセラピーとは

アロマセラピーは、植物から抽出した芳香性のある物質（精油／エッセンシャルオイル）を使って、心身の不調を癒し、改善させることに役立てる自然療法です。アロマは「芳香」、セラピーは「療法」を意味します。

(3) 精油（エッセンシャルオイル）とは

アロマセラピーで用いる精油（エッセンシャルオイル）は、植物の花・葉・果皮・樹脂・根・種子・樹皮から抽出した天然の素材で、有効成分を高濃度に含有した揮発性の芳香物質です。

芳香物質は数十から数百の芳香成分で構成され、その一つひとつに薬理的作用があります。そのため、精油一つをとってみても、その中には多岐にわたる作用があり、さまざまな心身の症状に対応できるという特徴があります。

(4) 精油の吸収経路

精油の吸収経路は、皮膚、呼吸器、経口、直腸・膣の四つがあります。皮膚と呼吸器からの吸収について、表2-2-30に示します。

(5) 終末期におけるアロマセラピーの効果

❶ アロマセラピーは一瞬で心身に働きかける力を持っている

精油による香りの嗅覚刺激は、約0.2秒以下

表2-2-30 ● 精油の吸収経路（皮膚・呼吸器）と作用

吸収器官	吸収経路	体内に入った精油成分の作用
皮膚	毛穴・汗腺・皮脂腺から、また皮脂膜や皮膚内部の脂質に溶け込んだ形で浸透	皮膚の真皮層にある毛細血管やリンパ管を通じて血流に乗り、全身に運ばれて組織や器官に働きかける
呼吸器	鼻、気管、気管支、肺の粘膜から吸収	肺胞でのガス交換の際に毛細血管を通じて血液に入り、血流に乗って全身に運ばれ、組織や器官に働きかける

わが国では、経口および直腸・腟からの吸収は行わない。

表2-2-31 ● がんの各症状に効果のある精油

症状	精油	効果
痛み、倦怠感、末梢神経障害	ローズマリー、ユーカリ、ペパーミント、マジョラム、フランキンセンス、ネロリ、サンダルウッド、カモミールローマン、ラベンダー、スイートオレンジ	・鎮痛、鎮痙、筋肉弛緩作用があり、筋肉や神経の緊張を和らげる ・血液循環をよくし、老廃物の排泄を促すことで痛みや倦怠感を改善する
皮膚の乾燥、掻痒感	カモミールローマン、ローズオットー、ラベンダー、ペパーミント	・鎮静作用や抗炎症作用により掻痒感を鎮める ・皮膚細胞を活性化する成分が含まれているため、皮膚の潤いや弾力を保つ
嘔気	ペパーミント、ラベンダー、レモン、ローズマリー、カモミールローマン	・消化促進作用と胃の平滑筋を弛緩させ、胃酸分泌を調整する作用で制吐効果を発揮する
便秘	スイートオレンジ、ローズマリー、マジョラム、レモン、ジュニパー、ペパーミント	・弛緩作用により消化管の緊張を和らげる ・平滑筋のけいれんを抑えて蠕動運動を促し、消化液の分泌を活発にする作用がある
食欲不振	スイートオレンジ、グレープフルーツ、ベルガモット、レモン、ローズマリー、ジュニパー	・消化を促進し、食欲を正常化させる ・特に柑橘系の精油は、消化管の働きを高め、食欲を増進させる作用がある
不安、心配、恐怖、ショック、抑うつ、悲嘆	フランキンセンス、カモミールローマン、メリッサ、ローズオットー、ラベンダー、ネロリ、サンダルウッド、ベルガモット、スイートオレンジ、グレープフルーツ	・鎮静と同時に高揚させる作用があり、心のバランスをとることに役立つ ・神経の緊張やストレスを緩和し、リラクセーションを促す ・柑橘系の精油には賦活効果があり、心を元気づけ、明るい気持ちをもたらす効果がある ・入眠困難にも役立つ

で直接大脳辺縁系に伝わります。大脳辺縁系は、快や不快、喜怒哀楽などの情動を司る部位です。がんに伴うさまざまなストレスを感じて緊張状態になった大脳辺縁系の働きを、香りによる嗅覚刺激で一瞬にして抑えることで、免疫系−内分泌系−神経系が調整されます。その結果として、心身の状態を改善させるという効果が得られます。

❷痛みのゲートコントロール理論と香り・タッチング

慢性的で鈍い痛みは脳に伝わるスピードが遅く、香りやタッチング刺激でブロックされやすいという特徴があります。また、タッチングを用いたアロマセラピーは、患者に快適さやリラクセーションをもたらし、受容を促すと言われています。そのため、現状が変わらなくてもそ

表2-2-32 ● アロマセラピーの方法・適応・効果

ケア	方法	適応	効果
足浴	バケツに湯を張り、精油を1〜2滴滴下し、ふくらはぎから足部にかけて10〜15分程度浸ける	倦怠感、末梢神経障害、冷感など	・全身が温まり、リラックス効果や鎮痛効果が得られる
全身・部分清拭	バケツに湯を張り、精油を1〜2滴滴下したもので全身・部分清拭を行う	入浴やシャワー浴が困難な場合	・熱めのお湯で行うと、香りと温かさの快刺激で爽快感やリラックス効果が得られる ・抗菌、抗真菌、抗ウイルス作用で皮膚を清潔に保つことができる ・終末期後期で意識レベルが低下した場合や死後の処置に実施すると、家族ケアにつながる
吸入法	ティッシュペーパーやガーゼに精油を1〜2滴滴下し、深呼吸とともに香りを吸入する	就寝前やショック時など	・多床室で香りを拡散できない時やバッドニュースを受けた直後など、早急かつ手軽に取り入れられる
精油を用いたマッサージ（アロマトリートメント）	植物油（キャリアオイル）*に精油を混ぜてトリートメントオイルをつくり、身体各部をマッサージする ・濃度1％：植物油（キャリアオイル）10mLに対し精油2滴 ・濃度0.5％：植物油（キャリアオイル）10mLに対し精油1滴	痛み、倦怠感、便秘、皮膚の乾燥、リラクセーションなど	・タッチングと香りは、患者の怒り、否認、罪悪感などの感情を癒す ・自己否認から自己受容を促す ・傾聴やプレゼンスの場となる
芳香浴	エアフレッシュナーをつくり、空気中に噴霧する ※アルコール20mL＋精製水30mL＋精油5〜10滴	空気清浄、リフレッシュなど	・終末期がん患者特有のさまざまな臭気を抑え、環境を整える ・抗菌・抗真菌・抗ウイルス作用により感染を予防する

*植物油（キャリアオイル）は植物の種子や果実から抽出した油で、オリーブ油、ホホバ油、マカデミアナッツ油などがある。

れを受け入れる心のゆとりをもたらす、という効果が期待できます。

❸看護の幅を広げることができる

ベナーの看護論には、「ナースは患者の救命を諦めなければならないとしても、患者を避けたりしてはならないし、患者や家族に安楽をもたらす方法は探し続けていかなければならない」[7]と記されています。心身相関作用のあるアロマセラピーを看護ケアに取り入れることは、患者や家族に安楽をもたらす方法を増やし、看護の幅を広げることにつながります。

(6) がんの各症状に効果のある精油

アロマセラピーで使用する精油には多くの種類があります。その中で、用途が広く、終末期の患者に効果的で、かつ看護ケアに取り入れやすいものを表2-2-31に示します。

これらの精油を単品で、または1〜3種類をブレンドして用います。精油の選択は、患者が心地よいと感じるものを選択できるようにすることが望ましいのですが、患者自身では選ぶことができない状況の場合は、看護師が患者のおかれている状況に応じたものを取り入れるようにしてみてください。

(7) アロマセラピーの実際

アロマセラピーを患者に取り入れる方法は、大きく分けて表2-2-32に示す五つに分類できます。

(8) 病棟で安全にアロマテラピーを行うために

病棟で安全にアロマセラピーを行うためには、次のような注意が必要です。
①原液は使用しない。
②原液が直接肌に触れた場合は、速やかに水で洗い流す。
③飲用しない。
④揮発性、引火性があるため、火気厳禁とする。
⑤体力が低下していることを考慮し、基準の半分の濃度で使用する。
⑥柑橘系の精油を用いる場合は、光毒性に注意する。

【引用文献】
1）荒川唱子・小板橋喜久代編：看護にいかすリラクセーション技法―ホリスティックアプローチ，医学書院，2001．
2）小板橋喜久代・荒川唱子編：リラクセーション法入門―セルフケアから臨床実践へとつなげるホリスティックナーシング，日本看護協会出版会，2013．
3）小板橋喜久代：がん患者のストレス緩和技術―リラクセーションを中心に，看護技術，52（12），p.18-25，2006．
4）境野勝悟：日本のこころの教育，致知出版社，2001．
5）石川雄一：こころがよくわかるスピリチュアル臨床心理学，メディアート出版，p.209，2005．
6）浅見政資：バッチフラワーレメディの実践法―マイナス感情をプラス感情に変える，東洋経済新報社，p.229，2012．
7）パトリシア・ベナー著，井部俊子，他訳：ベナー看護論―達人ナースの卓越性とパワー，医学書院，p.39，1992．

【参考文献】
1）雨宮隆太・橘 逸郎：はじめての呼吸法，ベースボール・マガジン社，2005．
2）ジェーン・バックル著，今西二郎・渡邊聡子訳：クリニカル・アロマテラピー―よりよい看護をめざして，フレグランスジャーナル社，p.260-261，2000．
3）ワンダ・セラー著，高山林太郎訳：アロマテラピーのための84の精油，フレグランスジャーナル社，1994．
4）和田文緒：アロマテラピーの教科書，新星出版社，2008．
5）長谷川記子：ガンを癒すアロマテラピー，リヨン社，1998．
6）Snyder, M., Lindquist, R.著，野島良子・冨川孝子監訳：心とからだの調和を生むケア―看護に使う28の補助的/代替的療法，へるす出版，1999．
7）川端一永，他編著：医療従事者のためのアロマセラピーハンドブック，メディカ出版，1999．

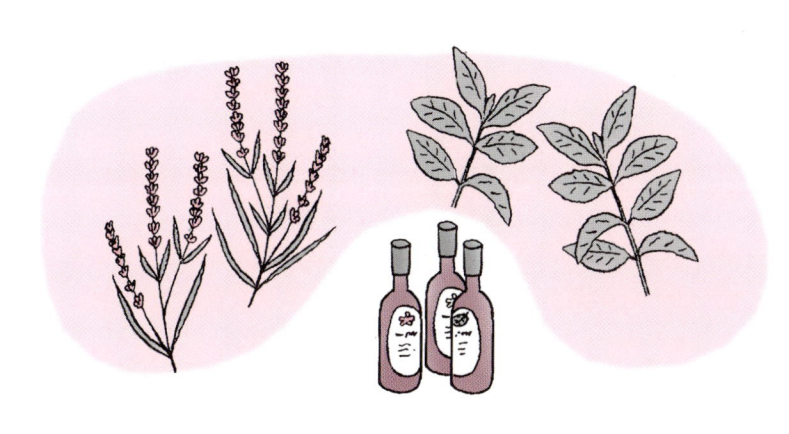

精神症状とケア 1

不眠

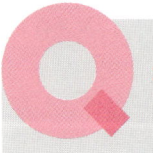

> **Q** 昼間ウトウトしている様子の患者が、「最近、夜の眠りが浅い。目が覚めると眠れなくなり、夜がとても長く感じてつらい」と訴えるようになりました。どのようにアプローチしたらよいでしょうか。

不眠は、終末期がん患者に限らず誰しもが経験することです。それは身体的問題に限らず、心理社会的問題も含んでおり、薬物だけでは改善できないこともあります。終末期がん患者は、それぞれの状況が複雑に絡み合って不眠という症状が出現し、大きな苦痛の一つとなることがあります。また、せん妄や抑うつ状態など精神症状の前駆症状として現れることもあります。

いずれにしても、不眠は患者の日常生活や思考を阻害する原因にもなりかねません。看護師が日常の看護実践で患者と対話する中で、不眠を訴える背景にあると思われる原因を聴き、総合的にアセスメントすることで、患者が必要とするケアやその方法が具体的になってきます。

原因の検索

(1) 原因のアセスメント

まず、患者の疾患や病状など身体面を含めた全体像をとらえ、理解することから見直すことが大切です。

❶症状緩和の難しさ

終末期がん患者の病態や全身状態は変化しやすく、苦痛症状の緩和もスムーズに進められないことがあります。神経障害性疼痛や呼吸困難、全身倦怠感、悪液質の進行、さらに腹部膨満感などは、身体症状として不眠の直接的な原因にもなりやすいです。

❷活動性の低下

身体的苦痛、全身衰弱や身体機能の喪失などに伴い、日中の活動が著しく低下しやすい状況になります。日中の過ごし方は、夜間の睡眠に影響を及ぼしやすいです。

❸精神的要因

身体的苦痛のみならず、不安やせん妄、抑うつ状態は不眠と相関すると言われています。特にがんの進行について何らかの自覚症状がある患者は、今後自分はどのようになっていくのか、予後に対する漠然とした不安、死そのものに対する恐怖など、心理的な反応として現れてくることが多いようです。

さらに夜間帯は、暗闇と静けさの中で孤独感や恐怖感が増し、さまざまな喪失体験や身体的苦痛から解放されず、考え悩み、抑うつ状態やせん妄状態になりやすいです。これらが入眠できない原因となり、不眠に陥りやすいのです。

❹環境要因

入院、病室、同室者との関係、治療なども不眠の原因となります。

❺薬剤性要因

コルチコステロイド（糖質コルチコイド製剤）、抗悪性腫瘍薬、利尿薬などの薬物が不眠の原因

となることがあります。

(2) 睡眠の評価

外見上、患者がよく入眠しているようにみえても、朝になると「眠れなかった」と訴えがあったり、逆に睡眠が浅いようにみえても、熟眠感を得られていることもあります。まずは、患者の主観をありのまま受け止め、それを優先することが大切です。その上で、入眠困難、中途覚醒、早朝覚醒など、患者自身から睡眠パターン（表2-3-1）を詳しく聴くようにすることで、睡眠状態の評価が容易になります。

そして、各勤務のスタッフが情報共有できるように、患者の睡眠状態を表などにして、睡眠の評価を行います。「眠れない→薬物投与」ではなく、患者を総合的にとらえながら原因のアセスメントをすることが重要です。その上で、薬物の使用を検討していきます。睡眠状態が総合的に評価できると、薬物などの調整が比較的しやすくなります。

(3) 薬物の使い方

❶ 入眠困難、いわゆる寝つきが悪いタイプ

半減期の短い薬物を使用します（超短時間型睡眠導入薬：ゾルピデム酒石酸塩［マイスリー®］、トリアゾラム［ハルシオン®］／短時間作用型：ブロチゾラム［レンドルミン®］など）。

❷ 中途覚醒

中間作用型の薬物を使用します（フルニトラゼパム［ロヒプノール®、サイレース®］など）。

表2-3-1 ● 睡眠のパターン

入眠困難	就床から入眠までの時間が30分以上延長するもの
中途覚醒	夜間に30分以上目が覚め、その後なかなか寝つけないもの
早朝覚醒	希望時刻よりも早く目が覚めるもの
熟眠困難	睡眠時間は十分であるにもかかわらず、深く眠った感覚がないもの

(4) すでに処方されている薬物の工夫

コルチコステロイドのように投与時間帯の考慮が必要なものは、朝1回または朝・昼の2回投与にします。利尿薬も朝1回投与にします。

患者の反応によって薬物の有効性を評価していくことが大切です。特に高齢者や身体疾患を合併している患者では、せん妄や転倒を誘発するリスクが高いため、注意が必要です。

ケアのポイント

終末期がん患者は、症状の進行に伴い、今まで自分でできていた何気ない身の回りのことができなくなっていくことを徐々に自覚します。また、「食べられない＝体力がなくなる＝死が近づく」と感じる患者は少なくありません。

がんによる身体的・精神的な症状が単独で現れることはまれであり、さまざまな原因が重なり合って症状が出現します。患者の全人的苦痛を理解し、可能な範囲での消灯前のケアと環境の調整を行うことを心がけます。

疼痛部位のマッサージや冷・温罨法、下肢マッサージや保温など、患者と相談しながら、入眠前の習慣をつくるなど、工夫をしましょう。患者の思いをありのまま受け止め、理解しようとする姿勢を示し続けることが大切です。

【参考文献】

1) Twycross, R., 他著，武田文和監訳：トワイクロス先生のがん患者の症状マネジメント，第2版，医学書院，p.210-211，2010.
2) 日本総合病院精神医学会がん対策委員会監修：精神腫瘍学クリニカルエッセンス，新樹会創造出版，p.59-65，2012.
3) 木澤義之，他編：3ステップ実践緩和ケア，青海社，p.94-95，2013.
4) 恒藤 暁・岡本禎晃：緩和ケア エッセンシャルドラッグ，医学書院，p.78-79，2008.

精神症状とケア 2

不安

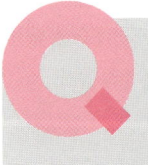

> **Q** がんに対する積極的な治療が終了の時期を迎えている患者が、「病気が悪くなっているようで、この先どうなるのか不安で仕方がないです」と不安を訴えています。どのように対応したらよいでしょうか。

　不安とは、不確実な脅威に対する心理反応で、不快な感情です。恐怖とは異なり、特定の対象はなく、未知のものや新しい経験・体験に先立って起こります。

　不安は、すべての人が日常的にたびたび経験する感情ですが、不安・恐怖・軽度の抑うつ症状はがん患者の精神症状の中でも最も一般的なものと言えます。がんは生命を脅かす疾患であるため、がんに罹患することそのものが、患者にとって大きな脅威となります。

　がんの疑いがあると言われた時から、精密検査・検査結果から診断を受ける過程で、患者は大きな不安を抱きます。自分の病気を知り、予後不良であることを認識している患者には、さらに症状の経過や今後の見通しの不確かさに対する不安や、死に対する恐怖が現れてきます。しかし、時間経過の中で不安は徐々に落ち着いていくことも多いようです。

評価の視点と根拠

　不安反応は、表2-3-2に示すように情緒的反応、行動的反応、生理的反応の三つに分類できます。がん患者は、身体症状の中でも疼痛と不安が特に深く関連することが示されており、精神的な安定を図るためにも、ペインコントロールは重要です。

　不安のレベルは軽度からパニックまであります。通常の不安と病的な不安を区別するポイントを表2-3-3に示します。

　患者の不安の状況をアセスメントする上で、観察や質問にだけとらわれたり集中してしまうと、患者の不安をさらに助長させてしまうことがあるので、十分な配慮が必要です。

表2-3-2 ● 不安反応の分類

情緒的反応	個人的な経験についての主観的な訴え ・憂うつな気分、自信のなさ、無力感、絶望感、自責感、落ち着きのない感じ、著しい悲哀など
行動的反応	不安によって精神的、知的機能が影響を受けることで生じる反応であり、不安への防御反応としての行動も含まれる ・多弁、無口、話題の変化のしやすさ、表情の変化、まとまりや一貫性のなさ、ひきこもりなど
生理的反応	自律神経を通して起こってくる身体的な反応 ・脈拍や呼吸回数の増加、胸内苦悶、動悸、冷汗、口腔内の乾燥感、筋緊張、食欲低下、頻尿、不眠、疲労など

表2-3-3 ● 通常の不安と病的な不安を区別するポイント

① 脅威の程度に対して、通常予測されるよりも著しく強い不安症状が出現している場合
② 時間が経過しても不安が軽減しない場合
③ 指示されても行動できないパニック発作など、強い症状が出現する場合
④ 誤った信念を持っている場合（すぐに死んでしまうなど）
⑤ 日常生活に支障をきたす場合

（日本総合病院精神医学会がん対策委員会監修：精神腫瘍学クリニカルエッセンス，新樹会創造出版，p.67，2012)

ケアのポイント

(1) 支持的精神療法

基本的には、不安の原因を知り、アセスメントして支持的精神療法（支持的関わり）を行い、患者の訴えに耳を傾け、肯定的に支えることが必要です。

具体的には、その場から逃げることなく、患者のサインを受け止める力と、その場に居続ける勇気を持つことが大切です。看護師が、何か言葉を返さなければと思い、あいまいに返事をしてしまったり、患者の言葉や反応にあわてて全く違った話題に切り替えてしまったりすることは、患者の感情を無視してしまうことにつながるため、十分注意が必要です。

言葉そのものではなく患者の感情に焦点を当て、「○○と思うくらいつらいのですね」と話してみたり、また、状況によっては、看護師自身もどうにもできない思いを正直に伝えた上で、患者のつらい気持ちを理解したいことを話してみます。周囲の環境を整え、つらい思いを吐き出せるようにゆっくりとした態度で接し、患者の抱える状況を受け止めるように努めましょう。

質問の事例の患者は、「この先どうなるのか不安で仕方がない」と言い、漠然とした不安を募らせているため、具体的に不安に感じていることに焦点を当て、思いを表出しやすいようにゆっくり関わることが大切です。もちろん個々の患者の状況をみながら、今後予想される経過を伝えたり、緩和医療で苦痛症状の軽減を図れる可能性もあることなど、正しい情報や知識をわかりやすく提供することも重要です。これにより不安が軽減されることも多いのです。

(2) 薬物療法

不安症状に対する抗不安薬としては、短時間作用型～中間作用型のベンゾジアゼピン系薬であるアルプラゾラム（ソラナックス®）やロラゼパム（ワイパックス®）が処方されることが多いです。

ただし、高齢者や身体機能の低下した患者の場合は薬物代謝機能が低下しているため、抗不安薬は短時間作用型のものであっても、眠気やふらつき、せん妄の出現などの副作用に注意しながら、言動や歩行時の様子を経過観察することが必要です。

【参考文献】
1) 日本総合病院精神医学会がん対策委員会監修：精神腫瘍学クリニカルエッセンス，新樹会創造出版，p.66-68，2012.
2) Twycross, R., 他著，武田文和監訳：トワイクロス先生のがん患者の症状マネジメント，第2版，医学書院，p.193-200，2010.

精神症状とケア 3

抑うつ・希死念慮

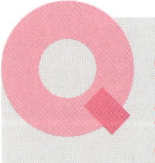

> **Q** 受診時にすでに終末期の状態と説明されて入院した患者ですが、うつ症状がひどく、ほとんど会話ができません。「生きていても仕方がない。死んでしまいたい」とふさぎ込んでいるため、本人がどのようなケアを望んでいるのかも聞き出せない状況です。このような場合、どのようにアプローチしたらよいでしょうか。

抑うつと希死念慮について

(1) 抑うつ

　一般的に「抑うつ」とは、漠然とした恐れの感情およびその状態が続くことを示します。不安、恐怖、軽度の抑うつは、がん患者の精神症状の中で最も一般的なものです。進行がん患者では、5〜15％が病的な抑うつを発生すると言われています。

　これらは、心理的ストレスのために生じた心因性・反応性の症状で、その最大のストレッサーは「がん」という診断そのものであることが多いようです。さまざまな状況に対して悲しんだり、落ち込んだりすることは通常の反応ですが、これに加えて、医師から「がんに対する積極的な治療は困難である」と説明されれば、自分の死に対する恐怖などに襲われ、心理的なストレスは医療者にも計り知れないものがあります。

　しかし、一般的に抑うつ状態にある患者からは訴えが少なく、医療者がその抑うつ状態に気づかないことも多いようです。がんによる苦痛症状のマネジメントに困難をきたす背景には、抑うつが隠れていることがあります。抑うつ症状は、進行がん患者の疾患への適切な反応であり、不安や恐怖の表出があっても、医療者は「抑うつ的になっても仕方がない」と考えがちになり、抑うつ状態を過小評価しやすいとも言われています。

　また、患者は日々煩雑な業務に追われている看護師に対し、自分の感情を表出しにくいと感じる場面も多いようです。だからこそ、この抑うつ状態を見逃さないように、日々の関わりの中で、患者の少しの様子の変化でもキャッチしていくことが重要なのです。

(2) 希死念慮

　希死念慮とは、自ら死にたいと願い、あれこれと思いをめぐらすことを言います。終末期がん患者にはまれではなく、10〜20％程度みられるとも言われています。

　終末期の場合は、なかなか緩和されない身体的な苦痛などや、先がみえない不安、希望のなさ、絶望感などが希死念慮を促進させている可能性があります。また、せん妄状態がそうさせている可能性もあるため、せん妄の有無を必ず確認しましょう。

　「もう生きる希望がない」「死にたい」という

表現は、必ずしも「終わりにしたい」「自殺したい」ということではなく、「それほどつらい」という希望のなさの表れと考えられます。

評価の視点と根拠

(1) 抑うつ

患者のふだんの様子と何か違いを感じたり、さらに抑うつ状態を疑ったら、まず医療チーム内で患者の情報を共有し、スクリーニングをしてみましょう。

自記式評価尺度には、HADS（Hospital Anxiety and Depression Scale：不安・抑うつ測定尺度）や「気持ちのつらさと生活支障の寒暖計」（図2-3-1）などがあります。「気持ちのつらさと生活支障の寒暖計」は、確定診断を目的としたものではありません。患者の苦痛症状の緩和を図りながら、経過をみて、精神科医や精神看護専門看護師、臨床心理士などの専門家へ相談し、援助を求めます。

抑うつによって患者の未完成な仕事を片づけることが妨げられることがあるので、抑うつの診断をすることは重要です。しかし、症状には日内変動があり、医師の回診の時間帯には患者の気分がよいこともあるため、終末期の患者に関しては、抑うつによる身体症状ががんによる身体症状と重なり合い、抑うつの診断が困難な場合もあります。

(2) 希死念慮

精神症状（抑うつ状態［うつ病、適応障害］、絶望感、せん妄）および身体症状（緩和されない痛み、耐えがたい苦痛、身のおきどころのないつらさ、倦怠感）、社会的要因（役割喪失、家族からの支援の乏しさ）をアセスメントします。患者の「死にたい」という表現の背景に存在する苦痛を知り、日常の中のケアに結びつけることを意識しましょう。

薬物療法

抑うつ状態の患者に処方される抗うつ薬には、双極性障害の改善に適応があるとされているオランザピン（ジプレキサ®）、選択的セロトニン再取り込み阻害薬（SSRI）のパロキセチン塩酸塩水和物（パキシル®）などがあります。

抗うつ薬の副作用として、便秘や口渇、排尿困難などが高頻度で現れます。副作用対策として、薬物の投与開始とともに排便コントロールをしたり、できるだけ少量から投与を開始して、患者の状態をみながら適宜漸増していくことなどが必要です。

患者には、抗うつ薬の効果が現れるまでに数日～2週間ほど要することや、副作用について具体的に説明しておくことが大切です。

ケアのポイント

(1) 抑うつ

患者に気持ちのつらさなどを聞く前に、まず日常生活上の困り事や気がかり、食欲、睡眠状態などについてたずねましょう。これによって、医療者が気にかけていることが伝わり、気持ちを表出できるきっかけになります。その上で、「最近、気持ちがふさぐようなことが続いていませんか」「以前興味があったことや、楽しめていたことができなくなっていませんか」などとたずねてみましょう。

❶患者とともに同じ時間を過ごす

患者の抑うつの状況によっては、しばしば会話にならないこともあります。まず、「少しそばにいさせていただいてもよろしいでしょうか」などと声をかけます。

状況理解をより深めるために、患者とともに同じ時間・空間を過ごすことを試みましょう。マッサージなどのケアをしながらでもよいですが、沈黙が続くと、看護師はその場にいること

■こころの状態

①この1週間の気持ちのつらさを平均して、最もあてはまる数字に○をつけてください。

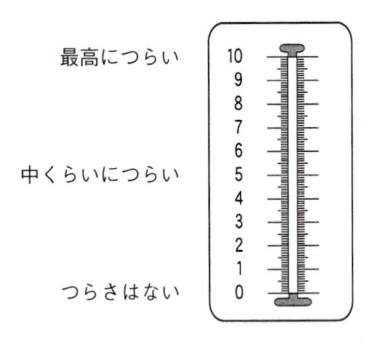

最高につらい　10
　　　　　　　9
　　　　　　　8
　　　　　　　7
　　　　　　　6
中くらいにつらい　5
　　　　　　　4
　　　　　　　3
　　　　　　　2
　　　　　　　1
つらさはない　0

（気持ちのつらさの寒暖計）

②その気持ちのつらさのために、この1週間どの程度、日常生活に支障がありましたか？

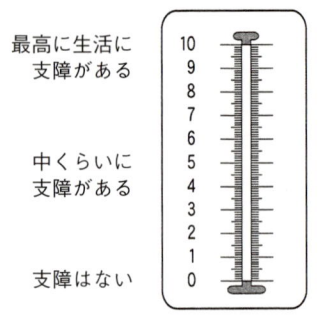

最高に生活に　10
支障がある　　9
　　　　　　　8
　　　　　　　7
　　　　　　　6
中くらいに　　5
支障がある　　4
　　　　　　　3
　　　　　　　2
　　　　　　　1
支障はない　　0

（支障の寒暖計）

「つらさの寒暖計」≧4点かつ「支障の寒暖計」≧3点の場合、抑うつの可能性があります。
- 「お気持ちがつらいようですね」と患者に話し「カウンセラーや、精神科医もいっしょに診察していますが、診察を希望されますか」と聞いて、了解が得られれば、緩和ケアチーム精神科医（　　　）まで連絡ください。
- 精神科受診に抵抗があるときや、不眠があるときには、「夜、眠れるようにくすりの調整をしてもらいましょう」などと提案してください。

図2-3-1 ● 気持ちのつらさと生活支障の寒暖計

(Akizuki, N., et al. : Development of an Impact Thermometer for use in combination with the Distress Thermometer as a brief screening tool for adjustment disorders and/or major depression in cancer patients, J Pain Symptom Manage, 29 (1), p.91-99, 2005)

につらさを感じるかもしれません。このような時は、「今はそばにいないほうがよろしいでしょうか」と患者に率直にたずね、患者が「構わない」などと言ってくれたり、拒否するような言動がなければ、そのまま継続してもよいと考えてよいでしょう。沈黙を避けるために、つい看護師が話しすぎたり、質問攻めにしないように心がけることが重要です。

❷医療者の思いを伝える

医療者は、患者の精神心理面についてたずねることについて、「こんなことを聞いていいのだろうか」と躊躇する傾向にあります。しかし、評価尺度を用いたスクリーニングをする前に「私たちは○○さんをもっと理解したいと思っています。何か私たちにできることがあれば、お手伝いさせてください」など、医療者が評価尺度を活用する意図をきちんと伝えると、比較的スムーズに進めることができるようです。医療者の思いをしっかり伝えることで、患者との距離に変化がみられたり、信頼関係を構築するきっかけになることもあります。

(2) 希死念慮

まず、患者の希死念慮について、避けることなく、積極的に医療チーム内で話し合うことが重要です。

患者の不安や疑問を解消することを第一に考えるよりも、患者が「自分のこのつらさをわか

ってもらえた」と実感できるような関わり（支持的精神療法［患者の心理を支えていく方法］）を持ちましょう。ポイントを以下に示します。
①安易な励ましや説明、説得など、医療者の価値観を押しつけるのではなく、患者の言葉に耳を傾け、ありのままを受け止める。
②患者が「死」について語ることを、そばにいる医療者が避けない。避けること自体が患者の苦悩や孤独感をより深いものにしてしまう可能性がある。
③医療スタッフには、患者の苦悩を受け止めて、必要なケアにつなげ、患者を見守る姿勢が必要である。
④医療者が受け止めた苦痛に関して、患者に伝え、その苦痛が少しでも緩和できるように努力することを伝える。

*

「死」を語る患者と向き合うことは、医療者も感情を揺さぶられ、非常につらい状況になることがあります。担当看護師だけがこのことに悩み関わるのでは、状況は改善されないことも多いものです。患者の状況をチーム内で理解しようと取り組むことが重要です。

【参考文献】
1）木澤義之，他編：3ステップ実践緩和ケア，青海社，p.164，2013.
2）Twycross, R., 他著，武田文和監訳：トワイクロス先生のがん患者の症状マネジメント，第2版，医学書院，p.200-208，2010.
3）緩和ケア研修会：緩和ケア研修会プレゼンテーション資料 2013年2月版，M-7a 気持ちのつらさ．http://www.jspm-peace.jp/support/pdfdownload.php
4）ナーシング・トゥデイ編集部編：一般病棟でもできる！終末期がん患者の緩和ケア，第2版，日本看護協会出版会，2009.
5）日本総合病院精神医学会がん対策委員会監修：精神腫瘍学クリニカルエッセンス，新樹会創造出版，p.75-87，2012.

精神症状とケア 4

せん妄・混乱

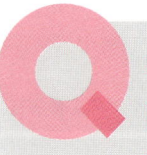

> **Q** 夜中にたびたびせん妄になり、他の患者を起こしてしまったり、興奮して騒ぎ出す患者がいます。このような患者にはどのように対応したらよいでしょうか。

せん妄とは

せん妄とは、軽度から中等度の意識混濁に、幻覚、妄想、興奮などのさまざまな精神症状を伴う特殊な意識障害と定義されています。せん妄は、急性・一過性の脳機能不全に基づくものであり、通常は可逆的で1～2週間で徐々に改善してきますが、遷延すると慢性の器質性脳症候群に移行しやすいとされています。

全身状態の悪い高齢者が入院などの環境の変化をきっかけに発症することが多いようですが、治療を適切に行えば症状が改善するところが認知症との違いです。がん患者だからといって、せん妄は不可逆的ではありません。脱水や感染症、薬剤性などによるせん妄は、原因を取り除くことにより回復する可能性が高いです。

せん妄には「過活動性」と「低活動性」がありますが、「せん妄＝精神運動の興奮を伴う」と認識されやすく、過活動性せん妄のほうが問題視されがちになります。低活動性せん妄は、行動が目立たないため、見逃されやすい傾向にあります。しかし、患者にとっては苦痛な体験であることを忘れてはいけません。

終末期がん患者におけるせん妄の発症率は20～40％と推定され、死期が近づくにつれて80～90％にまで頻度があがるとの報告もあります。

低活動性せん妄とうつ病の鑑別

せん妄とうつ病は、見当識障害の有無を確認することで鑑別することができます。せん妄の鑑別診断は重要であるにもかかわらず、患者の注意力が障害されているため、本人からの十分な病歴の聴取やさまざまな身体的所見の把握がしにくいと言えます。よって、家族からの情報等も含め、系統立てた鑑別が必要です[1]。

せん妄とうつ病の鑑別のポイントを以下に示します。

❶意識障害の有無

せん妄は意識障害が必発しますが、うつ病は気分障害で、基本的に意識は清明です。

❷症状出現が強くなる時間帯の有無

せん妄は夜間に出現することが多く、うつ病は比較的午前中に症状が強いことが多いようです。

❸症状の日内変動の有無

せん妄は症状の日内変動を伴いますが、うつ病はそれほどではありません。

せん妄のタイプ

せん妄には表2-3-4に示すように三つのタイプがあり、それぞれ特徴があります。それらを把握することによって、他疾患との鑑別やせん妄を疑う判断材料にもなります。せん妄と認知症の比較を表2-3-5に示します。

せん妄の診断基準はいくつかありますが、臨床で使用する場合はConfusion Assessment Method（COM）（表2-3-6）が使いやすいと言われています。表2-3-6の①②は必須項目で、これに加えて③または④のいずれかを満たせば、せん妄状態と判断します[1]。ただし、個々のさまざまな臨床症状が重なり合って上記の状況になっているため、診断を最優先せず、原因や要因などを検索していくことが重要です。

臨死期のせん妄

臨死期のがん患者に起こるせん妄の原因の多くには複数の要因が絡んでいるので、原因を特定することは難しいです。特に、死亡前48時間以内では、不可逆的な状況を呈する場合があります。原因の治療は困難であり、病状も進行していることから、対症療法が中心になります。

せん妄の原因の同定

治療により回復の可能性が高いせん妄の原因（表2-3-7）を確実に同定し、対応することが大切です。オピオイドによるせん妄の場合は、同時に代謝産物の蓄積が重なることが多いため、水分補給もいっしょに行います[1]。

表2-3-4 ● せん妄のタイプ

タイプ	せん妄	認知症
過活動型	興奮、幻覚、妄想、不眠など	・興奮、過活動が主体 ・夜間徘徊、転倒、点滴抜去などがあり、時に抑制が必要
低活動型	無表情、無気力、傾眠など	・低活動ではあるが、意識障害、内的不穏は持続している ・うつ病や不眠症と誤診しやすい
混合型	過活動型と低活動型の症状が混在	・上記二つの特徴が混在するため、「せん妄＝興奮」と考えていると混乱しやすい

表2-3-5 ● せん妄と認知症の比較

臨床症状	せん妄	認知症
発症の仕方	急激	緩徐
経過と持続	数日～数週間	永続的
初発症状	錯覚、幻覚、妄想、興奮	記憶力低下
日内変動	夜間に変化	なし
環境要因	関係する場合が多い	なし

表2-3-6 ● Confusion Assessment Method（COM）

①急性発症と症状の動揺　③思考の散乱
②注意力の欠如　　　　　④意識レベルの変化

①②は必発。これに加えて③または④のいずれかを満たせば、せん妄状態と判断する。

表2-3-7 ● 回復の可能性が高いせん妄の原因

・脱水　　・高カルシウム血症　　・感染
・薬剤性（オピオイド、向精神薬）

（日本総合病院精神医学会がん対策委員会監修：精神腫瘍学クリニカルエッセンス, 新樹会創造出版, p.93, 2012.）

薬物療法[1]

(1) 内服が可能な場合

❶ ハロペリドール（セレネース®）
1日1回眠前1錠（1.5mg）、0.5〜2mgから開始します。

❷ リスペリドン（リスパダール®）
1日1回眠前1mg（1mL）、0.5〜2mgから開始します。活性代謝産物が腎排泄のため、腎機能障害がある患者には投与量を減量します。

❸ オランザピン（ジプレキサ®）
1日1回眠前1錠（2.5mg）、2.5〜5mgから開始します。口腔内崩壊錠があり、嚥下が困難な患者でも投与が可能です。

❹ クエチアピン（セロクエル®）
1日1回眠前1錠（25mg）を用います。比較的鎮静作用が強いのですが、半減期が短く、作用が残りにくいと言われています。せん妄のリスクの高い不眠（特に高齢者の不眠）に対して用いられる場合もあります。

(2) 内服困難な場合

❶ ハロペリドール（セレネース®）
1日1回眠前に1A（5mg）＋生理食塩水50mLを使用します。

(3) 抗精神病薬単剤で精神運動興奮が改善しない場合

抗精神病薬を使用しても睡眠覚醒リズムが回復しない場合は、ベンゾジアゼピン系の薬物（フルニトラゼパム［ロヒプノール®］）、またはミダゾラム［ドルミカム®］）を併用します。いずれも、せん妄の遷延を予防するために必要最少量を用います。

(4) 興奮が著しく、他の方法がない場合

興奮が著しく、他の方法がない場合は、やむを得ずフェノチアジン系向精神薬を用いることがあります。クロルプロマジン塩酸塩（コントミン®）1A（10mg）＋生理食塩水50〜100mLを少量から開始し、漸増します。フェノチアジン系向精神薬は抗コリン作用があり、せん妄の増悪を招くことがあるため、使用効果を繰り返し評価する必要があります。

各精神症状に対する薬物療法は、あくまでも筆者が臨床の中で経験したものをもとにした内容です。患者個々の病状等により個人差は大きいと思われます。薬物療法は、医師を中心に医療チームでその効果をアセスメントしていくことが重要です。

(5) 経静脈路からの投与が困難な場合

経静脈路からの投与が困難な場合は、持続皮下注射を使用します。この場合は、患者が無意識のうちにラインを抜去しないように、できるだけ手の届かない部位に留置しましょう。

せん妄に対する主なケア

(1) 昼夜のリズムの調整

朝はカーテンを開けて部屋に日の光を入れ、日中の覚醒を促します。散歩やリハビリテーションなど、軽い運動を取り入れるとよいでしょう。

(2) 見当識低下への支援

患者が使い慣れた時計や、日にちが見やすいカレンダーを設置します。視力の低下や難聴がある場合は、メガネや補聴器の使用を勧めます。家族に、患者が自宅で見慣れたものや使い慣れたものを持参するように協力を依頼するとよいでしょう。

夜間は、覚醒時不安にならない程度に薄明かりにし、明るさを調整します。

(3) 安全への配慮

せん妄になると転倒や転落など危険な行動を起こしやすいため、コードや点滴ラインなどは可能な範囲で整理し、必要最小限にします。また、患者のADLに合わせて離床センサーなどを使用するとよいでしょう。

身体抑制を行うと、活動性が低下したり、焦燥感が高まったり、興奮状態になることがあるため、極力避けるようにしてください。

(4) 穏やかな対応

過活動性せん妄の患者に興奮や激しい行動がみられると、看護師も声が大きくなりがちで、対応に大変苦労することがあります。一人の看護師だけがこの現状を抱えるのではなく、医療チーム内でいっしょに考えていく姿勢が重要です。また、患者への対応姿勢もある程度統一しておくことが大切です。

(5) 患者・家族のケア

せん妄は意識障害であり、患者は症状の改善後にそのことをおぼえていないことが多いようです。しかし、せん妄はとても不快なものであり、後にそのことを家族から伝えられたりするとつらい思いをすることがあります。患者の気持ちを思いやり、自尊心を維持できるように配慮した関わりが必要です。

また、そばで見ている家族もつらい経験をし、別人のようになった患者にひどく動揺することがあります。家族に「せん妄はがんの進行が原因で起こっているのであって、ストレスや心が弱くて混乱しているのではない」ということをわかりやすく説明します。また、患者にとって効果的なケアの方法を伝えたり、時に家族がそばを離れて休めるような配慮が必要です。

【引用文献】
1) 日本総合病院精神医学会がん対策委員会監修：精神腫瘍学クリニカルエッセンス，新樹会創造出版，p.88 - 104，2012.

【参考文献】
1) Twycross, R., 他著，武田文和監訳：トワイクロス先生のがん患者の症状マネジメント，第2版，医学書院，p.214 - 218，2010.
2) 上村恵一：症状の違い，看護技術，59(5)，p.29 - 83，2013.
3) 青木美和・荒尾晴惠：看取りの時期のせん妄ケア，がん看護，18(7)，p.703 - 705，2013.

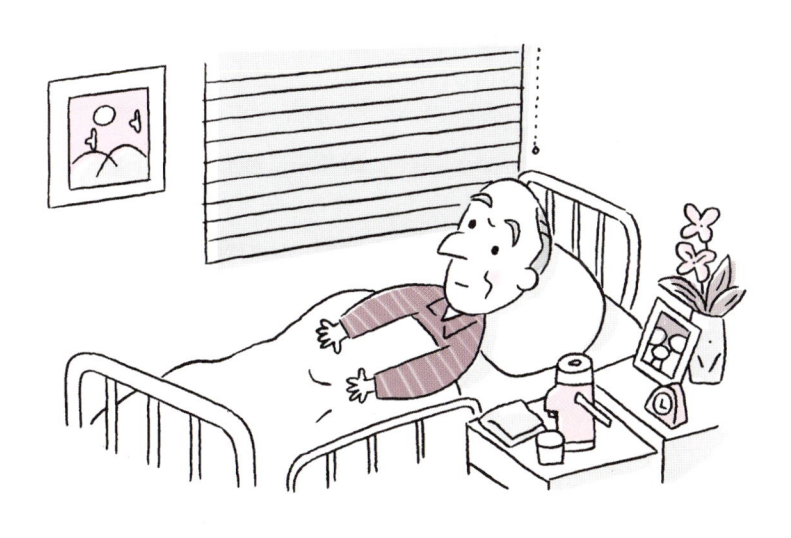

精神症状とケア 5

スピリチュアルな痛み

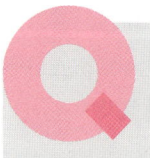

> **Q** 「予後があと3カ月と言われたからもう諦めているよ。何もしたくない」と、ケアのすべてを拒否するようになった患者に対して、どのように接したらよいでしょうか。

　人は死を前にした時、何を思い、考えるのでしょうか。がん患者は、さまざまな心身の苦悩に苛まれています。死を目前に、「なぜ、こんな病気になったのか」「なぜ、こんな苦しみを味わわねばならないのか」「なぜ、私が？」など、生きている意味や自分の存在価値を見失う苦悩が、スピリチュアルペイン（霊的苦痛）です。

　これには、たぶん明確な答えはないのだと思います。それは人間の根源的な苦悩であり、患者自身の価値観そのものであり、他者に解決できるものではないのです。私たち看護師にできることは、答えを探して提示することではなく、最大限の関心を寄せ、患者の個別性を理解すること、そして、患者自身が今の自分自身の存在意味や生きる意味を見出していくことです。

評価の視点と根拠

　まず、スピリチュアルペインの概念的枠組みを紹介します[1]。

(1) 関係性に由来する苦痛
❶ さみしさ
　「誰もわかってくれない」「大切な人といっしょにいたい」など
❷ 家族の準備
　「自分の死後、子どもたちはしっかり成長できるだろうか」など
❸ 人間関係による葛藤
　「別れた妻に会いたい」「あの人に謝りたい」など

(2) 自律性に由来する苦痛
❶ 身体的コントロール感の喪失
　「何もできない」「もう一人ではトイレには行けない」など
❷ 認知的コントロール感の喪失
　「しっかりしていたい」「自分のことは自分で決めたい」など
❸ 将来に対するコントロール感の喪失
　「この先どのように苦しむのか」など
❹ 同一性の喪失（役割、楽しみ、自分らしさの喪失）
　「何の役にも立たない」「楽しみが全くない」「こんなのは自分ではない」など

(3) 関係性と自律性に由来する苦痛
❶ 負担

「迷惑をかけたくない」「苦しむところはみせたくない」など

(4) 時間性に由来する苦痛
❶ 重要なことが未完成であること

「仕事の引き継ぎをしておきたい」「相続をしておきたい」など

❷ 心の準備、死の不安

「死ぬのが怖い」「死にたくない」「もっと生きたい」など

❸ 希望のなさ

「何の希望もない」「何をしたらよいのかわからない」など

ケアのポイント

(1) 共感しながら方向をみつけていく

スピリチュアルペインの概念的枠組みを踏まえた対応をすることがポイントです。

否定的な対応や無理な励ましをしてはいけません。「どうして何もしたくないのですか」「諦めないでがんばりましょう」などと言うのは、その時点でコミュニケーションが途絶えてしまう可能性があります。

患者がケアを拒否しているととらえるより、「何もしたくない」という気持ちになっている理由がどこにあるのか、予後3カ月という時間がどのような意味を持つのかに注目していきましょう。

そして、コミュニケーションスキル、特に傾聴の技術によって患者の感情に焦点を当てながら、患者の不安・心情に共感していくことが大切です（p.159「話を聴く方法・傾聴」参照）。

共感しながら、言葉の背景にある不安や心情をアセスメントします。アセスメントによって患者の不安や心の訴えが明確化され、その関係性や、自律性のものなのか、時間性のものなのか、両者が混在しているのか、などを判断することによって、ケアの方向性をみつけていくことが重要です。

(2) 具体的な対応例

質問の事例の患者への対応について考えてみましょう。

❶ 最初の対応

「予後があと3カ月と言われたからもう諦めているよ。何もしたくない」と言う患者に対して、まず以下のような対応をしてみます。

①そこに感情がみえて涙しているのであれば、「涙が出るほどつらいんですね」「3カ月と言われて諦めているのですね。もう何もしたくないと思っているのですね」などと、感情や

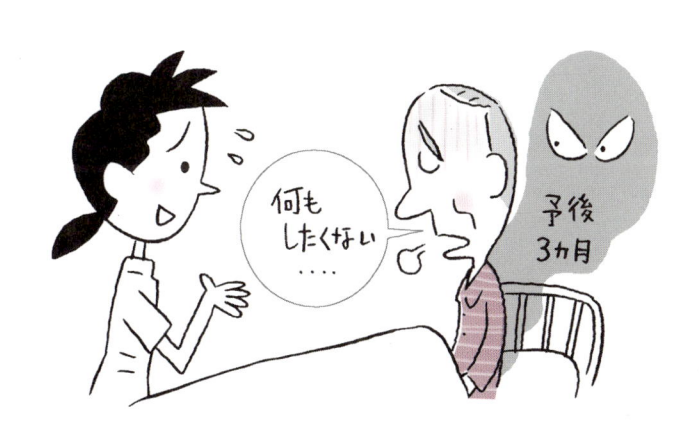

言葉の内容を反復することによって、患者の心情に共感するようにする。

②患者の表情や言葉の反応をみながら反復を繰り返し、内容を深め、明確化していく。この時、「もう少し、聴かせてもらえますか」などの開かれた質問（open-ended-question）は有効で、コミュニケーションを促進させる場合が多い。

❷患者の反応の分析

その結果、例えば、「もうこんなに動けない。一人じゃ、何もできない。迷惑をかけて生きていくのは意味がない。こんな状況がどれくらい続くのかと先生に聞いたら……。もう、何もしたくない」という不安や心情が明確化されたとします。これらはスピリチュアルペインの枠組みの中の自律性に由来する苦痛であり、「コントロール感の喪失」と概念化されます。

❸ケアの方向性の決定

「コントロール感の喪失」に対するケアの方向性として、以下の方法があげられます。

①喪失の最小化

患者は動けなくなってはいるけれども、現状でできることはないかを確認し、強化していくことが喪失の最小化につながります。私たち看護師は、患者のセルフケアが低下していくと、できないことばかりに注目し、介助や代行のしすぎによって患者本来のセルフケア能力を逆に低下させてしまうことがあります。「できにくいこと」は「できないこと」ではなく、工夫すればできることが多く残されていると考えることが重要です。

②悲嘆の表出の促進

同時に並行して、時間はかかっても工夫や見守りをしながら悲嘆の表出を促進することもケアの一つです。

③新しい方法の探索

行為そのものができなくなったとしても、新たな方法として、患者自身が指示・依頼するという方法によって意思決定するという認知的コントロールもセルフケア能力であり、自律性を維持・促進することにつながる場合があります。

＊

多くの患者はスピリチュアルメッセージを発信しています。そして、スピリチュアルケアは、日々のケアの中にあるのです。

看護師は、患者の言葉の背景にある心の訴えを見極めることが求められます。時間だけではなく、ケアの姿勢そのものが問われていることを忘れてはなりません。

【引用文献】

1）森田達也，他：緩和ケア―霊的・実存的苦痛に対するケア．「精神科治療学」編集委員会編：精神科リエゾンガイドライン，精神科治療学，19（増刊），p.267-274，2004．

【参考文献】

1）村田久行：スピリチュアルケアを学ばれる方へ．臨牀看護，30（7），p.1025-1029，2004．
2）小澤竹俊：スピリチュアルケアの理論的なアプローチ．臨牀看護，30（7），p.1076-1086，2004．
3）恒藤暁，他：スピリチュアルケアの展望．ターミナルケア，10（2），2000．

精神症状とケア 6

希望を支える

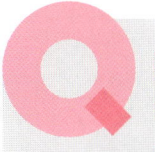

> **Q** 緩和ケア病棟に入ってみたら、症状が楽になり、患者が「やはりがんの治療をしてほしい」と言うようになりました。どのように対処すればよいでしょうか。

がん患者は、常に現実的な「死」と向かい合いながら今を生きています。キューブラー・ロス（Kübler-Ross, E.）は「死にゆく患者の心理プロセス」として、「否認」「怒り」「取り引き」「抑うつ」「受容」の5段階があると述べています（図2-3-2）。しかしながら、すべての患者にその段階が訪れるわけではなく、死に直面した人の心は一定方向ではありません。さまざまな心理状態が交錯し、揺れ動く中で、根底にあるのは「希望」なのです。

特に終末期がん患者の希望は「非現実的」と思われることも少なくはありません。「明日、目が覚めれば、きっとよくなっている」「このまま生き続ければ、がんが治る薬ができるかもしれない」などという言葉を聞くこともあります。実際にホスピス・緩和ケア病棟に入ってくる患者は「死を待つところ」「諦め」だけではなく、それぞれの生きる希望を持ち、見出そうと闘っています。その希望を、私たち看護師は支えることが必要なのです。

評価の視点と根拠

患者は、良好な症状マネジメントによって、希望や期待が変化します。看護師は、「病気が治ったわけではない」「これからの時間を大事にしてほしい」と、現実的に考えることが多いものです。しかし患者は、「治りたい」「生きたい」という思いが強く現れてきます。

現実と希望の差を埋めるには、患者の体験や言葉の背景にある苦悩と葛藤に寄り添い、理解しようとする姿勢から始まる、と考えます。そして、検討し、現実的にすり合わせをしながら対応することが求められるのです。

質問の事例の患者のように、緩和ケア病棟に入ってみたら症状が楽になり、「やはりがんの治療をしてほしい」と言う患者の「希望」を支えるために、私たち看護師は何を考え、何をすればよいのか考えてみましょう。

(1) 否定や安易な肯定はしない

「積極的治療はできないと聞いていないのですか」「無理だと思います」という返事はしないことです。現実を無理に押しつけないことが重要なのです。

しかし、「きっとできます。がんばりましょう」という対応は、期待だけを持たせることになり、結果的に信頼を失うことにつながる場合があります。

「非現実的」だと思われることでも、「症状が落ち着いたことで治療ができるかもしれないと思っているのですね」「そうなるとよいですね」

希望を支える　153

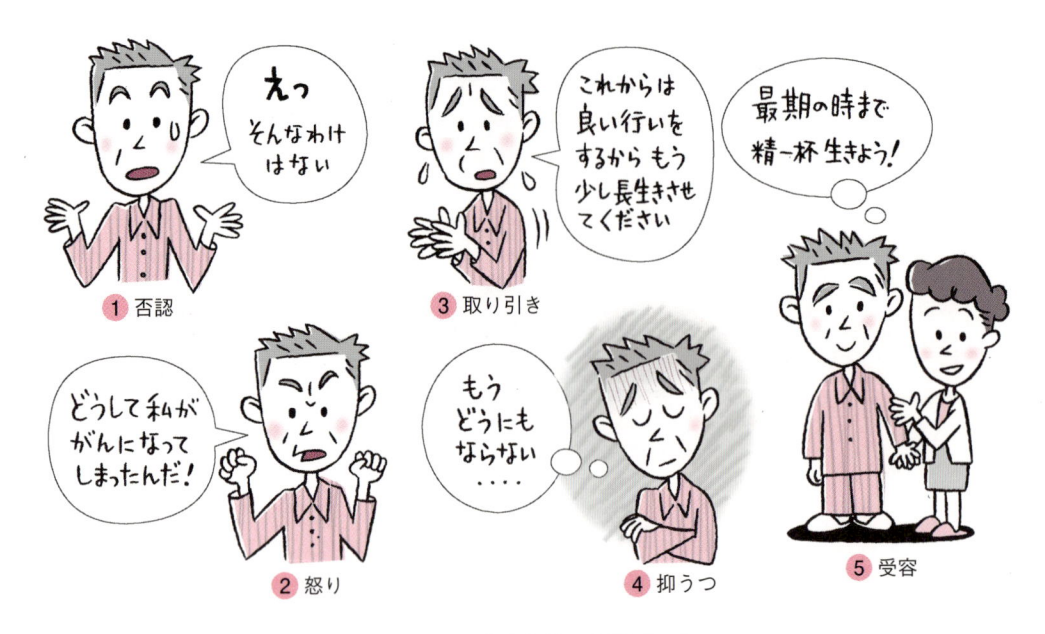

図2-3-2 ● 死にゆく患者の心理プロセス

（Kübler-Ross, E.）

という、理解的態度で聴くようにしましょう。

(2) 患者の認識を聴く（確認する）

開かれた質問（open-ended-question）をし、病気に関する患者の理解度と現状とのギャップを確認します。「今までの経過や現状について、医師からどのように聞かれているのか、教えていただいてもよいですか」というような言い方がよいでしょう。その際、あまり調査的にならないように気をつけます。

患者の病気の始まりから今までの闘病体験を知ることも大切です。

また、「あの時、化学療法をしていれば」とか、「あの時の説明では納得していなかった」「もっと治療ができるはずであった」などという、さまざまな体験も聴いておきましょう。患者は闘病体験での無念さや悔しさなどの感情があり、心残りになっている場合があるのです。

そして、患者のコーピングスタイル（対処行動）を把握します。「今までは諦めたことなどない」「自分が努力すれば、必ず結果がついてきた」など、患者がこれまで困難な問題にどう対処してきたかを理解するようにします。

また、患者が自分の病状や生命予後に対して「否認」しているかどうか、注意して確認します。「こんなはずはない」「一般病棟で、きちんと診てくれなかったから治らなかった」「やっとこれで手術に向かうことができる」など、否認を続けている場合があるのです。

(3) 患者の希望の可能性について、もう一度医療チームで検討する

患者の希望について、現実的に可能であるかどうか、もう一度医療チームで検討してください。緩和ケア病棟に入ったのだから化学療法などはもう行う時期ではないと決めつけるのではなく、病態を把握し、少しでも可能性があるのであればセカンドオピニオンをもらうなど、専門家に相談してください。

(4) 家族との情報共有と、話し合いをする

家族の感情表出を促し、心情や不安を聴くこ

とも大切です。患者の状況に対する家族の認識、受け止め方を確認してください。

また、家族の希望を確認し、患者とのずれも確かめます。

(5) 患者の認識に合わせて情報を提供する（家族も含めて）

患者の認識を確認した上で、患者の感情や思いを十分に表出させ、傾聴します。その後、患者の希望の可能性の有無、治療のメリットとデメリットについて説明します。

患者が否認し続けるような場合には、説明を何度も繰り返すのではなく、仮定法を使うとよいでしょう。「もし、よい方向や結果につながらなかったら、ということを考えたことはありますか」などというような声かけをしながら、反応をみて認識の変化を確認します。

看護師にとって重要なのは、患者が体験を重ねていくことで自ら認識が変わっていくことを「待つ姿勢」でいることです。

(6) 達成可能な目標を共有していく

これからも十分な症状マネジメントをしていく保証をするのも大切です。「治す」という希望から、「病気とうまく付き合っていく」という考え方もあることを伝えましょう。

「治る」という目標から、その日その時にできる目標を模索し、達成できるように支援します。例えば、入浴、車いすでの散歩、外泊など、現在の病状や今後に予測されることを考慮した目標が求められます。

ケアのポイント

希望を支えるということは、嘘やごまかしではありません。患者の価値観や個別性を尊重し、結果を求めることよりも、プロセスを大切にし寄り添うことです。

患者に寄り添うということは、現実を患者の希望に近づける努力をすることで、それが希望を支えることにつながります。そして、患者がそのプロセスの中で、自ら希望を変化させていくものなのです。

「実は私も無理ではないかと思ったが、もう一度可能性について聞きたかったし、確認したかった」という患者の言葉を聞いたことがあります。答えを急ぐのではなく、患者・家族とともに立ち止まって考える時間や関わりが必要なのです。

【参考文献】
1) Kübler-Ross, E. 著，鈴木 晶訳：死ぬ瞬間―死とその過程について，読売新聞社，1971.
2) Buckman, R. 著，上竹正躬訳：死にゆく人と何を話すか，メヂカルフレンド社，1990.
3) 「精神科治療学」編集委員会編：精神科リエゾンガイドライン，精神科治療学，19（増刊），2004.

精神症状とケア 7

バッドニュースを伝える

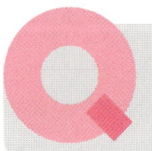

> **Q** 悪い情報（バッドニュース）を患者に伝える時は、どのようなことに配慮したらよいでしょうか。

　バッドニュース（悪い情報）とは、「悲観的に患者の将来を変える知らせ」[1]のことです。その情報（悪さ）の衝撃の度合いは、患者の期待と現状とのギャップの大きさによって決まります。

　インフォームド・コンセントの広がりとともに、悪い情報も伝えることが最もよいことと位置づけられ、患者・家族の状況など考慮されないままに行われていることが多いのが現状です。その中で看護師は、告知などさまざまなバッドニュースを伝える場面に遭遇しています。しかし、バッドニュースは医師から伝えられることが多いため、ほとんどの看護師は記録者や形だけの同席者にとどまっていて、看護師本来の役割を果たせないでいるのではないでしょうか。患者・家族が望んでいる看護師の役割は、「医師とのパイプ役や、心配事の相談に乗ってくれること」[2]などがあると思われます。

　本項では、告知などのバッドニュースを伝えられる患者・家族に対する看護師の役割について考えてみます。

評価の視点と根拠

　バッドニュースを告げる時の方法として、SPIKES（表2-3-8）やSHARE（表2-3-9）があります。ともに医師が患者に重要なことを伝える時に使われる方法です。

　特にSHAREは、わが国で開発された悪い知らせを伝える際のコミュニケーションを実践するための態度や行動を示しています。2007年度から、厚生労働省委託事業として医療研修推進財団によってSHAREを用いたコミュニケーション技術研修会が全国で開催されています。

　では、バッドニュースを伝える時、看護師はどのような役割を果たすことがよいのでしょうか。例として、明日、患者・家族に重要な面談があるという情報があった時の面談前後の看護師の役割について考えてみます。

(1) 面談前の準備

　以下の点についてできる限り確認し、主治医に情報提供しておくことが重要です。
①面談の内容を主治医に確認する。
②面談の参加者を確認する。重要な家族が参加できるように連絡をとってもらう（一人よりも、息子、娘など複数の人が参加することが望ましい）。
③患者・家族の現状の認識を確認する（希望や期待について聞いておく）。

表2-3-8 ● SPIKESプロトコール

Setting（設定）：話す内容にふさわしい場所や時間を用意する
Perception（認識）：今の状態をどのように思っているのか、何を心配しているのかを知る
Invitation（確認）：患者がどれくらい知りたいか、何のために知りたいのかを確認する
Knowledge（情報提供）：情報を提供する
Empathy & Exploration（共感と探索）：相手の感情に気づく
Summary & Strategy（要約と対策）：話し合ったことを要約し、戦略を示す

表2-3-9 ● SHAREプロトコール

Supportive environment：環境をつくる
How to deliver the bad news：悪い知らせを伝える
Additional information：付加的な情報を伝える
Reassurance and Emotional support：安心感を伝え、気持ちに配慮する

④患者・家族の心配事を確認する。

(2) 面談時

面談時の看護師の役割を以下に示します。
①面談室などを手配し、プライバシーに配慮する。時間は、お互いが急がなくてもよいように、時間的な余裕をもって設定する（急な場合はこの限りではない）。
②面談には、できる限り状況を理解した看護師が同席する。
③面談内容を「記録」するだけでなく、患者・家族の表情や感情、理解度に焦点を当てて参加する。患者・家族の認識や不安、希望などの前情報があれば、その後の支援の方向性が具体的にみえてくる。
④患者が質問や発言をしやすくなるようなコーディネートをする。
⑤面談の終わりに、看護師のほうから、「今の説明でわかりにくいところはないですか」「奥さまは今の説明で、治療法について心配だとおっしゃっていましたが、○○さんはいかがですか」「最後にもう一度聞いておきたいことはないですか」などとたずねる。患者・家族の表情や言動を気にしながら、理解を促進させることも大切な役割である。

(3) 面談後

面談後の看護師の役割を以下に示します。
①患者・家族が医師から受けた説明をどう理解したか確認し、必要ならば補足説明を行う。
②患者の衝撃を和らげるように、感情の表出を促し、共感する。
③家族の衝撃を和らげるように、感情の表出を促す（家族は患者の前では感情を押し殺していることがあるので、家族だけで話す場面をつくることも重要）。
④ともに考え協力していくことを保証する。
⑤情報の共有を医療チーム全体で行う（記録やカンファレンスなど）。

ケアのポイント

(1) SPIKES・SHAREの実践

医師からの面談は、いつもSPIKES・SHAREが実践されるわけではなく、逆に実践されていることは少ないかもしれません。それならば、私たち看護師は、医師がSPIKES・SHAREを実践できるように上記のような役割を果たしたり配慮することによって、患者・家族が事実を受け入れ、次に向かう自らの力を取り戻すことを支援することができると考えます。

また、看護の場面においても患者にバッドニュースを伝えなければならない場面があります。例えば、患者の骨折のリスクが非常に高くなり、自力でトイレに行くことを断念しなければならないような時に、看護師がSPIKES・SHAREを実践することで、ケアのすり合わせが可能になる場合があります。

(2) 密接なコミュニケーション

　バッドニュースが伝えられる前から、看護の役割は始まっています。また、伝える時、伝えられた後、患者・家族は不安と緊張状態で、「衝撃」と「絶望」を覚えるものです。一度伝えればよいというわけではなく、患者・家族の認識に合わせた働きかけをする必要があります。

　そして、衝撃や絶望を意欲や希望につなげるには、患者の個別性や価値観を尊重した関わりが求められます。専門知識も必要ですが、密接なコミュニケーションが最も重要なのです。

　一般病棟においては急性期患者も多く、時間的な余裕や継続した関わりは難しい時があるかもしれません。しかし、個人では困難なことも、同じ目的を持っている仲間と、患者・家族のニーズに応えていけるように医療チームとして関わっていくことが重要です。

【引用文献】
1) Buckman, R.著，恒藤 暁監訳：真実を伝える―コミュニケーション技術と精神的援助の指針，診断と治療社，2000.
2) 厚生省大臣官房統計情報部編：働き盛りのがん死―患者家族の声と統計，南江堂，1994.

【参考文献】
1) 本家好文・田村恵子編：がんを伝える，ターミナルケア，13(3)，2003.
2) 高宮有介・吉田智美編：ギアチェンジ―治療から緩和ケア中心に移るとき，ターミナルケア，11(3)，2001.
3) 向山雄人，他監修・訳：がん症状緩和の実際，No.1，ASCO公式カリキュラム，ヘスコインターナショナル，2002.

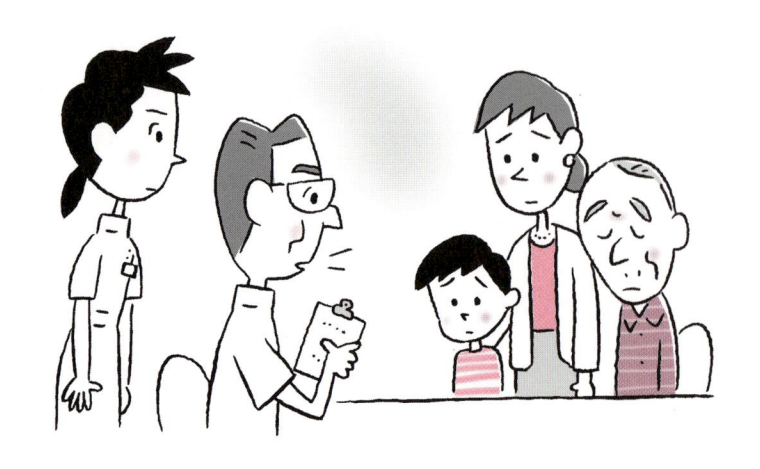

精神症状とケア ⑧

話を聴く方法・傾聴

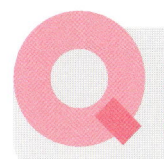

> **Q** 身の回りのことが日々できなくなっていく患者に対して、どのように声をかけ、話を聴いていったらよいでしょうか。

　私たち看護師の重要な役割の一つに、患者の日常性の維持、つまり日常生活ができるように援助することがあります。がん患者は時に、喪失体験を連続的に経験します。特に、今まで普通にできていたことができなくなるという喪失感は、多くの患者が経験するものです。一方、なくしたものを再獲得するということは、疾患の進行や時間的に難しいことがほとんどです。この状況に対して、看護師はどうしたらよいか考えてみましょう。

評価の視点と根拠

　患者の話を聴き、患者の内在力を発掘・開発しましょう。
　ここで「きく」とは、「聞く」ではなく「聴く」なのです。「聴」の字をみると、耳と目と心の字が入っています。まさに、耳と目と心で、相手に気持ちを集中して話を聴くということです。

ケアのポイント

(1) 話を聴く

　まず、ベッドサイドに座ることが大切です。目線を同じにすることで、患者は威圧感を感じることなく、対等な人間関係ができ、看護師を近くに感じることができます。また、座るということは、「私はここにいます。話を聴きます」というメッセージになります。
　一般病棟では、時間の余裕がないでしょう。だからこそ、「話を聴く」ことを意識的にすることが必要です。たとえ5分でも座って話を聴くことが、話を聴くというメッセージを伝える上で重要です。患者は看護師が忙しいことを知っているので、「今、私は20分の時間があります。よかったらお話をお聴きしていいですか」と、時間の保証を伝えてから話を聴くと、さらに効果的です。
　しかし、このように声をかけても、話をしてくれるかどうかは患者との人間関係が構築できているかどうかによります。看護師自身が患者に対してどれだけ関心を持って関わっているかによるのです。「あの患者さん、最近元気がない。どうしたんだろう……」と気遣う気持ちがあれば、その気持ちは必ず相手に伝わります。「あなたのことを気にかけていますから、どうぞ遠慮なく言ってください」というメッセージを日々の関わりの中で持ち続けることが必要です。逆に、そのような気持ちがないところには、「話を聴く」というケアは生まれないでしょう。相手を気遣う心があるかが重要なのです。
　具体的には、「最近お元気がないようにみえますが、いかがですか。今どのように感じてお

られますか。よかったらお話ししてくださいませんか」と声をかけてみてはどうでしょうか。

この言葉かけは、「私はあなたのことを気にかけています。何かあなたのお手伝いができないかと思っています」というメッセージを示しています。患者-看護師の関係性は、何かをしてあげるという関係ではなく、パートナーシップだと思います。主人公はあくまでも患者であり、家族は共演者で、看護師は黒衣を務めます。

患者自身がどうしたいのか、どうなりたいのかという目標を引き出し、その目標に向かって支援することが、看護師を含めた医療者の役割です。そのために、患者の「話を聴く」ということが、ケアを提供する上での重要な鍵となります。

(2) 内在力の発掘・開発

例えば、脊椎に転移をきたしたため下半身麻痺になった患者がいるとします。患者は歩けなくなり、体位を変えることも一人では難しく、食事・排泄などの日常生活に助けが必要となります。今まで意識せずに普通にできていたことができなくなるという喪失感が生じるでしょう。しかし、歩けるようになることは難しい状況です。失ってしまった「歩行する」ということにこだわることも認めつつ、今持っている力に焦点を当て、その力を引き出したり強化したりすることが重要です。

質問の事例の患者で考えると、下半身は麻痺状態になっても、できることはたくさんあります。上肢が動かせます。思考するということもできます。話すこともできます。したがって、上肢の筋肉を強化すれば、体位交換を全面介助から部分介助にすることができます。そうした体験によって、患者は自分でできるという感覚を取り戻し、「何もできない自分」から「まだできる自分」に気づくことができ、自己コントロール感や自己効力感（セルフエフィカシー）につながります。

また、希望を見出せるような関わりも重要です。「おいしくごはんが食べられた」「お風呂がとても気持ちよかった」「散歩ができた」など、日常生活の中に患者にとっては大きな喜びにつながるものがあり、それが明日への希望になります。看護師がその場にいていっしょに喜ぶことも、患者にとって大きな精神的な支えとなり、患者のケアとなります。

*

私たち看護師にできることは、患者といっしょに悩み、考え、目標を決め、その目標が達成できるような方法をいっしょに考えることです。この「いっしょに」というところが最大のケアではないでしょうか。

看護はプロセスです。結果を重視するのではなく、その結果を導き出していくプロセスにどのように関わるかが大切です。

看護師は医療・看護に関しての専門的な情報を持っています。患者は、自分の情報（患者自身の苦痛、どのように生きていきたいかという人生設計、持っている能力、できること）を持っています。これらの双方の情報をすり合わせ、コミュニケーションを通して一つの目標が導き出され、達成できるようにしていくことがケアです。看護師の役目は、あくまでも患者が、その人らしい生活が実現できる方法に向かっていけるように支援することではないでしょうか。

【精神症状とケア】 9

チーム
コンサルテーション

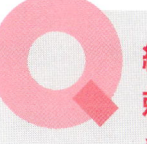

> 緩和ケアチームにせん妄患者のコンサルテーション（相談）を依頼し、薬物の選択・使用方法やケアのポイントのアドバイスを受けましたが、患者の状態はなかなか改善しません。そのうち、他の病棟看護師から「緩和ケアチームに頼んでもよくならない」「もっと私たちの代わりに緩和ケアを行ってほしい」という不満が聞かれ始めました。このような時、病棟看護師は緩和ケアチームとどのように協働すればよいでしょうか。

評価の視点と根拠

(1) 精神症状とコンサルテーション

がん患者の抱える精神症状は、適応障害、うつ病、せん妄などが代表的[1]ですが、多くの看護師がその対応に苦慮しているのではないでしょうか。なぜならば、患者自身にとって苦痛な症状だけではなく、危険行動による事故、家族の精神的苦痛、治療選択などに関する患者の意思決定の障害、入院の長期化など、援助する看護ケアが非常に幅広くなるからです。また、改善可能だと判断し、治療を行っていても、急な病態の進行で亡くなるケースも少なくなく、ケアの方針が立てにくいこともあるでしょう。

コンサルテーションの目的は、コンサルティー（相談者）がコンサルテーション（相談）を通じて自身の力で問題解決をしていく援助[2]をしていくことです。しかし、質問の事例のように、コンサルテーションしても症状が改善しない場合、病棟看護師の「もっと症状を緩和したい」という思いが、緩和ケアチームへの不満や直接ケアへの期待につながることがあります。これは、コンサルテーション（相談）という概念が看護師全体に浸透しきれていないのと同時に、緩和ケアチームとの協働や役割分担が具体化されていない可能性があるためと考えられます。

質問の事例のような場合に、病棟看護師が緩和ケアチームにコンサルテーションする前後に行っておくべきことをまず整理し、そこから、病棟看護師がせん妄患者の対応について緩和ケアチームとどのように協働すればよいかについて、具体的に考えてみます。

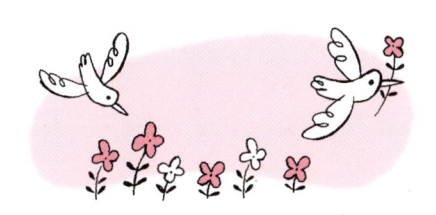

ケアのポイント

(1) 緩和ケアチームに依頼する前に行うこと

❶せん妄の可能性があることを看護師間で情報共有し、医師に報告する

病棟看護師全体が、せん妄の可能性を共有していることが重要です。例えば、一部の病棟看護師がせん妄とアセスメントしても、看護師全体がせん妄とアセスメントしているとは限らず、逆に見落している場合も多いものです[3]。患者に関わる看護師全員がせん妄の可能性を共有していなければ、ケア方法にばらつきが生じる原因になります。

また、せん妄は医学的な診断が必要になるので、なるべく早くに医師に報告する必要があります。例えば、報告の遅れによって、薬物などが医師の指示変更に反映されず、不眠時・不穏時に向精神薬ではなく、ベンゾジアゼピンなどの睡眠薬が継続され、結果としてせん妄を増悪させてしまう可能性があるからです(せん妄の病態については、p.146「せん妄・混乱」参照)。

❷治療目標を踏まえた看護目標を立案する

医師にせん妄の原因と治療目標を確認します。なぜならば、せん妄の原因に対する治療目標によって、看護目標が変わるからです。例えば、改善可能と判断される場合は、車いすの乗車を勧めるなど、「生活リズムをつけるためのケア」を促進します。

しかし、改善の見込みが少ない終末期せん妄であれば、無理に生活リズムをつけるのではなく、ある程度ウトウトしていても、苦痛の少ない範囲で「快としてのケア」にとどめるなど、具体的なケア方法が変わってきます。

日々の患者の状態を観察し、患者に最善と考えられるケアが統一して行われるように、看護計画を立案していることが重要です。

❸緩和ケアチームに依頼する問題を具体化する

病棟で行われている看護計画を実施・評価して、緩和ケアチームに依頼する内容を整理します。相談は、せん妄の評価を含めた薬物の選択・使用方法なのか、患者ケアの方法なのか、あるいは家族へのケアなのかなど、具体的にしておきます。例えば、「せん妄の相談」だけでなく、「せん妄に対する薬物使用のタイミングと効果判定について」や「せん妄を見守る家族への心理的サポート」を緩和ケアチームに依頼するなど、具体化しておくとよいでしょう。

(2) 緩和ケアチームに依頼した後に行うこと

❶相談内容の整理と役割分担を行う

緩和ケアチームと相談内容の評価や対応について相談した後、お互いの役割分担を行います。特に、病棟看護師と緩和ケアチーム看護師の役割分担は重要です。なぜならば、緩和ケアチーム看護師が看護実践を行いすぎると、病棟看護師が日々の観察やケアをおろそかにする可能性があるからです。主体は病棟看護師であり、緩和ケアチーム看護師の役割は、病棟看護師のサポートを行うことです。

ただし、せん妄患者の対応は、ケアする側の心身の疲弊や困難感が強いので、十分に話し合って役割を分担します。例えば、緩和ケアチーム看護師に定期的に患者ラウンドを依頼するけれども、その日の担当看護師が患者のケア方法をよく知っている場合は看護師との情報交換にする、新人や患者を受け持つ機会の少ない看護師の場合は看護実践をいっしょに行うなど、病棟のニーズに合わせて提案してもよいでしょう。

❷病棟看護師の窓口を決める

緩和ケアチームと協働する際は、ある程度窓口となる病棟看護師が決まっていることが望ましいでしょう。日々変化する患者の全体を把握

している看護師からの情報が、有効な治療やケアにつながるからです。例えば、リンクナースやプライマリーナース、チームのリーダーなどがあげられます。特に、せん妄の対応の際は、病態だけでなく、家族情報を含めた患者の全体像をとらえている病棟看護師の存在が必要となります。

❸ 緩和ケアチームとカンファレンスを行う

患者の状態変化があり、治療方針が変更になる場合には、緩和ケアチームにカンファレスを提案します。例えば、終末期せん妄と判断した場合に、改善の可能性の有無や治療方針、ケアの方針などを、患者に関わる医療スタッフで総合的に評価することが重要だからです。

また、倫理的な問題や意思決定に関する支援なども緩和ケアチームの役割の一つなので、カンファレンスなどで話し合ってもよいでしょう。

❹ 緩和ケアチームの直接ケア

緩和ケアチームが直接ケアをしたとしても、せん妄が改善されるとは限りません[4]。患者・家族が慣れ親しんでいる病棟看護師のほうが、安心感からケアにつながることも多くあります。

緩和ケアチームの役割は、直接ケアだけではなく、治療やケアの目標を設定するための専門的な視点の支援です。すなわち、医師、病棟看護師が緩和ケアチームを活用して、いかに自分たちのスキルを向上させ、治療やケアにつなげられるかだと考えます。

*

がん患者の精神症状は、病状の進行や痛みなどの身体要因も重なり、複雑です。個人の知識・技術が不可欠ですが、それ以上にチームの力が求められます。チームの力は、個人でみえなかった問題や複雑な問題を整理することが可能になります。

チームの力を最大限に発揮するためには、患者・家族に関わる医療スタッフがお互いの役割を知るために、十分に話し合うことが大切だと言えるでしょう。

【引用文献】

1) Akechi, T., et al. : Psychiatric disorders in cancer patients : Descriptive analysis of 1721 psychiatric refferals at two Japanese cancer center hospitals, Jpn J Clin Oncol, 31 (5), p.188－194, 2001.
2) パトリシア・R・アンダーウッド著, 南 裕子監修：看護理論の臨床活用, 日本看護協会出版会, p.162, 2003.
3) Inouye, S.K., et al. : Nurses' recognition of delirium and its symptoms : comparison of nurse and researcher ratings, Arch Intern Med, 161 (20), p.2467－2473, 2001.
4) Morita, T., et al. : Palliative care team : the first year audit in Japan, J Pain Symptom Manage, 29 (5), p.458－465, 2005.

【参考文献】

1) 一瀬邦弘, 他監修：せん妄―すぐに見つけて！すぐに対応！, 照林社, 2002.
2) Miyajima, K., et al. : Symptoms overlooked in hospitalized cancer patients : Impact of concurrent symptoms on overlooked by nurses, Palliat Support Care, 12 (2), p.95－100, 2014.
3) Nakazawa, Y., et al. : The palliative care knowledge test (PCKT) : reliability and validity of an instrument to measure palliative care knowledge among health professionals, Palliat Med, 23 (8), p.754－766, 2009.
4) Nakazawa, Y., et al. : The palliative care self-reported practices scale (PCPS) and the palliative care difficulties scale (PCDS) : reliability and validity of two scales evaluating self-reported practices and difficulties experienced in palliative care by health professionals, J Palliat Med, 13 (4), p.427－437, 2010.

臨死期のケア 1

予後予測とケアの方向性

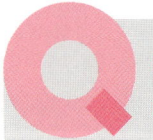

> **Q** 終末期で緩和医療目的で入院している患者の具合が急に悪くなりました。予後をどう判断すればよいのでしょうか。

終末期の患者に病状や症状の変化があった場合、予後を予測して予防的に苦痛を緩和することや、余命について考えていくことが、患者・家族のQOLを高めるために重要です。

予後を予測することは、終末期におけるさまざまな意思決定の場面や、それぞれの時期に適切なケアを提供していくためにも重要な判断材料になると言えます。

評価の視点と根拠

終末期で症状の変化やADLの低下が認められるような時期においては、生命予後を予測し、適切な治療方針を決定することが重要です。行われる検査、治療、処置などの医療行為は何を目的にしているのか、それらによるメリットやデメリットは何か、患者・家族は何を希望しているのかについて十分に考慮し、医療チーム全

表2-4-1 ● Palliative Performance Scale（PPS）

	起居	活動と症状	ADL	経口摂取	意識レベル
100	100%起居している	正常の活動・仕事が可能　症状なし	自立	正常	清明
90		正常の活動が可能　いくらかの症状がある			
80		何らかの症状はあるが、正常の活動が可能		正常もしくは減少	
70	ほとんど起居している	明らかな症状があり、通常の仕事や業務が困難			
60		明らかな症状があり、趣味や家事を行うことが困難	時に介助		清明もしくは混乱
50	ほとんど坐位もしくは臥床	著明な症状があり、どんな仕事もすることが困難	しばしば介助		
40	ほとんど臥床	著明な症状があり、ほとんどの行動が制限される	ほとんど介助		清明もしくは傾眠±混乱
30	常に臥床	著明な症状があり、いかなる活動も行うことができない	全介助		
20				数口以下	
10				マウスケアのみ	

(Anderson, F., et al.: Palliative Performance Scale (PPS): a new tool, J Palliat Care, 12 (1), p.5-11, 1996)

表2-4-2 ● Palliative Prognostic Index (PPI)

Palliative Performance Scale	10〜20	4.0
	30〜50	2.5
	≧60	0
経口摂取[*1]	著明に減少（数口以下）	2.5
	中程度減少（減少しているが数口よりは多い）	1.0
	正常	0
浮腫	あり	1.0
安静時の呼吸困難	あり	3.5
せん妄	あり[*2]	4.0

[*1] 消化管閉塞のために高カロリー輸液を受けている場合は「正常」とする。
[*2] 薬剤が単独の原因となっているもの、臓器障害に伴わないものは除外する。

得点が6より大きい場合、3週間以内に死亡する確率は、感度80％、特異度85％、陽性反応適中度71％、陰性反応適中度90％。

(Morita, T., et al. : The Palliative Prognostic Index : a scoring system for survival prediction of terminally ill cancer patients, Support Care Cancer, 7 (3), p.128−133, 1999)

体で検討していきます。

(1) 予後予測因子

これまでの研究から、低いADL水準、安静時呼吸困難、死前喘鳴、食欲不振、嚥下困難、口渇、全身倦怠感、浮腫、口内炎、発熱、せん妄を認めた者では、ない者に比べて有意に生命予後が不良であったことが明らかになっています。

また、低いPalliative Performance Scale (PPS)（表2-4-1)、安静時呼吸困難、食欲不振、浮腫、せん妄が独立した予後予測因子として抽出された、と報告されています[1]。

(2) 予後予測ツール

臨床現場では、予後を予測する簡便な方法として、臨床医による予測が用いられています（臨床的予後予測）。また、これまでの研究をもとに緩和医療の患者を対象に開発された予後予測ツールもあり、その妥当性が検証されてきています。予後予測因子の研究結果をもとに開発されたPalliative Prognostic Index (PPI) を表2-4-2に、Palliative Prognostic Score (PaP Score) を表2-4-3に示します。

表2-4-3 ● Palliative Prognostic Score (PaP Score)

臨床的な予後の予測	1〜2週	8.5
	3〜4週	6.0
	5〜6週	4.5
	7〜10週	2.5
	11〜12週	2.0
	＞12週	0
Karnofsky Performance Scale	10〜20	2.5
	≧30	0
食欲不振	あり	1.5
呼吸困難	あり	1.0
白血球数	＞11,000	1.5
	8,501〜11,000	0.5
リンパ球%	0〜11.9%	2.5
	12〜19.9%	1.0

得点が0〜5.5、5.6〜11、11.1〜17.5の場合、30日生存確率（生存期間の95％信頼区間）は、それぞれ、＞70％（67〜87日)、30〜70％（28〜39日)、＜30％（11〜18日）。

(Maltoni, M., et al. : Successful validation of the palliative prognostic score in terminally ill cancer patients. Italian Multicenter Study Group on Palliative Care, J Symptom Manage, 17 (4), p.240−247, 1999)

ケアのポイント

予後予測してケアにあたることで、予測される苦痛のマネジメントやこれからの過ごし方に

ついて患者・家族と話し合うことが可能となります。限られた人生をその人らしく生きること、またその目標を、患者自身、そして家族、医療者が共有するためにも、予後予測は重要です。

(1) 残された時間が限られていることと直面する

病状の進行や急激なADLの低下をきっかけに、患者・家族の多くは「これからどうなるのか」という不安を抱き、そして「治療の効果が得られない」という事実と直面せざるを得なくなり、残された時間があとどれくらいなのかと考えます。

こうしたことについて患者・家族と話し合う際には、患者・家族の気持ちのつらさを理解した上で、予期悲嘆への配慮が欠かせません。急激な症状の変化やADL低下に伴い生じる今後への不安、治療の中止に伴う希望のなさや、見捨てられるのではないかという不安、死の恐怖など、患者・家族が抱える苦悩を知り、ともに受け止め、決して孤独にさせないように、ていねいなケアやコミュニケーションを継続することが、看護師には求められます。

(2) これからの過ごし方について話し合う

予後予測後は、これからどこでどう過ごすのがよいのかについて、患者・家族と話し合うことが必要です。

治療が中止となった場合、近年の病院の機能分化に伴い、療養の場の選択を患者・家族に迫る場面に遭遇することがあります。しかしながら、病状が悪化しADLが以前よりも低下した状況では、療養の場が変わることに対する患者・家族の不安や見捨てられ感が強くなることもあります。患者自身が今の体調やこれまでの家族との関係性、自分の生き方や価値観を踏まえた上で、どこでどう過ごしたいと思っているのかについて、聴いていく必要があります。

また、家族が患者に面と向かってそのような話題を持ち出せないでいることも多くあります。その背景には、話題を持ち出すことによって、暗に残された時間が少ないことを伝えてしまうのではないかと恐れていたり、患者の複雑な心情を思うと、話すことがよいことか判断がつかない、などが考えられます。看護師は、患者と家族両者の思いを汲みながら、お互いの気持ちを共有し話し合えるように、コミュニケーションを仲介することが求められます。

*

看護師は、予後予測を参考にしながら、限られた人生を生きる患者とその家族を支援できるようにケアを提供し、多職種チームで連携しながら、それぞれの時期に必要なケアをマネジメントする重要な役割を担っています。

予後が限られている状況に直面した時、患者や家族の受け止め方や反応はさまざまです。それぞれが持つ多様な死生観や生き方に理解を示し、自らの人生を生き抜いていけるように、看護師は関わる必要があります。

【引用文献】
1）濱口恵子，他編：一般病棟でできる！がん患者の看取りのケア，日本看護協会出版会，p.26，2008.

【参考文献】
1）濱口恵子，他編：一般病棟でできる！がん患者の看取りのケア，日本看護協会出版会，p.26-33，2008.
2）日本緩和医療学会緩和医療ガイドライン作成委員会編：苦痛緩和のための鎮静に関するガイドライン，金原出版，p.31，2010.

臨死期のケア 2

鎮静の適応と方法

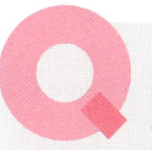

> Q 「患者の苦しそうな様子をみているとつらい」と家族から依頼されたからとか、医療の力では患者の苦痛症状を取り除くのが難しいと感じたからなど、患者本人の意思がはっきりしないまま鎮静が始められる場合が多いように感じます。鎮静はどのような状況において適応になるのでしょうか。

　わが国の緩和ケア病棟の医師105人に行われた「深い持続的鎮静の頻度と影響要因」についての質問紙調査の結果、身体的苦痛に対する深い持続的鎮静の施行頻度は、「10％以下」が41％、「10～50％」が53％、「50％以上」が6.2％であり、心理実存的苦痛に対する深い持続的鎮静の頻度は、「0％」が64％、「0.5～5％」が32％、「10％以上」が3.6％でした。鎮静の頻度に関しては、よい死に対する臨床医の考え方、生存期間に対する鎮静の影響に関する考え方、臨床医の医学的実践が影響していた、と報告されています[1]。鎮静の医学的適応を判断する場合は、ガイドラインなどが示す一定のコンセンサスを得た考えに基づいて医療チーム内で検討する必要があります。

評価の視点と根拠[2]

　「苦痛緩和のための鎮静に関するガイドライン2010年版」[2]において、鎮静とは「①苦痛緩和を目的として患者の意識を低下させる薬物を投与すること、あるいは、②苦痛緩和のために投与した薬物によって生じた意識の低下を意図的に維持すること」と定義され、表2-4-4のように分類されています。

　緩和医療の目指すところは、病状の進行に伴い出現するさまざまな苦痛を緩和し、患者・家族のQOLを可能な限り高めることにより、その人らしい生を全うできるように支援することにあります。しかしながら、看護師は、さまざまな治療やケアを提供しても緩和することが難しい耐えがたい苦痛症状（呼吸困難感、全身倦怠感、疼痛、不穏状態など）に遭遇することがあり、その場合に、苦痛緩和のための鎮静について検討がなされます。

　鎮静についての評価の視点は、①鎮静の医療者の意図、②患者・家族の意思、③相応性、すなわち苦痛緩和を目指すいくつかの選択肢の中で鎮静が相対的に最善と判断される、④鎮静の安全性、の4点です。

　持続的深い鎮静を行う要件を表2-4-5に示します。

鎮静の適応と方法について検討する際のプロセス[2]

(1) 医学的適応の検討
❶耐えがたい苦痛の存在

　「死にたいほどの苦痛がある」と患者から言

鎮静の適応と方法　167

表2-4-4 ● 鎮静の分類

鎮静様式	持続的鎮静	中止する時期をあらかじめ定めずに、意識の低下を継続して維持する鎮静
	間欠的鎮静	一定期間意識の低下をもたらした後に薬物を中止・減量して、意識の低下しない時間を確保する鎮静
鎮静水準	深い鎮静	言語的・非言語的コミュニケーションができないような、深い意識の低下をもたらす鎮静
	浅い鎮静	言語的・非言語的コミュニケーションができる程度の、軽度の意識の低下をもたらす鎮静

(日本緩和医療学会緩和医療ガイドライン作成委員会編:苦痛緩和のための鎮静に関するガイドライン2010年版, 金原出版, p.16, 2010)

表2-4-5 ● 持続的深い鎮静を行う要件

医療者の意図	①医療チームが鎮静を行う意図が苦痛緩和であることを理解している ②鎮静を行う意図(苦痛緩和)からみて相応の薬物、投与量、投与方法が選択されている
患者・家族の意思 (①かつ②)	①患者 　a 意思決定能力がある場合 　　益と害について必要な情報を提供された上での、苦痛緩和に必要な鎮静を希望する明確な意思表示がある 　b 意思決定能力がないとみなされた場合 　　患者の価値観や以前の意思表示に照らして、患者が、苦痛緩和に必要な鎮静を希望することが十分に推測できる ②(家族がいる場合には)家族の同意がある
相応性	苦痛緩和を目指す諸選択の中で、鎮静が相対的に最善と判断される。すなわち、より具体的には、 　a 耐えがたい苦痛があると判断される 　b 苦痛は、医療チームにより治療抵抗性と判断される 　c a、bの条件を満たす状況になり得るのは、通常、原疾患の増悪のために、数日から2〜3週間以内に死亡が生じると予測される場合である
安全性	①医療チームの合意がある。多職種が同席するカンファレンスを行うことが望ましい ②意思決定能力、苦痛の治療抵抗性、および予測される患者の予後について判断が困難な場合には、適切な専門家(緩和医療専門医、精神腫瘍医、精神科医、心療内科医、麻酔科医[ペインクリニック医]、腫瘍専門医、専門看護師など)にコンサルテーションすることが望ましい ③鎮静を行った医学的根拠、意思決定過程、鎮静薬の投与量・投与方法などを診療記録に記載する

(日本緩和医療学会緩和医療ガイドライン作成委員会編:苦痛緩和のための鎮静に関するガイドライン2010年版, 金原出版, p.26, 2010)

われた時には、反復の程度やその誘因などについて評価を行います。患者が苦痛を訴え、鎮静を望む場合であっても、医療チームがその状況に同意できない場合には、患者と話し合っていく必要があります。緩和医療における鎮静法は苦痛緩和を目的とした治療手段であり、積極的安楽死とは異なることを説明していきます。

❷治療抵抗性の定義と評価

①すべての治療が無効である、あるいは②患者の希望と全身状態から考えて、予測される生命予後までに有効で、かつ、合併症の危険性と侵襲を許容できる治療手段がないと考えられる場合、苦痛を治療抵抗性と評価します。

治療可能な要因について、原因治療、対処療法、苦痛に影響する要因(心理・社会的、環境

要因）それぞれについて検討する必要があります。

看護師は、苦痛のアセスメントを実施し、苦痛に影響する要因に対してケアを提示することが求められます。

❸全身状態・生命予後の評価

通常、持続的深い鎮静の対象となる患者の生命予後は数日以下です。対象患者の全身状態について、評価尺度、予後因子および臨床的に予測される予後を評価し、記載する必要があります（詳細はp.164「予後予測とケアの方向性」参照）。

(2) 患者・家族の希望の確認
❶意思決定能力の定義と評価

意思決定能力は、①自分の意思を伝えることができること、②関連する情報を理解していること、③鎮静によって生じる影響の意味を認識していること、および④選択した理由に合理性があること、をもとに判断します。

意思決定能力は、経験を十分に有する医療チームによって、そのプロセスを明記した上で評価されることが望ましいです。特に、抑うつや軽度の意識混濁は見落とされやすいですが、頻度が高く、患者の意思決定能力に影響を与え得るため、適切な評価が必要となります。

❷患者の意思と情報提供

緩和医療における鎮静の施行においては、「医療者の意図」「自律性原則」「相応性原則」は非常に重要な倫理的基盤となります。医療チームが、鎮静の目的が苦痛緩和であることを理解し、苦痛緩和のための相応の薬物、投与量、投与方法が選択されている必要があります。

自律性原則を満たすためには、①患者に意思決定能力があり、必要な情報を知らされた上での明確な意思表示があり、家族の同意があること、②患者に意思決定能力がない場合、患者の推定意思があり、家族の同意があること、の①②のいずれかの条件を満たしている必要があると言えます。

また、患者・家族に提供する情報として、検討すべき内容を以下に示します。

①全身状態：身体状況についての一般的説明、根治的な治療法がないこと、予測される状態と予後
②苦痛：緩和困難な苦痛の存在、苦痛の原因、これまで行われた治療、鎮静以外の方法で苦痛緩和が得られないと判断した根拠
③鎮静の目的：苦痛の緩和
④鎮静の方法：意識を低下させる薬物を投与すること、状況に応じて中止することができることなど
⑤鎮静が与える影響：予測される意識低下の程度、精神活動・コミュニケーション・経口摂取・生命予後に与える影響、合併症の可能性
⑥鎮静後の治療やケア：苦痛緩和のための治療やケアは継続されること、患者・家族の希望が反映されることなど
⑦鎮静を行わなかった場合に予測される状態：他の選択肢、苦痛の程度、予測される予後

❸患者に意思決定能力がない場合の意思決定過程

患者に意思決定能力がないと判断された場合、患者の価値観や以前に患者が表明していた意思に照らし合わせて、現在の状態で患者が何を希望するかについて、家族とともに慎重に検討することになります。

この際に家族に期待される役割は、患者の意思を推測することであり、家族がすべての意思決定の責任を負うわけではないことや、鎮静の意思決定については医療チームが責任を共有することを明確にする必要があります。

(3) 鎮静の開始
❶鎮静方法の選択と準備

苦痛を緩和できる範囲で、意識水準や身体機

能に与える影響が最も少ない方法を優先させ、間欠的鎮静、浅い鎮静を優先して行います。それによっても十分な効果が得られない場合に、持続的深い鎮静を行います。

ただし、患者の苦痛が強く、治療抵抗性が確実であり、死亡が数時間から数日以内に生じることが予測され、かつ、患者の希望が明らかであり、間欠的鎮静や浅い鎮静によっても苦痛が緩和されない可能性が高いと判断される場合は、持続的深い鎮静を最初に選択してもよいとされています。その際は医療チーム内で十分に検討することが必要です。

鎮静を開始するにあたっては、人工的な水分・栄養の補給や、苦痛緩和が目的でない治療について、また鎮静開始前に用いられていた薬物の調整について、意思決定する必要があります。

持続的深い鎮静を開始する前には患者・家族の気がかりへ配慮し、「これから先程お話したお薬を始めます。少しずつ眠くなってくると思います。眠くなる前にお話ししておきたい方や伝えておきたいことはありますか？」などとコミュニケーションをとりながら、患者と家族の気持ちを確認することが大切です。

❷鎮静薬の選択と鎮静の開始

鎮静に使用される薬物については、表2-4-6、表2-4-7を参照してください。オピオイドは意識を低下させる作用が弱く、薬物の蓄積で神経過敏症を生じる可能性があるため、持続的深い鎮静に用いる主たる薬物としては推奨されていません。ただし、疼痛や呼吸困難を緩和するのに有効であるため、併用で使用されます。

薬物は、原則として少量で緩徐に開始し、苦痛緩和が得られるまで投与量を徐々に増やしていきます。

表2-4-6 ● 持続的鎮静に用いられる薬物

投与薬物	開始量	投与量	投与経路	利点	欠点
ミダゾラム	投与開始量は、0.2〜1mg/時間持続皮下・静注。1.25〜2.5mgの追加投与を行ってもよい	投与量は、5〜120mg/日（通常20〜40mg/日）	静脈、皮下*	水溶性で他剤と混注できる、抗けいれん作用、短作用時間、拮抗薬が存在する、用量依存性の鎮静効果	耐性、離脱症状、奇異性反応、舌根沈下、呼吸抑制。保険適応は全身麻酔時の導入および維持、集中治療における人工呼吸中の鎮静であり、注意すること

*保険適応外の投与経路。

（日本緩和医療学会緩和医療ガイドライン作成委員会編：苦痛緩和のための鎮静に関するガイドライン2010年版，金原出版，p.40，2010）

表2-4-7 ● 間欠的鎮静に用いられる薬物

投与薬物	投与量	投与経路	利点	欠点
ミダゾラム	10〜30mg（開始量は10mg）を生理食塩液100mLに溶解し、患者の状態を観察しながら、投与量を調整する	静脈	水溶性で多剤と混注できる。抗けいれん作用、短作用時間、拮抗薬が存在する。用量依存性の鎮静効果	耐性、離脱症状、奇異性反応、舌根沈下、呼吸抑制。保険適応は全身麻酔時の導入および維持、集中治療における人工呼吸中の鎮静であり、注意すること
フルニトラゼパム	0.5〜2mgを0.5〜1時間で緩徐に点滴静注	静脈		舌根沈下、呼吸抑制

（日本緩和医療学会緩和医療ガイドライン作成委員会編：苦痛緩和のための鎮静に関するガイドライン2010年版，金原出版，p.40，2010）

ケアのポイント

緩和医療における鎮静の目的は苦痛の緩和であり、症状の緩和を積極的に図ると同時に、今後起こり得る症状について患者と積極的に話し合いながら、苦痛緩和のための鎮静法について十分に説明を行った上で、患者の意思決定を行う必要があります。

また、生命予後に考慮しながら、医療チームで慎重に医学的適応について検討することが必要です。

(1) 疼痛への対応

以下の点について、医療チーム全体で討議する必要があります。
① オピオイドが十分に増量されているか。
② オピオイドの副作用対策が適切に行われているか。
③ 鎮痛補助薬が適切に使用されているか。
④ 侵襲的な方法が考慮されるべきか否か。
⑤ 疼痛をトータルペイン(全人的苦痛)ととらえた上での十分なケアが行われているか。

また、「家族や医療スタッフがつらいから」という理由で鎮静を開始しようとしていないかについて、再度検討する必要があります。

(2) 呼吸困難・喘鳴への対応

安静時の呼吸困難の出現は、生命予後が不良であることとの関連因子の一つであり、最後の6週間には高頻度にみられるため[3]、以下の対応を行います。
① 原因病態に対して治療は可能かどうかについて、生命予後を考慮した上で、本人の希望、検査や治療のメリット・デメリットを検討して、総合的な判断を行う。
② 輸液の量について再検討する。
③ 薬物療法として、モルヒネ製剤、コルチコステロイド(糖質コルチコイド製剤)、抗不安薬などの使用について検討する。
④ 対症療法として、酸素療法、理学療法、心理的サポートなどを検討して多面的なアプローチを試みながら、患者自身がどの程度苦痛を感じているのかについて評価する。

(3) せん妄への対応

せん妄は死亡直前の終末期がん患者に多く認められ、臓器不全によるせん妄は死に至る通常の経過の一部分です[4]。しかし、原因を取り除くことができるせん妄の場合は、たとえ終末期にあっても、回復が不可能で鎮静が必要だということを意味するわけではありません。

せん妄は、治療によって可逆的であるものもありますが、不可逆的なものも多いです。終末期患者のせん妄の約2割は過活動型を呈しますが、苦痛緩和のための持続鎮静を必要とするのはその1割以下であると言われています。

せん妄に対する鎮静を検討する前に行うべき緩和ケアとして、以下のものがあります。
① 原因と治療可能性の評価:薬物、代謝性障害、感染症、低酸素血症など
② 治療目標の決定:患者が意思決定能力を失っている場合が多いため、家族からの情報などをもとに、患者が何を望んでいたのかなどについて十分に検討する。
③ 原因病態に対する治療
④ 薬物療法:標準治療薬は抗精神病薬を検討する。患者の意識を低下させずにせん妄症状を軽減することを意図とする。
⑤ 薬物療法以外のケア

以上の標準的治療を行っても効果がない場合には、持続的鎮静の適応を考慮します[4]。

(4) 心理・実存的苦痛への対応

耐えがたい苦痛の評価の視点として、不安や抑うつ、心理・実存的苦痛が単独で持続的深い鎮静の対象となる苦痛になることは例外的であ

り、適応の判断は慎重に行うべきとされています[2]。治療可能な身体的原因を検索して治療を行う、身体的機能喪失の最小化のためにリハビリテーションを行う、ソーシャルサポートの強化などのケアの検討が必要となります。

(5) 鎮静開始後のケア

鎮静開始後の評価を定期的に行うことが重要なケアとなります。評価項目は、①苦痛の程度、②意識水準、③鎮静による有害事象、④鎮静以外の苦痛緩和の手段、病態、家族の希望であり、評価の回数は、目標とする鎮静が達成されていない状態では20分間に1回以上、目標とする鎮静が達成されている状態では1日3回以上、とガイドラインで定められています[2]。

鎮静が開始された後も、患者にこれまでと同様に声をかけながら、誠実に患者の尊厳に配慮してケアを行っていきます。また、不快な症状の出現や鎮静効果の評価を、患者・家族とともに話し合いながら行います。

口腔ケア、清拭、排泄、褥瘡ケアなどに関しては、患者・家族の意思を尊重し、治療目的（苦痛緩和）からみた患者の益と害を判断基準として実施する必要があります。看護チーム内でも十分に話し合いながら、ケアを統一して関われるように配慮することが重要です。

また、心配や不安を傾聴し、コミュニケーションを継続しながら、家族の予期悲嘆や、鎮静を決定したことによる気持ちの負担や揺れに対するケアを行います。家族が患者のためにできることをいっしょに考えながら、そばにいることや声をかけることを支援していきます。

【引用文献】
1) Morita, T. : Differences in physician-reported practice in palliative sedation therapy, Support Care Cancer, 12(8), p.584 – 592, 2004.
2) 日本緩和医療学会緩和医療ガイドライン作成委員会編：苦痛緩和のための鎮静に関するガイドライン 2010年版, 金原出版, 2010.
3) 田中桂子：鎮静を考慮する前におこなうべき治療—呼吸困難・喘鳴, 緩和医療学, 4(4), p.20, 2002.
4) 森田達也：鎮静を考慮する前におこなうべき治療—せん妄, 緩和医療学, 4(4), p.25, 2002.

【参考文献】
1) 松尾直樹, 他：鎮静を考慮する前におこなうべき治療—疼痛, 緩和医療学, 4(4), p.284 – 291, 2002.

臨死期のケア 3

患者・家族への鎮静についての説明

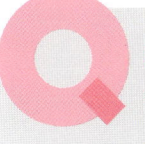

> **Q** 鎮静の必要性を家族に話しましたが、「話ができなくなるのはいやだ」と家族は鎮静を拒否しています。患者は「つらいので寝かせてほしい」と訴えます。このように家族と患者の意見が食い違った場合、どう対応したらよいでしょうか。

鎮静が医学的に適応があると医療チーム内で判断された場合でも、患者・家族の希望を確認することが大切です（p.167「鎮静の適応と方法」参照）。その際には、患者・家族に鎮静について説明を行います。

また、患者本人が鎮静を希望するときでも、家族が同意していない場合には、患者・家族間で話し合いができるように促していく必要があります。

評価の視点と根拠

鎮静の説明は、患者・家族の希望と、情報提供により生じる益と害とを十分に検討した上で、個別に判断します。

(1) 患者・家族への説明

患者・家族が知りたい場合、知りたくない場合、あるいは情報提供による害が益を上回ると予測される場合など、個別の状況に応じて、提供する情報の内容や伝え方に十分に配慮して説明を行います。また、患者・家族の意思表示が自発的であることや、一時的なものではないことを確認することも大切です。

(2) 患者と家族の意思が異なるとき

家族が患者に付き添える環境を整える、家族に十分な説明を行うなど、患者の苦痛や状態を家族が十分に理解できるように配慮した上で、患者と家族が話し合い、ともに納得できる方法を見出すことができるように支援します[1]。

家族は、苦痛がある患者を目の前にして心を痛めており、感情が高ぶり、状況を理解することが難しい場合や、患者にとって何がよいのかを冷静に判断することができない場合があります。さらにこの時期、家族にとっては、鎮静の意思決定が悲嘆や自責感を強める要因になり得ることにも配慮し、家族の精神的支援を行います。

患者と家族の意思が一致しないまま患者に意思決定能力がなくなった場合、患者の価値観や以前の意思表示から患者の意思を推測できるよう、家族を支援することが重要です。

ケアのポイント

患者と家族の意思が異なるときには、家族の立場や不安な思いに理解を示しながら、コミュニケーションをとることが大切です。

(1) 家族が鎮静を希望しない理由を聞く

家族が鎮静を希望しない場合、家族にとっても納得がいくように治療について話し合っていきたいことを伝え、鎮静を希望しない理由や心配されていることについて聴いていきます。この際には、家族の悲嘆の表出を促し、傾聴していきます。

(2) 患者の意思を共有することを勧める

家族が患者に付き添うなどそばで過ごすことができる環境などを整え、その中で話し合いができるように配慮していきます。

患者の意思や思いを聞きたいと多くの家族は考えていますが、実際に患者に直接聞くことに困難を感じている場合もあるのではないでしょうか。その場合は、看護師が患者と話をするのをいっしょに聞いてもらい、その上で家族で相談することを提案していきます。

(3) 当面の妥協案を提示する

家族の意思がまとまらず意思決定が難しい場面では、その間に患者がとても苦しそうだった場合、その時だけでも休めるように薬物を使用することや、少しウトウトさせて様子をみてみることもできることを説明し、そのような対処について相談していきます。

【引用文献】
1）日本緩和医療学会緩和医療ガイドライン作成委員会編：苦痛緩和のための鎮静に関するガイドライン2010年版，金原出版，p.37，2010.

【参考文献】
1）日本緩和医療学会緩和医療ガイドライン作成委員会編：苦痛緩和のための鎮静に関するガイドライン2010年版，金原出版，p.32 − 39，2010.
2）桑名寿美，他：セデーションの進め方．濱口恵子，他編：一般病棟でできる！がん患者の看取りのケア，日本看護協会出版会，p.135 − 137，2008.

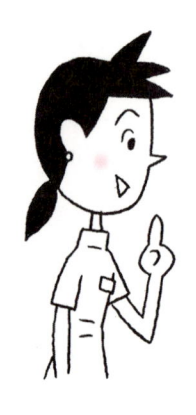

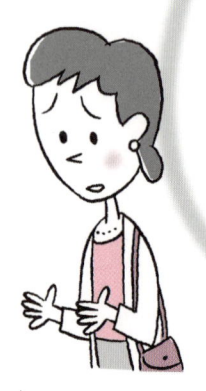

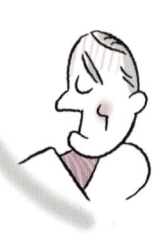

臨死期のケア 4

倫理的ジレンマに対するチームでの検討

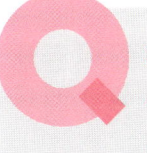

> **Q** 状態が悪くなり、経口摂取が難しくなった患者の家族が「食べられないので点滴をしてほしい」と希望しています。家族の希望に添って輸液を行おうと考える医師と、輸液は患者に苦痛を与えるのではないかと考える看護師の間で意見が分かれています。患者の意思確認が難しい場合、どのように検討すればよいでしょうか。

臨死期における輸液については次の項目で述べます。ここでは、患者や家族と医療者または医療者間で意見の相違があったときにどのように検討するかについて、考えていきます。

倫理的ジレンマとは

看護師は、医師、患者、家族、同僚など、たくさんの関係性の中で働いており、それらの間で、あるいは、それらと自分自身の価値観との間で、どちらをとるか、どうしたらよいか、迷うことに多く出会います。つまり、複数の価値がぶつかり合い、苦しい選択を迫られるのです。そのような状況を一般に倫理的ジレンマと言います[1]。

質問の事例における倫理的ジレンマは、看護師は患者にとって輸液は差し控えたほうがよいと考え、輸液を希望する家族や家族の希望に添いたいと考える医師との間で意見が分かれていることです。

評価の視点と根拠

(1) 患者と患者に関わる人々の思いと認識を確認する

❶患者の思いと認識

質問の事例では、「患者の意思確認は難しい」とあります。

2007年に厚生労働省より示された「終末期医療の決定プロセスに関するガイドライン」[2]では、終末期医療およびケアの方針の決定手続において患者の意思が確認できない場合、次のような手順により、医療・ケアチームの中で慎重な判断を行う必要がある、と記されています（表2-4-8）。

まず、患者があらかじめ事前に意思を伝えていないかどうかを確認します。伝えていない場合、「患者だったらどのように考えるか」の視点で家族と十分に話し合うことが必要かつ重要となります。患者のそれまでのプロセスを支援してきた看護師は、患者から大切にしているこ

表2-4-8 ● 終末期医療およびケアの方針の決定手続

2) 患者の意思が確認できない場合
① 家族が患者の意思を推定できる場合には、その推定意思を尊重し、患者にとっての最善の治療方針をとることを基本とする
② 家族が患者の意思を推定できない場合には、患者にとって何が最善であるかについて家族と十分に話し合い、患者にとっての最善の治療方針をとることを基本とする
③ 家族がいない場合および家族が判断を医療・ケアチームに委ねる場合には、患者にとっての最善の治療方針をとることを基本とする

(厚生労働省：終末期医療の決定プロセスに関するガイドライン，2007 より抜粋
http://www.mhlw.go.jp/shingi/2007/05/s0521-11.html)

とや価値をおいていることについて聞いているかもしれません。これも、患者の意思を推定する大切な情報となります。

❷ 家族の思いと認識

質問の事例の家族は、なぜ輸液をしてほしいと希望したのでしょうか。

「点滴をすれば患者は楽になるのではないか」
「点滴をすれば少しでも長く生きられるのではないか」
「食べられなくなって、弱っていくのを見殺しにするような気持ちになる」
「食べられない人に点滴を行うのは当然のこと」
「親戚が面会に来た時に、点滴をしていないと世間体が悪い」

など、家族の「点滴をしてほしい」という言葉の奥にある思いを聴くことが大切です。家族の思いを十分に聴き、その上で「患者だったらどう考えるか」をいっしょに考えていきましょう。

臨死期における輸液に関する情報が家族に提供されているかどうかを確認し、されていない場合には情報を提供する必要があります。

❸ 医師の思いと認識

臨死期にある患者に輸液を行う利益と不利益などについての医学的な判断を医師に確認します。そして、家族の希望に添って輸液を行おうと考えた医師の思いや考えを、対話を通して聞いてみましょう。

❹ 看護師やその他の職種のチームメンバーの思いと認識

それぞれの職種の専門職としての判断を確認します。そして、看護師の思いや考え、他の職種のチームメンバーの思いや考えを確認します。

(2) 多職種チームで情報を整理して共有し、「輸液を行うか、行わないか」について話し合う

緩和ケアに限らず、治療や医療の方針は、患者の意思だけでなく、医学的適応、患者・家族の思い、医療や保険の制度、医療者の思いなど、さまざまな要素をもとに決定していきます。多職種で話し合う際には、「輸液を行うか否か」に焦点を当てるのではなく、広い視野から多角的に話し合うことが求められます。

倫理的問題について話し合う際には、臨床倫理の4分割法（図2-4-1）を利用するのも一つの方法です。情報を整理し、ワークシートに記入することで、症例の問題点を広い視野から眺められます。また多職種間で討論する際も、討論の枠組みを提供する上で有用だと言われています[3]。

しかし、臨床倫理の4分割表を使えば、自動的に判断が導かれるというわけではありません。ある状況において一つの正しい行動を見つけ出すよりも、受け入れ可能な行動の範囲を特定し、ある行動を選択する根拠を明確に説明できることが重要です。臨床倫理の4分割表の枠組みは、そのような道筋をたどることができるように助けてくれるもの[3]なのです。

(3) チームで検討し、輸液を行う場合も行わない場合も継続して評価を行う

輸液を行っても予期した結果を達成できない

医学的適応（恩恵・無害）Medical Indications チェックポイント	患者の意向（自己決定の原則）Patient Preferences チェックポイント
1. 診断と予後 2. 治療目標の確認 3. 医学の効用とリスク 4. 無益性（futility）	1. 患者さんの判断能力 2. インフォームド・コンセント 　（コミュニケーションと信頼関係） 3. 治療の拒否 4. 事前の意思表示（リビング・ウィル） 5. 代理決定（代行決定、最善利益）
QOL（幸福追求） チェックポイント	周囲の状況（公平と効用）Contextual Features チェックポイント
1. QOLの定義と評価（身体、心理、社会、スピリチュアル） 2. 誰がどのような基準で決めるか 　・偏見の危険 　・何が患者にとって最善か 3. QOLに影響を及ぼす因子	1. 家族など利害関係者 2. 守秘義務 3. 経済的側面、公共の利益 4. 施設の方針、診療形態、研究教育 5. 法律、慣習、宗教 6. その他（診療情報開示、医療事故）

(Jonsen, A.R., et al. : Clinical Ethics ; A Practical Approach to Ethical Decisions in Clinical Medicine, 5th ed., McGraw-Hill, 2002 / 赤林 朗，他監訳：臨床倫理学—臨床医学における倫理決定のための実践的なアプローチ，改訂第5版，新興医学出版社，2006．Jonsenらのワークシートをもとに白浜が改変）

図2-4-1 ● 臨床倫理の4分割法

場合には、中止を検討します。中止については、患者の意向や価値観、そして患者の病態や予後予測を含めて、多職種チームで検討することが重要です。

ケアのポイント

(1) 倫理的ジレンマの背景にあるものに焦点を当てる

医療行為を行うかどうかの結論だけに焦点を当てるのではなく、倫理的ジレンマの背景にあるもの（患者・家族・それぞれの医療者の思いや価値観）に焦点を当てましょう。患者・家族・医師・看護師の間で認識や思いにどのようなずれがあるのかが明らかになるでしょう。このことを認め合い、なぜこのようなずれが生じるのかを考えましょう。

(2) 家族に「決めさせる」ことがないように注意する

患者に意思決定能力がない場合、医療に関する重要な判断において、家族の見解のみを重視したり、医療スタッフだけで患者によかれと思って方針決定したりすることは、判断の基準がどちらかに偏ることになり、望ましくありません[4]。また、家族に代理決定を求めることが、家族にさらなる苦しみを与えることになるかもしれないため、注意が必要です。

(3) 倫理的なジレンマについて率直に話し合えるチームの関係づくり

臨床の場面で「あれ？おかしいな」「腑に落ちない」と感じる時、倫理的な問題やジレンマが潜んでいる可能性があります。まず「あれ？おかしい」と気づくことが大切です。そして、それを個人の悩みとして終わらせずに、チームで共有することが必要です。

気づいたことを率直に発言できるチーム、それぞれの思いや意見の違いを認めながら話し合えるチームになるような関係づくりをふだんから心がけましょう。

(4) コンサルテーションを活用する

緩和ケアチームやがん看護専門看護師、緩和ケアに関連する認定看護師が、緩和ケアにおける倫理的問題に関するコンサルテーションを行っている施設も多いでしょう。そのようなリソースを活用して、いっしょに倫理的ジレンマについて考えてみましょう。

(5) 患者の思いや希望、これまで生きてきた人生について共有する

患者と対話が可能な時に、患者がどのような人生を生きてきたのか、どのようなことを大切にしているのか、どのような希望があるのかを話し合い、共有しておきましょう。

この時、話し合うプロセスそのものが大切になります (p.205「終末期患者の家族の心理的特徴と支援」も参照)。

【引用文献】
1) 小西恵美子編：看護倫理—よい看護・よい看護師への道しるべ, 南江堂, p.120, 2007.
2) 厚生労働省：終末期医療の決定プロセスに関するガイドライン, 2007.
http://www.mhlw.go.jp/shingi/2007/05/s0521-11.html
3) 鶴若麻理・麻原きよみ編：ナラティヴでみる看護倫理—6つのケースで感じるちからを育む, 南江堂, p.93, 2013.
4) ELNEC-J コアカリキュラム指導者用ガイド 2011, モジュール4：エンド・オブ・ライフ・ケアにおける倫理的問題, 指導者用アウトライン, p.11, 2011.

【参考文献】
1) Jonsen, A.R., et al. : Clinical Ethics ; A Practical Approach to Ethical Decisions in Clinical Medicine, 5th ed., McGraw-Hill, 2002.
赤林 朗, 他監訳：臨床倫理学—臨床医学における倫理的決定のための実践的なアプローチ, 改訂第5版, 新興医学出版社, 2006.
2) 宮脇美保子：身近な事例で学ぶ看護倫理, 中央法規出版, 2008.
3) 特集「もしも…」のことをあらかじめ話し合おう！アドバンス・ケア・プランニングの実践, 緩和ケア, 22(5), p.398−419, 2012.
4) 板井孝壱郎：倫理的視点を意識したコミュニケーション, がん看護, 17(1), p.7−9, 2012.
5) 日本看護協会監修：新版 看護者の基本的責務—定義・概念／基本法／倫理, 日本看護協会出版会, 2006.

臨死期患者への輸液

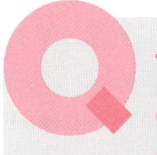

臨死期のケア 5

> **Q** 亡くなられる直前まで、それまでと同じ量の輸液が投与されたため、患者の身体がむくんでしまい、見た目が変わったり、足などから滲出液が出てきたりしてしまいました。臨死期の患者に輸液はどの程度必要なのでしょうか。

一般的に輸液は、経口で水分や栄養を摂取することが困難な場合や、治療を目的に薬物を使用する場合に施行されます。しかしながら、終末期がん患者の場合、経口摂取が困難になっていくのは、死にゆく過程におけるごく自然な経過であるとも考えられます。

経口摂取の低下に対して行われる人工的水分・栄養補給の施行率は、医師や施設により大きな差があります[1]。終末期医療の目指すところはQOLの向上にあり、臨死期（予後数日～数時間）にどのような適応で輸液を行うか、必要な栄養量はどれくらいなのかを単一の指標で決定することは実際には難しいものです。

そのため、輸液を行う際には、輸液や栄養を補給する目的がどこにあるのかについて明らかにしておく必要があります。さらに、輸液を行った場合と行わなかった場合のメリットとデメリットに関して、患者の個々の状況について検討する必要があります。

評価の視点と根拠

「終末期がん患者の輸液療法に関するガイドライン」においては、意思決定の概念枠組みとして、①患者・家族の価値観が尊重されること、②個々の患者の状況に応じたものであること、③利益・不利益の包括的評価に基づくこと、④評価と修正が繰り返して継続されること、が強く推奨されています[2]。

輸液の選択肢を検討するときには、総合的なQOL指標や満足度、身体的苦痛、生命予後、精神面・生活への影響、および倫理的・法的妥当性などについて包括的に評価しなければなりません[3]。

(1) 輸液と臨床症状

輸液治療は、そのメリットとデメリットのバランスを考慮して行わなければなりません。輸液と臨床症状との関連から、輸液の治療目的は何か、終末期の患者・家族のQOLの向上に寄与できる医療行為なのかについて、定期的に反復して検討される必要があります。

❶輸液が苦痛緩和に貢献せず、苦痛を悪化させる症状[3]

全身状態（performance status）の低下した、または、消化管閉塞以外の原因のために経口摂取ができない終末期がん患者において、輸液治療単独でQOLを改善させることは少ないと報告されています。

また、腹水、胸水、浮腫、気道分泌による苦

痛を輸液治療によって悪化させる可能性があると考えられています。さらに、輸液治療は口渇を改善させないことが多く、口渇に対しては看護ケアが最も重要であると報告されています。

❷**輸液の減量と気道分泌**[4]

輸液量と気道分泌の関係を明らかにした臨床研究は少なく、確実な知見は現時点ではありません。ガイドラインでは、生命予後が数日と考えられる終末期がん患者の気道分泌による苦痛の軽減を目的とした場合、エビデンスレベルは低いのですが、輸液量を500mL/日以下に減量または中止することが強く推奨されています。

❸**輸液とせん妄**[5]

生命予後が1か月程度で脱水が原因と考えられるせん妄に対しては、輸液はせん妄を改善する可能性がある程度あると考えられます。また、死亡直前では、輸液によるせん妄の改善効果は乏しいと考えられており、他の治療やケアを考慮することが推奨されています。

(2) 経口摂取低下に対する適切な治療

輸液治療を検討する前に、経口摂取の低下をきたしている病態を検索し、治療可能な要因に対する治療、および緩和治療（表2-4-9）を行うことが重要です[6]。

食欲不振と悪液質（炭水化物、脂肪、タンパクの代謝異常などにより、体重減少や低栄養状態をいっそう増悪させる）は、進行がん患者によくみられる症状です。

終末期の経口摂取の低下に対して輸液を行うことが多いのですが、終末期にはさまざまな代謝異常が生じているため、輸液を行うことで苦痛症状の増加を招くことが少なくありません。終末期に輸液を行う際には適応を見極め、患者や家族の意向を踏まえた上での慎重な対応が大切です。

(3) 意思決定と倫理的側面

終末期患者に対する輸液治療の適切さを考えるにあたり、表2-4-10に示す事項に配慮する必要があります。

臨死期患者への輸液治療や栄養に関する確立された医学的根拠は乏しいのが現状です。現時点で推測されるメリットとデメリットをもとに、十分な説明をした上で患者の希望に基づいて決定することが望ましいと言えます。

患者・家族が輸液を希望するかどうかは、輸液や栄養に関する知識や誤解、これまでに受け

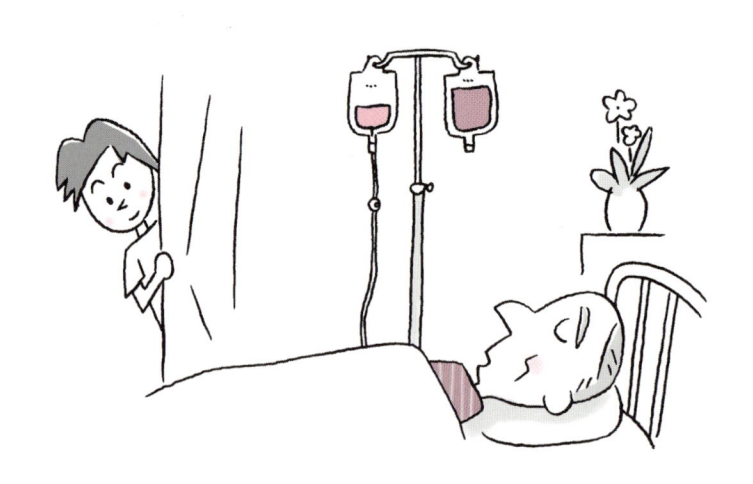

表2-4-9 ● 終末期がん患者の経口摂取低下に対して検討するべき主な緩和治療

	病態	治療
状況要因	におい、味、量の不都合	環境整備、栄養士による食事の工夫
	緩和されていない苦痛(疼痛など)	苦痛緩和
医学的要因	口内炎	口腔衛生、抗真菌薬(口腔カンジダ症)、歯科衛生士・歯科医による治療
	感染症	抗菌薬
	高カルシウム血症	ビスホスホネート、輸液
	高血糖	血糖補正
	低血糖	栄養管理
	便秘	下剤
	消化管閉塞	外科治療、ステント治療、ソマトスタチン、副腎皮質ステロイド薬
	胃・十二指腸潰瘍、胃炎	プロトンポンプインヒビター(PPI)、H_2ブロッカー
	薬物	薬物の変更、制吐薬
	胃拡張不全症候群	メトクロプラミド
	頭蓋内圧亢進	放射線治療、副腎皮質ステロイド薬、浸透圧利尿薬
精神的要因	抑うつ・不安	精神的ケア、向精神薬

(日本緩和医療学会緩和医療ガイドライン委員会編:終末期がん患者の輸液療法に関するガイドライン 2013年版, 金原出版, p.6, 2013)

表2-4-10 ● 終末期がん患者に対する輸液治療の適切さを考えるための配慮事項

・患者の最善の利益の実現、患者のQOLの向上
・患者の自己決定、患者の事前指示(リビング・ウィルを含む)
・十分な対話の重要性
・医療行為の侵襲性に対する認識
・延命治療の差し控えと中止は倫理的には違いがないことの認識

(日本緩和医療学会緩和医療ガイドライン委員会編:終末期がん患者の輸液療法に関するガイドライン 2013年版, 金原出版, p.58, 2013)

た医療の経験、価値観、患者・家族の生活してきた文化的背景、社会的価値観に関連する[7]と言われています。輸液療法の適切さについて倫理的に配慮しながら、概念的枠組みに沿って患者・家族の価値観に基づいた意思決定ができるように、医療チームで取り組む必要があります。

ケアのポイント

輸液を施行する目的は何か、緩和ケアの観点から検討することが必要です。

(1) 患者の苦痛についての検討

質問の事例の患者では、表現されている身体的苦痛は浮腫ですが、その他の苦痛症状が存在する場合は、輸液を行うことによってその症状の苦痛緩和に貢献できるか否かについて検討する必要があります。

浮腫以外の体液過剰兆候として、呼吸困難、胸水、腹水などがありますが、これらの苦痛症状一つひとつについても同様に検討することが必要です。

(2) 輸液の是非に関する情報の提供と意思決定のサポート

　医療者として、その時の患者の状況を踏まえた上で、医学的に予測できる範囲における輸液のメリット・デメリットに関する情報を提供します。そして、患者自身の希望に加えて、家族がどのように考えているのかについて理解し、医療チームでも検討しながら、その意思決定過程をサポートするケアが必要です。

(3) 家族へのケア

　臨死期患者への輸液のメリット・デメリットについては、医療的な問題であると同時に、死別にあたっての家族の精神的・社会的問題を含んでいる場合があります。したがって、家族の状況をアセスメントし、家族が抱える問題についても理解しながら適切な対応をしていく必要があります。

　さらに、悲嘆に影響を与える要因として「死の状況」があります。苦痛・苦悩の多い死、悲惨な死、穏やかな死などの死の状況が、その後の遺族のグリーフワーク（悲嘆作業）に影響を与えることを考慮するならば、看取りの場面は非常に重要です。

　そのような観点からも、浮腫が増強し、見た目が変化することに対しての配慮も含めて、この時期に行われる医療行為やケアには十分な配慮が必要であると言えるでしょう。

＊

　以上のことから、臨死期患者への輸液に関してどの程度必要かを提示することは困難ですが、患者の経過を定期的にモニタリングして、行われている治療の妥当性を繰り返し検討することが重要です。さらに、患者や家族にとって、その時に何がQOLの向上に寄与するのかを十分考慮した上で、患者・家族の意思決定を支えていくことが求められます。

【引用文献】
1) 日本緩和医療学会緩和医療ガイドライン委員会編：終末期がん患者の輸液療法に関するガイドライン2013年版，金原出版，p.2，2013.
2) 前掲書1)，p.66.
3) 前掲書1)，p.68.
4) 前掲書1)，p.86.
5) 前掲書1)，p.89-90.
6) 前掲書1)，p.5.
7) 前掲書1)，p.53.

【参考文献】
1) 日本緩和医療学会緩和医療ガイドライン委員会編：終末期がん患者の輸液療法に関するガイドライン2013年版，金原出版，p.46-49，53-57，86-91，2013.

臨死期のケア 6

臨死期の喘鳴

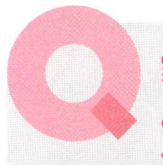

> **Q** 家族が、患者の死亡直前の喘鳴を「とても苦しがっている。何とかしてほしい」と訴えてきます。自然ななりゆきであると説明しても、なかなか了承してもらえません。患者は意識がありませんが、どのように対処すべきでしょうか。

喘鳴(ぜんめい)は、臨死期の患者においてしばしばみられる症状の一つです。痰や分泌液を十分に排出できないために、呼吸に伴って「ゴロゴロ」と音をたてる現象です。主として下咽頭に痰が過剰に存在することによって起こります。特に、死期が近づいた時の喘鳴を「死前喘鳴」と言います。

質問の事例のように、見守っている家族には、患者が苦しんでいるように感じられ、家族にとって非常につらく耐えがたい場合が少なくありません。

評価の視点と根拠

死前喘鳴の原因はさまざまですが、以下のように分類できます。
①肺水腫、心不全などによる肺から気道への痰や分泌液の増加
②筋力低下による痰の排出困難
③咽頭・喉頭反射の低下
④吐物の気道への流れ込み

臨死期の患者においては、これらの要因が複合的に影響して喘鳴を発症している場合が多いと考えられます。

ケアのポイント

(1) 喘鳴に対するケア
❶痰・分泌物の排出の促進

臨死期では自力での痰の排出は困難となります。そこでネブライザーで痰の排出を補助し、時には痰の吸引を行う場合があります。しかし、痰の吸引行為自体が患者にとって苦痛を伴うものであり、行うかどうかは患者の状態に合わせて検討することが必要となります。

以下の点を多面的にチームで話し合い、吸引の導入を検討することが望ましいでしょう。
①痰の吸引を行う目的は何か。
②痰の吸引を行うことで患者にメリットがあるか。苦痛を緩和するか。また、デメリットをもたらさないか。
③患者・家族はどのような思いなのか。
④痰の吸引を行う以外に目的・目標を達成する方法はないか。

❷体位や物の工夫

頭位や枕を変えて、喘鳴が軽減する位置を確認するなど、工夫をします。

❸輸液量の検討

死前喘鳴の出現には輸液が影響していることが多くあります。生命の最終段階で起こる脱水

は、急性の脱水と異なり、徐々に進行することが多く、必ずしも患者に強い苦痛をもたらすとは限りません。脱水による尿量の減少、気道内分泌物の減少、消化液の減少などは、むしろ喘鳴や嘔吐などの苦痛を軽減することにつながります[1]。このことから、輸液をしている場合、その減量を検討することが必要となります。

ただし、臨死期において輸液が必要であるかどうかは、一概に決めることはできません。その患者にとっての輸液の必要性を多面的に検討することが必要です（p.179「臨死期患者への輸液」参照）。

❹痰の分泌を抑制させる方法の検討

抗コリン作動薬は痰の分泌を抑制するのに有用とされています。ブチルスコポラミン臭化物（ブスコパン®）の皮下注射または持続皮下注射、スコポラミン臭化水素酸塩水和物（ハイスコ®）の舌下投与または持続皮下注射を検討します。

(2) 家族へのケア

死前喘鳴が出現する時には患者の意識は低下していることが多く、患者は苦痛に感じていないこともあると言われています。しかし、家族は「苦しいのではないか」と思い、つらい思いをしていることがあります。

臨死期において、家族は不安や緊張が高まり、患者の病状の変化に一喜一憂し、感情的には激しく揺れ動いています。死前喘鳴が出現するような死が差し迫っている時期の「(患者が)とても苦しがっている。何とかしてほしい」という家族の言葉には、家族自身の恐怖やつらさといった感情が含まれていることが多くあります。このことを理解した上で、家族のつらい思いを受け止めるようにしましょう。

家族がいる時には必ず声をかけたり、家族が自らの思いを語れる場を提供したりすることが大切です。また、家族とともに患者のそばにいる時間をつくることを心がけましょう。処置などをするだけではなく、家族とともにいることも、大切なケアになるのです。

家族には以下のことを説明します。
①死前喘鳴は、心臓や肺の機能が極端に低下していることや、咽頭・喉頭反射などの機能が失われてきていることを表している。
②患者の意識が十分に低下している場合、喘鳴による苦痛は感じていないことが多い。

質問の事例のようなケースでは、「死前喘鳴は死が差し迫った時にしばしばみられる症状である」ことを家族に説明することが必要です。同時に、患者がそれによって苦しい思いをしていないかどうかが大切な点であり、「患者の意識がない場合は、苦しさを感じていない」という情報を提供することが重要です。

【引用文献】
1) 志真泰夫：終末期における経口摂取の減少と輸液療法．ターミナルケア編集委員会編：わかるできるがんの症状マネジメントⅡ，ターミナルケア，11 (10月増刊), p.288, 2001.

【参考文献】
1) Hanks, G., 他著，武田文和・斎藤 武監訳：緩和ケア実践マニュアル，医学書院，1996.
2) 世界保健機関編，武田文和訳：終末期の諸症状からの解放．医学書院，p.42-49, 2000.
3) 柏木哲夫・今中孝信監修：死をみとる1週間，総合診療ブックス，医学書院，2002.
4) Regnard, C., Hockley, J. 編，阿部 薫監訳：フローチャートで学ぶ緩和ケアの実際，南江堂，1999.

臨死期のケア 7

臨死期の
けいれん・ミオクローヌス

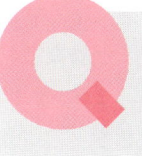

Q 臨死期に入った患者ですが、腕や足などがぴくつくなど、けいれんの兆候のようなものがみられます。それをみて、家族も心配しています。どのように対応していくのがよいでしょうか。また、家族にはどう説明したらよいでしょうか。

筋肉に電撃的かつ瞬間的に起こる不随意の収縮のことをミオクローヌス（けいれんの一種）と言います。筋肉がピクピク動いていることで、睡眠の妨げになることもあります。

評価の視点と根拠

一般的には、筋肉の収縮は、刺激が「脳→脊髄→末梢神経→筋肉」に伝導して起こります。刺激がこの経路の途中から起こっても、筋肉は収縮します。筋肉内の刺激がその筋肉の収縮につながることもあります。

また、刺激の伝導には電解質、特にカルシウムなどが大きく関与しています。その他、体温、細胞外液の酸塩基平衡、内分泌などホメオスターシスの崩壊によっても筋肉の収縮が起こる可能性があります。ミオクローヌスの原因を表2-4-11に示します。

表2-4-11 ● ミオクローヌスの原因

①神経・筋伝達経路における異常刺激
②電解質異常
③pH異常（アシドーシス、アルカローシス）

(1) 臨死期におけるミオクローヌスの原因

臨死期においては、これらが複合的に作用して、筋肉のぴくつきやけいれんなどの筋肉の異常運動がみられると考えられます。そこで臨死期にみられる病態を想定して、ミオクローヌスについて考えてみましょう。

❶骨転移がある場合

骨転移により骨破壊が起こり、高カルシウム血症が起こったために、神経・筋肉の被刺激性が亢進し、不随意な筋肉の収縮・けいれんが起こると考えられます。また、カルシウムそのものが末梢神経や筋組織近傍に沈着して起こる場合も考えられます。

転移が脊椎に起こり、脊髄から出る神経根付近に転移病巣が及んだ場合、疼痛とともに末梢神経刺激障害の一部として不随意な筋肉の収縮・けいれんがみられることがあります。

❷肝・腎機能障害、呼吸障害がある場合

臨死期には肝・腎・肺などの臓器障害が起こりやすく、電解質異常や酸塩基平衡の異常などがみられます。これらは神経・筋伝達経路に異常をきたし、神経・筋刺激に対する閾値の低下や異常興奮によって不随意な筋肉の収縮・けい

れんが起こる恐れがあります。

高アンモニア血症でみられる振戦や過呼吸など呼吸性アルカローシスに伴うけいれんは、しばしばみられる筋肉の異常運動です。

❸ 出血傾向・血液凝固系異常などを伴う場合

臨死期では、しばしば出血傾向や血液凝固系の異常に遭遇します。神経鞘内または神経に沿って出血や血栓などが生じた時、それが疼痛や筋肉の不随意な運動の原因となる場合があります。脳内に微小な血栓または出血巣が多発し、四肢のぴくつきからけいれんに発展した患者もいました。

❹ 薬物の副作用

上記の病態の他、時にオピオイドによってミオクローヌスがみられることがあります。オピオイドを急速に増量したり腎機能が低下した時にみられ、中間代謝産物が関係しているとされています。

(2) 対処方法

臨死期におけるミオクローヌスの原因には複数の要因があることが多く、原因を特定することは困難な場合が多いでしょう。また、原因の治療が困難な場合も多いです。例えば、オピオイドが原因であったとしても、減量すると痛みが出現するような場合には、原因を除去することは困難です。

薬物療法による対症療法として、ベンゾジアゼピン系薬のクロナゼパム（ランドセン®、リボトリール®）が有効です。経口投与が難しい場合は、ジアゼパム坐剤（ダイアップ®）を使用することも可能です。

ケアのポイント

ミオクローヌスがみられる患者やその家族には、どのようなケアを行えばよいのでしょうか。

(1) 苦痛の程度や生活への影響についての確認

ミオクローヌスによって生じる苦痛の程度や生活への影響について確認します。ミオクローヌスの筋の不随意な運動自体が不快な感覚をもたらしていないか、睡眠の妨げになったり痛みを増強していないかなどをみていきます。患者によって感じ方はさまざまであり、薬物などによる対処を必要としない場合もあります。また、患者・家族がミオクローヌスの症状をどのように受け止めているのかについても確認します。

(2) 患者・家族への説明

ミオクローヌスがなぜ起こるのか、患者や家族に説明することも大切です。症状が存在していながらそれについての説明が十分にされていないと、患者や家族に不安をもたらします。「病気の状態の変化によって、体内のバランスが崩れているようです。それによって無意識のうちに筋肉がピクピクしたり動いたりすることがあります。原因そのものを治療することは難しいのですが、筋肉がピクピクと無意識に動いてしまう症状自体に対して薬物を使用してみることはできます」と説明するとよいでしょう。

【参考文献】
1) Hanks, G., 他著，武田文和・斎藤 武監訳：緩和ケア実践マニュアル，医学書院，1996.
2) 東原正明・近藤まゆみ編：緩和ケア，看護QOL BOOKS, 医学書院，2000.
3) 柏木哲夫監修：緩和ケアマニュアル，ターミナルケアマニュアル，改訂第4版，最新医学社，2001.

臨死期のケア 8

病状の説明と自己決定への支援

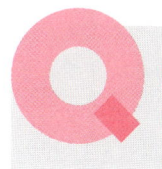

Q 病状全体の悪化を受け入れられず、外出や外泊などが可能なのに、細かいデータに固執してよい時機をむだにしているようにみえる患者に、どのように関わるのがよいでしょうか。

評価の視点と根拠

なぜ病状の悪化を受け入れられないのか、なぜ細かいデータに固執してしまうのか、まずはその理由を知ることが必要です。患者に、今の状況をどのように感じているのか、どうしてデータに固執しているのかを率直にたずね、聴きます。そうすることで、患者が今の状況を客観的にみつめる機会になります。

現在の状況と患者の思いにギャップがある場合は、その修正をしなければなりませんが、患者の状況をみながら、少しずつ情報を提供していく必要があります。

医療者は、患者と家族が残された時間を後悔が少なくて済むように、有意義に過ごせるようにと考えて、情報を提供します。看護師は、患者と家族が主体的に今後の生活をデザインできるように、パートナーとして関わります。

ケアのポイント

(1) 話を聴く

まず、意図的に時間をつくって話を聴くことが大切だと思います。その際には、看護師としてケアを提供したい気持ちがあること、患者のことが気になっていて、何か力になれないかと思っていること、いつでも必要な時には援助できる準備があることを、メッセージとして伝えていく必要があります。

例えば、「最近いかがですか。よかったらお気持ちを聞かせていただけませんか」と話しかけます。患者の了解が得られたら、プライバシーが守れる場所で、いすに座り、患者と目の高さを同じにしてゆったりとした気持ちで、患者の話を聴きます。

今の状況に対する思いやデータにこだわる理由を率直にたずねますが、患者の状況をみながら、患者のペースに合わせて、その思いを否定せずに聴きます。ひたすら聴くことに徹します。

その際、感情の表出ができるように配慮し、感情に焦点を当てて共感をするようにします。例えば、「つらい思いをされていたのですね」「今後のことが不安なのですね」などというように的確な言葉を返します。

患者が思いを十分表出できたら、今後どのようにしたいのか、どのように生活していきたいのかを具体的な方法で表現できるようにいっしょに考えます。

(2) 情報提供をする

情報を伝える時に重要なのは、患者は情報を知りたいと思っているのかどうかを確認することです。患者が知りたくないと感じているならば、その意思を優先しますが、なぜ知りたくないのかを確認し、家族には情報提供してよいかどうかも確認しておきます。

知りたいという意思を確認したら、情報として今後予測されることについて伝えていきます。大まかな今後の見通し、症状の変化、将来起こり得るADLの低下などについて、患者の状況をみながら少しずつ話していきます。

ここで注意しなければならないのは、患者が何をどこまで知りたいのかを確認しながら情報を提供していくことです。

(3) 家族へのケア

家族からも患者の情報を得ます。家族からみた患者の今までの生き方、何を大切にしてこられたのか(価値観)、今考えておられるであろうと予測されること、家族としては患者にどのように生きてほしいと考えているのか、などを聴きます。

そして、可能であれば、患者と家族の気持ちの橋渡しをします。そうすることは、患者にとってもよりよいケアの提供になりますし、家族のケアにもつながります。

(4) 外出・外泊について

看護師の判断として、今がいちばんよい時機で、外泊や外出をするのは今しかない、と直感的に感じることがあります。しかし、患者や家族が「もう少しよくなってから……」と、外泊や外出を躊躇されることも多く経験します。その結果、時機を逃してしまい、結局自宅に帰ることができなかったということになります。

今後の状況を予測して、看護師のほうから患者に「今、調子がよいのなら家に帰ってみたらどうですか。もっとよくなれば、また帰りましょう!」と勧めてみてはいかがでしょうか。基本的には、患者の意思を尊重することが重要ですが、状況によっては、背中を押してみることも必要だと思います。

看護師は、最初の外泊・外出が成功体験となるように配慮します。外泊・外出のために必要なことを患者・家族といっしょに考えます。まず、外出・外泊をイメージしてもらいます。不安なことや不可能だと思っていることを話してもらい、それが可能になるように調整をします。例えば、呼吸困難が予測される場合は、自宅に酸素供給装置を設置する手続きを行います。ポータブルトイレが必要であれば準備します。痛みの増強がないように、症状マネジメントを患者と家族が主体的にできるように関わります。

外出や外泊がうまくできた時、多くの患者は達成感を感じ、「また帰ってみよう」という気持ちになります。それは、生きる意欲にもつながります。また、外泊・外出の時間を患者と家族が共有することで、家族関係が円滑になり、さらにはグリーフケアにもつながります。

(5) 訪問看護の導入

入院中でも、医療依存度の高い人や、医師の診療に基づき外泊中の訪問看護の必要性を認められた人は、訪問看護が利用できます。医療保険では90分までしか利用できませんが、自費の訪問看護ならば長時間でも利用が可能なので、検討するとよいでしょう。

【参考文献】
1) 池永昌之:ホスピス医に聞く 一般病棟だからこそ始める緩和ケア,メディカ出版, 2004.

臨死期のケア 9

ケアの見直し

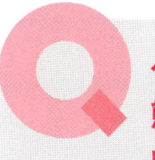

Q ペインコントロールのためモルヒネ製剤を使用している患者の状態が悪くなり、下剤の内服が困難になりました。浣腸などで対応しているのですが、いつまで続けるのがよいでしょうか。また、褥瘡の処置は、どの程度するのがよいでしょうか。

　医療者には、患者の病状を判断し、刻々と変化する症状に適切に対応することや、変化に応じてケアを見直すことが求められます。

　臨死期においても患者の意思を尊重することが大切であることは言うまでもありませんが、病状の進行やそれに伴う精神的苦痛・苦悩のため、患者自身が意思決定をすることが難しい場合もあります。このような場合、医療者または家族がよかれと思って判断すると、患者の意思と反する場合が出てきます。あくまでも患者の思いを知る努力をし、ケアの見直しや決定はチームで行う必要があるでしょう。

評価の視点と根拠

(1) 臨死期について

　臨死期におけるケアの見直しについて考えるにあたり、「臨死期」について考えてみましょう。

　臨死期という言葉は、臨床的な概念であり、人が死を迎える間際の時期を指しています[1]。つまり、死を迎えるまでの「日単位」か、「時間単位」の時期と言えます。

　この時期の患者には、表2-4-12のような症状が多くみられ、しかも日々刻々と変化します。

(2) 臨死期におけるケアの見直し

　次に、臨死期ではどのような視点でケアを見直していくのかについて考えてみましょう。

　この時期の患者は全身が衰弱しているため、苦痛を伴うケア（処置）は極力避ける必要があります。そこで、それまで行ってきたケア（処置）を再検討することが必要となるのです。

　ケアの見直しについては、以下の事項について熟慮し、チーム全体で考えることが必要です。

① そのケア（処置）は何のために行うのか（目的）、目標は何か。
② そのケア（処置）を行うことで、患者にメリットがあるか。それはどのようなメリットか。また、そのケア（処置）を行うことで、患者・家族にデメリットをもたらさないか。
③ 患者・家族はどのような思いなのか。
④ そのケア（処置）を行う以外に、目的・目標を達成する方法はないか。

表2-4-12 ● 臨死期の患者に多くみられる症状

① 全身の著しい衰弱とるいそうの進行
② 痛みの増強や高熱の持続など、苦痛な症状の増強
③ 食事量や水分摂取量の低下
④ 眠っていることが多くなる（傾眠）
⑤ 動くことの困難さ

ケアのポイント

(1) 臨死期の排便を促す処置

臨死期は、食事・水分摂取量の低下や体動量の低下、全身の衰弱に伴う消化機能の低下などにより、便秘のリスクは高くなります。また、浣腸などの処置に身体的苦痛を伴うようになったり、トイレに行くなどの排泄行為が自立して行えなくなるなどの変化や苦悩がみられます。

排便を促す処置を続けるかどうか、身体面だけでなく、心理・社会面など多面的にチームで話し合うことが必要です。

❶目的・目標

その処置は排便を促すことが目的なのか、便秘に伴う苦痛の緩和と予防が目的なのかなど、目的について医療チームで話し合い、明確にしておくことが必要です。また、目標を設定しておくことも重要です。

❷患者のメリット・デメリット

直腸内に便塊が存在する場合には、浣腸の効果が期待できます。一方、浣腸行為自体が身体的にも精神的にも苦痛をもたらす場合があります。

このように、一つの処置が患者のメリットになる反面、デメリットをもたらすことも多いのです。一つひとつの処置が患者にどのようなメリット・デメリットをもたらすのか、多面的に考えることが必要です。

❸患者・家族の思い

多くの場合、患者と家族の思いは同じではないことを認識しておきましょう。

❹その他の方法

排便を促す処置以外に、目的・目標を達成する方法はないかどうか、考えてみましょう。

(2) 臨死期の褥瘡処置

臨死期は、悪液質や低栄養などにより褥瘡を発生しやすい状態にあります。また、いったん発生した褥瘡は悪化しやすく、治癒しにくいという特徴があります。

このような特徴を踏まえ、褥瘡処置について、チームで話し合うことが必要です。

❶目的・目標

褥瘡の治癒や改善が難しい臨死期において、褥瘡処置は何を目的に行うのか明確にしておくことが必要です。「褥瘡に伴う苦痛の緩和」を目標とする場合が多くあります。

❷患者のメリット・デメリット

褥瘡部分の壊死組織を放置しておくと、悪臭が発生します。また、褥瘡の感染は、発熱や痛みなどの症状を引き起こします。褥瘡処置を行うメリットは、これらの症状を予防することに

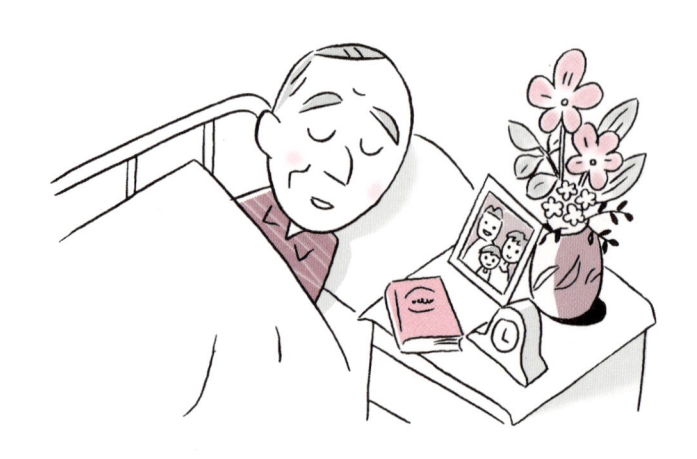

あると言えます。

　反面、褥瘡処置には体位交換など苦痛を伴う場合があります。そこで、適切なドレッシング材の使用など、褥瘡処置の方法や頻度、鎮痛薬の使用などを検討することが必要となります。

　褥瘡処置が患者にどのようなメリット・デメリットをもたらすのかを多面的に考え、デメリットを少なくする工夫を検討します。

❸ 患者・家族の思い

　ある患者は褥瘡処置について「看護師といっしょにできる自分の仕事」と表現し、褥瘡処置の後に「今日も仕事をやり遂げました」と話しました。

　患者・家族は、一つの処置にも意味を感じていることがあります。患者・家族が大切に思っていることを聴き、それらを尊重した褥瘡処置を考えることも大切なケアとなるでしょう。

❹ その他の方法

　褥瘡処置以外に、目的・目標を達成する方法はないかどうか、考えてみましょう。

*

　臨死期では、それまで行ってきたケアを継続すべきかどうか悩む場面が多いと思います。例えば、血圧を測定すべきか、口腔ケアをすべきか、洗髪は、体位交換は、などと、悩むことが多いでしょう。

　そのような時、上述したケアのポイントをチームで話し合い、患者・家族にとってのケアの意味を考えましょう。そして、その時点で最も適切なケアの方法を選択します。一般論から判断するのではなく、目の前にいる一人の患者・家族にとってのケアの意味を考えることが大切です。

【引用文献】
1) 丸口ミサエ・志真泰夫：最期の数日, 数時間の理解とマネジメント. ターミナルケア編集委員会編：わかるできる　がんの症状マネジメントⅡ, ターミナルケア, 11 (10月増刊), p.334, 2001.

【参考文献】
1) 丸口ミサエ・志真泰夫：最期の数日, 数時間の理解とマネジメント. ターミナルケア編集委員会編：わかるできる　がんの症状マネジメントⅡ, ターミナルケア, 11 (10月増刊), p.334-339, 2001.
2) Hanks, G., 他著, 武田文和・斎藤 武監訳：緩和ケア実践マニュアル, 医学書院, 1996.
3) Regnard, C., Hockley, J. 編, 阿部 薫監訳：フローチャートで学ぶ緩和ケアの実際, 南江堂, 1999.

臨死期のケア　10

臨死期患者の身体的変化と家族を呼ぶタイミング

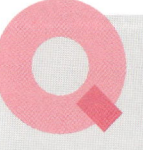

> **Q** 状態が悪くなり、生命予後が残り数日になった患者に起こる身体的な変化には、どのようなものがあるのでしょうか。また、病院に付き添っていない家族などを呼ぶタイミングとして、どのようなことに注意しながら観察をしていけばよいでしょうか。

患者の生命予後を予測するのは大変難しいものです。しかし、適切なケアをするために予後予測は重要になります。

予後をなるべく正確に予測するには、医師の画像診断や検査所見による判断だけではなく、身体症状や日常生活動作、経口摂取状況などを評価し、医療チームで判断する必要があります。看護師は患者の最も身近にいて、24時間継続して状況を把握できる職種であり、看護師の持つ情報は医療チームの中でも特に重要です（p.164「予後予測とケアの方向性」参照）。

評価の視点と根拠

(1) ターミナルステージの分類と観察ポイント

恒藤は、ターミナルステージを以下の4段階に分類しています[1]。

①ターミナル前期（6カ月～1カ月の生命予後、月単位）
②ターミナル中期（数週間の生命予後、週単位）
③ターミナル後期（数日の生命予後、日にち単位）
④死亡直前期（数時間の生命予後、時間単位）

質問の事例にある「残り数日」というのはターミナル後期（数日の生命予後、日にち単位）と予測される時期です。この時期の身体的変化の観察ポイントについて表2-4-13にまとめました。臨死期のケアを適切にするためには、看護師はこれらの身体症状を理解した上で注意深く観察することが大切だと思います。

また、病院に付き添っていない家族などを呼ぶタイミングを判断するには、生命予後が時間単位の時期の患者の身体的変化をキャッチでき

表2-4-13 ● 生命予後が日にち単位の患者の身体的変化の観察ポイント

①食事をしなくなり、水分をごく少量のみとるようになる
②尿量が減少する
③排泄が困難になり、床上での排泄になる
④強い全身倦怠感が持続する
⑤血圧が低下する
⑥頻脈になったり、あるいは徐脈になったりする
⑦発熱があり、解熱しないこともある
⑧喘鳴が出現する
⑨せん妄が持続する
⑩傾眠状態になる

> **事例** あらかじめ家族と看取りの希望についての話し合いができており、よい最期が迎えられた患者
>
> Mさん（70代、男性）は、4年間のがん治療の末、持続する発熱と体力低下のために入院となりました。入院時はベッドサイドのいすに移動して食事ができる状態でしたが、徐々にベッドから起き上がるのが困難になりました。食事ができなくなり、排尿も臥床のまま尿器を使用して行っていました。夜間も眠れない様子で、何度もナースコールがあります。そして、少しずつ日中も寝ている時間が長くなってきました。この時点で、日にち単位の予後と予測しました。
>
> 妻は付き添いができない状態でしたが、日中は毎日のように来院し、長女とともに担当医から病状の変化についての説明を受けていました。看護師が看取りの希望について確認したところ、「病院で看取りたい。付き添いはできないが、夜間でもすぐに来られるように準備している」と話しており、家族の意向をチーム内で共有していました。
>
> ある朝、看護師が呼吸状態の変化（下顎呼吸と不規則な呼吸リズム）に気づきました。脈拍の緊張も弱く、声かけにも反応がみられない状態で、すぐに家族に連絡をとりました。
>
> ふだんは15分程で来院できるところ、その日は天候が悪く、到着までに1時間近くかかりました。その間、担当医と看護師がそばにいましたが、徐々に呼吸休止が長くなり、脈拍も触れない状態になりました。妻と長女が到着し、最期のお別れをするように話すと、家族はMさんの手を握ったり足をさすったりしながら、感謝や労いの言葉をかけていました。そして、「聞こえる？あっ、今わかったわね」などと話しかけていました。担当医は、家族がMさんとのお別れを認識したところを見計らって、死亡時刻を家族に伝えました。家族は涙を流しながら、Mさんが望むような最期だったと話していました。

ることが必要です。この時期の観察ポイントについて、表2-4-14にまとめました。

(2) 家族への対応

看取りの場面に立ち会うことは日本の文化として大きな意味をもっており、残された家族が死を受容していく上でも影響する場合があります。また、看取りまでの数時間は、家族にとって死にゆく患者と最期のお別れをする大切な時間です。看護師は、家族が十分にお別れできる環境を整える役割があります。

可能であれば、この時期になる前に、患者や家族が最期の時間をどのように過ごしたいのか、看取りの場面にいてほしいのは誰なのかを話し合っておきます。例えば、医師から病状を説明された後に、家族の気持ちを聴いた上で「お別れの時に〇〇さんのそばにいていただくのはどなたになりますか？」「連絡は、どのようにさせていただけばよろしいでしょうか」などと声をかけ、家族の意向を確認し、チーム内で情報を共有しておきます。

家族が病院に付き添っていない場合は、生命予後が時間単位の時期にみられる身体的変化に気づいた時に医療チームで検討し、事前に確認しておいた希望に沿って、家族に連絡をします。死亡確認は、事前に希望された家族の到着を待

表2-4-14 ● 生命予後が時間単位の患者の身体的変化の観察ポイント

①水分をとることも困難になる
②尿・便失禁がみられる
③血圧がさらに低下する（測定不能になる）
④脈拍の緊張が弱くなり、触れなくなる
⑤手足が冷たくなる
⑥爪床や口唇にチアノーゼが出現する
⑦努力呼吸や下顎呼吸になったり、呼吸リズムが不規則になる
⑧昏睡状態になる

って行う場合もあります（事例参照）。

ケアのポイント

　臨死期の患者は、突然急変する可能性があったり、逆に死までの時間が予測以上にあることもあり、生命の力は計り知れません。また、医療者から病状や今後の見通しについて説明を受けても、家族が現実を受け止めることが難しい場合もあります。看護師は、そのような複雑な家族の気持ちを聴かせていただきながら、症状の変化や兆候を家族にもわかるように伝え、看取りの準備ができるようにサポートしていくことが大切です。

　看取りの時期において、家族としてどのように対応すればよいかを理解しやすいように、パンフレットを準備している施設もあります。「緩和ケア普及のための地域プロジェクト（OPTIM）」[2]のホームページに「これからの過ごし方について」と題した看取りのパンフレットが示されていますので、これを活用することもできます。

　時には看取りの場面に家族が間に合わない場合もあります。家族が看取りの場に立ち会えなかったという後悔の念にとらわれそうなときには、看護師は家族の気持ちに配慮しながら、その瞬間に立ち会えなかったとしても、それまでの時間が大切だったと家族が思えるような声かけができるとよいでしょう。

【引用文献】
1）恒藤 暁：最新緩和医療学，最新医学社，p.25，1999.
2）がん対策のための戦略研究「緩和ケア普及のための地域プロジェクト（OPTIM）」：これからの過ごし方について．
http://gankanwa.umin.jp/pdf/mitori01.pdf

【参考文献】
1）濱口恵子，他編：一般病棟でできる！がん患者の看取りのケア，日本看護協会出版会，2008.
2）小島悦子・川村三希子：臨死期のケア，がん看護，16（3），p.388 - 392，2011.
3）嶺岸秀子・千崎美登子：エンドオブライフのがん緩和ケアと看取り，医歯薬出版，2008.
4）嶋中ますみ：死の徴候．濱口恵子，他編：がん患者の在宅療養サポートブック，日本看護協会出版会，p.277 - 279，2007.
5）武田文和・石垣靖子監修：誰でもできる緩和医療，総合診療ブックス，医学書院，1999.

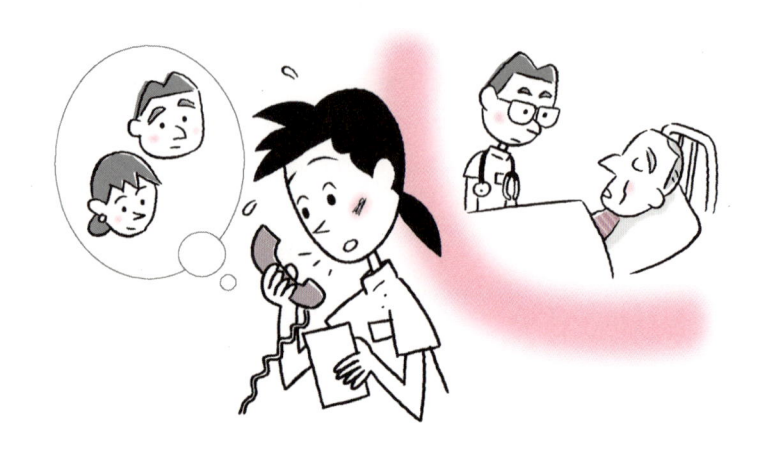

臨死期のケア 11

家族の悲嘆への支援

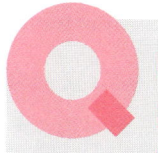

> **Q** 患者の残された時間が少なくなってきていると考えられる時、家族が複雑性悲嘆を抱えないために、看護師はどのような点に配慮しながら家族への支援を行っていけばよいでしょうか。

死別によって生じる身体的・心理社会的症状は正常な反応であり、「通常の悲嘆」と言われています。これに対して、質問にある「複雑性悲嘆」とは、悲嘆の反応の程度や期間が通常の範囲を超え、治療を要する状態です。以前はこの状態を「病的悲嘆」と言っていましたが、「通常の悲嘆」と「病的悲嘆」の境界が明確にはできないことなどの理由から「複雑性悲嘆」と言われるようになりました。

瀬藤と丸山[1]は複雑性悲嘆の特徴について、「6カ月以上の期間を経ても強度に症状が継続していること、故人への強い思慕やとらわれなど複雑性悲嘆特有の症状が非常に苦痛で圧倒されるほど極度に激しいこと、そして、それらにより日常生活に支障をきたしていることの3点が重要視されている」と述べています。

しかし、一般病棟に勤務する看護師が、死別後の家族に関わることは現実的には難しい場合が多いでしょう。したがって、どのような場合に悲嘆の回復が困難になりやすいのかという危険因子を理解した上で家族をアセスメントし、死別前から複雑性悲嘆を予防するという視点で援助していくことが大切です。その上で、死別後の相談窓口などの情報提供をしておくことが必要です。

評価の視点と根拠

複雑性悲嘆の危険因子を表2-4-15に示します。なお、以前の配偶者や同性愛のパートナーなどの認められない関係や、幼い子どもや高齢者などの排除された悲嘆者は「公認されない悲

表2-4-15 ● 複雑性悲嘆の危険因子

「死の状況」に関わる要因	①突然の予期しない死別 ②自死（自殺）や犯罪被害、エイズなどの特殊な状況での死別 ③同時、または連続した喪失 ④遺族自身の死の関与 ⑤遺体の紛失、遺体の著しい損傷
喪失対象との「関係性」に関わる要因	①故人との非常に深い愛着関係（子どもとの死別など） ②過度に共生的・依存的な故人との関係、または葛藤関係や愛憎関係
悲嘆当事者の「特性」に関わる要因	①過去の未解決な喪失体験 ②精神疾患、またはその既往 ③不安が強いなどのパーソナリティ特性 ④子どもの近親者との死別（この時点で病的になることは少ないが、特別な配慮が必要）
「社会的要因」	①経済状況の困窮、または著しい悪化 ②ネットワークの不足、孤立化 ③訴訟や法的措置の発生

（瀬藤乃理子・丸山総一郎：複雑性悲嘆の理解と早期援助, 緩和ケア, 20(4), p.340, 2010）

家族の悲嘆への支援

嘆」と呼ばれ、サポートが得られにくいために悲嘆が複雑化する危険があると言われています。看護師としては、この点も念頭において家族に関わることができるとよいでしょう。

そもそも悲嘆とは、「喪失に対するさまざまな心理的・身体的症状を含む、情動的（感情的）反応」であり、愛する対象を失うことによって引き起こされる一連の心理過程（プロセス）であると言われています。そして、死別の悲嘆過程は、家族が診断や病状説明などを受け、死が近い将来訪れることを悟った時から予期悲嘆として始まります。

坂口[2]は、「医療従事者は専門職でありながら、遺族に死別前から接し、関係性を築くことができる特別な立場にある」と述べています。また、医療者との関係は、複雑性悲嘆の経過に影響を及ぼすとも言われており、看護師はこれらを意識して、早期から患者・家族との信頼関係が築けるように関わっていくことが大切です。

ケアのポイント

池永[3]は、淀川キリスト教病院ホスピスの家族会で、「愛する人を失った後、立ち直っていく過程において、何がいちばんの助けになりましたか」という質問をした結果を紹介しています。最も多かった回答は「患者さんが安らかに亡くなった」ということ、次いで「家族ができるだけのお世話をやり遂げた」ということや、「可能な限りのお世話ができたということを認めてくれる援助者がいる」ということであった、と述べています。

これらのことから、患者に残されている時間が特に少なくなってきた時期における患者・家族へのケアのポイントについて述べます。

(1) トータルペイン（全人的苦痛）の緩和

がん患者の抱える苦痛はトータルペイン（全人的苦痛）であると言われていますが、残された時間が少なくなってきていると考えられる時期には日常生活動作も困難になり、この苦痛がさらに増してきます。患者と家族はお互いに影響を与え合う存在であり、患者の苦痛が緩和されていない状態では、家族もそばにいることがつらくなります。

看護師は、苦痛症状を適切にアセスメントし、苦痛が緩和され安楽に過ごせるように支援するとともに、患者の意思を尊重した日常生活のケアをていねいに行うようにします。また、家族の希望に応じて、ケアに参加できるように配慮します。その上で、家族だからこそできるケア

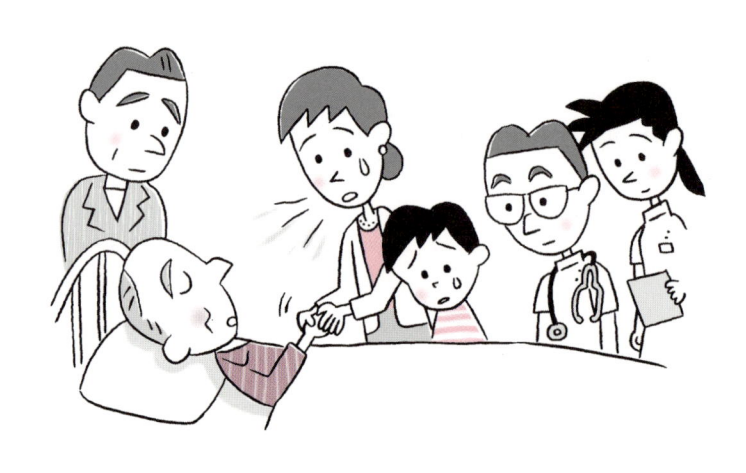

や家族がそばにいることの価値をフィードバックし、労いを伝えるようにします。そのようなケアを重ねることが、家族が「その人らしい最期だった」と思えることにつながっていきます。

(2) 予期悲嘆への援助

予期悲嘆とは、愛する人との死別が近い将来に予測された場合、死別が現実になる前にその時のことを想定して嘆き悲しむことを言います。悲嘆を前もって経験することは、現実の死別に対する心の準備が行われるという意味で、家族にとっては大切なプロセスです。しかし、十分な予期悲嘆を経験したからといって、死別後の悲嘆が軽減されるとは限らないと言われており、死別後にも必要に応じてサポートが受けられるよう、相談窓口などの情報提供も必要です。

予期悲嘆は、単なる悲しみの感情だけでなく、怒りや恨みなどの否定的な感情もありますが、これらを安心して表現できる関係性を築くことや、プライバシーが保護できる環境を提供することも大切な援助となります。

(3) 最期のお別れができる環境の調整

看取りの場面では、家族が主役になり最期のお別れができるように配慮することが大切です。家族の中には、どうしてよいかわからない方もいるので、「最期まで耳は聞こえていると言われていますから、声をかけてあげてください」とか、「手を握ってあげると安心すると思います」などと声をかけ、家族がそばにいられるように環境を整えることが必要です。そして、家族のありように対して労いの言葉をかけることを忘れないようにしましょう。

(4) 死別後に起こり得る反応や相談窓口についての情報提供

死別後の悲嘆反応には、身体面、心理面、社会面にわたりさまざまなものがあり、その強さも個人によって大きく違うと言われています。家族が自分に起こっている反応を理解し、どのように対処すればよいかについて情報提供するため、パンフレットを作成している施設もあります。日本ホスピス・緩和ケア研究振興財団[4]では、「これからのとき―大切な方を亡くしたあなたへ」というパンフレットを公開しているので、ハイリスクの家族に渡して活用することもできます。その上で、身近にある相談窓口やサポートグループなどを紹介するとよいでしょう。

【引用文献】
1) 瀬藤乃理子・丸山総一郎：複雑性悲嘆の理解と早期援助，緩和ケア，20(4)，p.339，2010．
2) 坂口幸弘：医療従事者に求められるケア，EB Nursing，11(4)，p.62，2011．
3) 池永昌之：ホスピス医に聞く 一般病棟だからこそ始める緩和ケア，メディカ出版，p.130-132，2004．
4) 日本ホスピス・緩和ケア研究振興財団：これからのとき―大切な方を亡くしたあなたへ．
http://www.hospat.org/pdf/korekara.pdf

【参考文献】
1) 栗原幸江：大切な人を失う哀しみ―死別前から始まるグリーフケア，がん看護，16(3)，p.384-387，2011．
2) 坂口幸弘：死別による悲嘆とはなにか？，EB Nursing，11(4)，p.591-597，2011．
3) 田村恵子：グリーフケア―愛する人を失ったあなたに．濱口恵子，他編：がん患者の在宅療養サポートブック，日本看護協会出版会，p.295-304，2007．

(臨死期のケア) 12

死後のケア

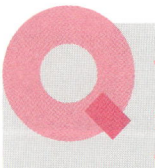

> **Q** 亡くなられた後のケアをさせていただく際に、みんな同じ対応で少しさびしい気がします。最期の姿としてその人の人となりを表すには、どのような工夫をし、どのようなことに気をつけたらよいでしょうか。また、家族へはどのような配慮が必要でしょうか。

　死後のケアは、患者との生前からの関わりの延長線上にあります。生前から「その人らしさ」を尊重した、ていねいな関わりをすることが重要です。

評価の視点と根拠

　患者が亡くなられた後、最期の姿がその人らしくあるためには、看護師が「その人らしさ」を把握している必要があります。また、その「らしさ」は看護師の感覚によるものだけではなく、家族がそう思える「らしさ」を目指すことが大切です。家族が求めるのは、患者が元気な頃の「その人らしさ」ではないでしょうか。

　一般病棟で関わる看護師は、診断期から治療期を経て終末期に至るまで、患者の状況に応じて継続的にケアを行うことができます。また、患者が入退院を繰り返していく中でコミュニケーションが深まり、患者や家族の人となりを理解した援助につながりやすいとも言えます。そのため、一般病棟の看護師は、家族が患者の「その人らしさ」をどのようにとらえているかを把握するチャンスが多いとも言えるでしょう。

　ていねいな死後のケアは、家族のグリーフケア（喪失悲嘆、喪の作業に対するケア）の一環になると言われています。ご遺体に関わる時には、生前と同じように患者を尊重した優しい態度で接し、家族の意向に沿いながら進めるようにします。ケアを家族といっしょに行うことで、家族は自分たちの手できれいにしてあげられたと思えたり、満足感を得たりすることにつながります。また、患者との思い出を語ったり、つらい気持ちを話したりすることが自然にできる可能性があります。

　さらに、告別式までの数日間に起こり得る外観の変化をできるだけ目立たないようにすることにも、配慮が必要です。そのためには、ご遺体の変化の特徴を理解した上でケアをすることが大切です。

ご遺体の変化の特徴と対処

　ご遺体の変化の特徴は、不可逆的な変化であること、その上、傷みやすく、環境（管理の方法）により左右されることです。これらの特徴を踏まえて、外観の変化を目立たなくするための対処、傷みやすさへの対処、管理する環境について述べます。

(1) 外観の変化を目立たなくするために
❶皮膚の乾燥を防止する
　ご遺体の皮膚は急速に乾燥が進み、肌色が濃くなったり皮膚が硬化したりすると決してもとには戻らないため、ご遺体を乾燥させないようにケアすることが大切です。特に、口唇や開眼している場合の眼球は乾燥しやすいので、十分な保湿が必要です。

❷髭剃りをするときの注意
　皮膚の乾燥により、かみそりなどで皮膚に細かい傷ができると、時間が経つにつれて革皮様化し、周囲より茶色がかってくると言われています。したがって、眉毛や産毛などの処理や髭剃りの際には、二枚刃以上の低刺激かみそりか電気髭剃りを用い、クリームなどを塗布して傷をつけないように注意します。

❸肌色の変化に対する注意
　ご遺体は重力の影響で血液や水分の一部が身体の低いほうに下がるため、肌の血色がなくなり肌色が変化します。特に顔は、他の部位に比べて色調の変化が出やすいことを念頭においた工夫が必要です。
　エンゼルメイクの際には、肌色のクリームファンデーションにチークなどを混ぜて、やや赤みがあるようにします。さらに、瞼や耳朶、頬、顎などにチークカラーをさすようにします。家族には、時間とともに顔色が変化することへの対応であると説明しておくとよいでしょう。

❹皮下出血を予防するため、圧迫止血する
　ご遺体は、血流の停滞に伴い血液が凝固することで、凝固因子が消費された状態になることから、カテーテルや留置針の抜去部から持続的に出血することになり、皮下出血が起こります。ご遺体の皮膚は傷みやすいので、圧迫は避けるのが望ましいのですが、カテーテルや留置針の抜去部位は、死後3時間は圧迫固定するのが基本的な処置となります[1]。
　その後の皮膚の変色に対しては、カバーメイクをするとよいでしょう。

(2) 傷みやすさへの対処
❶縛らない
　ご遺体の口を閉じ、胸の上で手を組むためには機械的な処置が必要です。しかしその処置により、縛った部分がへこんだり、局所の腫脹や水疱形成したりする場合もあり、もとに戻ることはありません。また家族は、縛られた状態をみることで、苦痛に感じる場合も多いでしょう。
　そもそも、胸の上で手を組ませるのは、遺体になったことを周囲に表明するための習わしであり、口が開いていることを必ずしも気にしない家族もいます。したがって、家族の意向を聞きながら、ご遺体は縛らないようにします。

❷クーリングする
　自然現象として、ご遺体は腐敗し、腹部や胸部を中心に広がっていきます。腐敗が進むと腹部や胸部の内圧が上昇し、鼻や口から体液が出たり、顔が腫れたり、においを発したりする場合もあり、家族のつらさを増強させることにもなります。
　腐敗を抑えるためには、保冷材などを利用してご遺体をクーリングします。一般的には、死後4時間以内、敗血症などの体温が高い状態で亡くなったケースであればできるだけ早い時間に、クーリングを始めるとよいと言われています[2]。

❸綿詰めは基本的にする必要はない
　ご遺体の腐敗に伴う体液や排泄物による臭気を防止するために「栓」をするという意味で行ってきた綿詰めは、実際は効果がないと言われています。つまり、綿詰めをしても、出る時には出てしまうので、基本的に行う必要はありません。綿の代わりに使用されている高分子吸収材も、鼻や口から外に出てくるとこびりついて取れなくなり、処理に困るとの報告もあるようです。排泄物が出るのが心配な場合は、紙おむ

つを肛門に隙間なくあてるようにします。

　しかし一方では、詰め物をしたほうがよい場合もあり、個別的な対応が必要です。例えば、文化的に遺体には詰め物をするものという考えから、家族が希望する場合もあります。また、鼻腔や口腔から出血している場合や敗血症を起こしている場合は、ご遺体からの漏液が多くなることが予測されるため、そのような場合は綿詰めを行ったほうがよいでしょう。

　これらを判断する際に大切にしたいことは、ご遺体の尊厳を保つことと、家族の意向を尊重することです。

(3) 環境を整える

　ご遺体は、適切に管理しないと細菌が増殖して腐敗したり、酵素の働きによって自己融解します。さらに、化学物質の変化により変色したり、水分蒸散によって乾燥するなどの症状も現れます。

　これらを防ぐ有効な方法が、クーリングです。特に胸腔内温度と腹腔内温度を下げることで効果があるので、死後できるだけ早く、腹部と胸部を冷却材などでクーリングします。

　病院で亡くなられた場合、自宅に帰るまでに時間がかかりそうなケースでは、病院にいる間にクーリングを始めたほうがよいこともあるため、家族に必要性を説明しながら行います。

　乾燥を防止するためには、湿度を70％に維持することがよいと言われています。しかし、この環境ではいっしょにいる家族が不快になるため、現実的には40％くらいを維持できるとよいでしょう[3]。

顔に対する配慮

　顔はその人らしさが最も表れるところであり、その人と最後に対面する顔は、インパクトの強い思い出になると言われています。そのため、最後に対面する顔が優しくやわらかな表情になるようにメイクなどを工夫し、その人らしさを引き出すケアをすることが重要です。メイクは単に美しくするということではなく、医療行為による侵襲や病状などによって失われた生前の面影を取り戻すという意味もあります。

　家族が「その人らしい」と思えるようにするためには、家族にもケアに参加してもらうように促すのがよいでしょう。また、ケアに参加することを希望しない家族に対しては、無理に勧めず看護師が行いますが、その際にも生前の関わりから家族が持っている「その人らしさ」のイメージに近づけるように努めます。

　家族に、患者が病気になる前の日々のエピソードをうかがったり、写真をみせていただいたりすると、イメージがつくりやすくなります。

(1) エンゼルメイクの手順

❶ 保清する

・顔は、クレンジングクリームや洗顔料を泡立てたものでマッサージを行うことで、汚れを落とす。それと同時に、マッサージをすることで、血色がよくみえる。

・蒸しタオルを顔全体と首や耳にあて、押さえるようにして拭き取る。

・必要に応じて洗髪を行う。紙おむつなどを使用して簡易的な方法で行う場合は、家族が不快に思わないように説明する。頭皮のマッサージを行いながら洗髪することで、柔軟性を回復できる。

・口腔内の洗浄を十分に行うことで、口臭を予防できる。

❷ 保湿する

・化粧水や保湿クリーム（ベビーオイルやオリーブオイルでも可）を使用し、肌の乾燥を予防する。保湿クリームは耳や首まで伸ばし、唇にも薄く塗布する。

❸メイクする

- メイクには、皮膚の乾燥を防止するためにクリームファンデーションを使用する。その際、首や襟元までも不自然にならないように配慮する。可能であれば、エンゼルメイク専用のファンデーションを準備しておくとよいが、アイメイクや口紅は、本人や家族が使用しているものを使用してもよい。
- 「肌の色はいかがでしょうか」「いつもはどのような口紅の色でしたか」などと声をかけて、家族に選択してもらったり、メイクを行ってもらうこともできる。

家族への配慮

「その人の人となりを表す最期の姿」という意味で、最期に着る衣服の選択は重要です。その人に合った衣服を着ていただくには、あらかじめ看取りの準備について家族と話し合い、準備をしてもらう必要があります。例えば、医師が家族に対して生命の危険が大きいといった説明をした際に、家族の気持ちを聴く場をつくり、衣服を含めて看取りについて話し合っておくこともできます。

終末期の患者を抱える家族は、患者と同様に全人的な苦痛を体験すると言われています。看護師は、家族の苦痛に配慮したケアをしていく必要があります。

大切なことは、臨終の場を処置やケアのために医療者が独占しないように、家族が患者と十分なお別れができるように配慮することです。

【引用文献】
1）伊藤　茂編著：遺体管理の知識と技術—エンゼルケアからグリーフケアまで，中央法規出版，p.125，2013.
2）小林光恵：死後のケア．濱口恵子，他編：がん患者の在宅療養サポートブック，日本看護協会出版会，p.288，2007.
3）角田直枝編：癒しのエンゼルケア—家族と創る幸せな看取りと死後のケア，中央法規出版，p.22，2010.

【参考文献】
1）濱口恵子，他編：一般病棟でできる！がん患者の看取りのケア，日本看護協会出版会，2008.
2）田村恵子：グリーフケア—愛する人を失ったあなたに．濱口恵子，他編：がん患者の在宅療養サポートブック，日本看護協会出版会，p.295 – 304，2007.
3）伊藤　茂編著：遺体管理の知識と技術—エンゼルケアからグリーフケアまで，中央法規出版，2013.
4）角田直枝編：癒しのエンゼルケア—家族と創る幸せな看取りと死後のケア，中央法規出版，2010.

(家族へのケア) ①

死別の準備

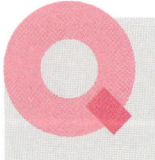

Q 患者の妻が、患者に付きっきりで一生懸命看病しています。妻は、「今はこうやって夫のためにがんばっているけれど、夫が死んでしまったら、私はどうなってしまうのかしら」とこぼしていました。このような時、どのようにアドバイスしたらよいでしょうか。

　患者に1日中付き添い、献身的に看病を行う家族を目にすることは多くあります。家族にとっては、患者の看病が生活の中心となっているため、患者が亡くなった後の生活についての不安を感じるのでしょう。そして、懸命に看病をしていても患者の病状は悪化していくことから、家族は自分の無力感を強く感じています。

　このような時、看護師としては、家族の労をねぎらうだけではなく、今まで家族が行ってきたことを認めることも大切です。家族の懸命な看病を医療チーム全体が理解していることを看護師が伝え、肯定していきます。「患者さんにもご家族のお気持ちは十分に伝わっているのではないでしょうか」「残された時間を悔いのないように、いっしょに患者さんを支えていきましょう」と伝えてみてはどうでしょうか。

　その結果、家族自身が「できるだけのことを患者にした」という実感を持てたならば、患者が亡くなった後の悲しみも自ら乗り越えていけるのではないかと思います。

評価の視点と根拠

(1) 予期悲嘆のプロセスを援助する

　大切な家族が亡くなっていくことを嘆き悲しむ「悲嘆」が行われるのは正常な反応であり、誰にでも起こり得るものです。人は普通この反応を受け、その後、時間の経過とともに悲しみから自ら立ち直り、日常の生活に戻っていくプロセスをたどっていきます。しかし時には、悲嘆の状態が慢性化し、精神症状などを現す複雑性悲嘆に陥ることがあります。看護師には、家族がこの複雑性悲嘆に陥らないように援助していく役割があります。

　また、大切な家族が亡くなる前に、そのことを嘆き悲しんだり、それに伴う反応のことを「予期悲嘆」と言います。家族が予期悲嘆を抱え生活していくことは、患者が亡くなった後の悲嘆のプロセスが正常に経過する大きな要因になると言われています。

　そこで、家族が予期悲嘆によって抱く悲しみなどの感情を表現しやすいような環境を整えることが必要です。

　「いちばんつらいのは患者なのに、自分は悲しんではいられない」と家族は自らの感情を押し殺して看病にあたることがあります。そのような時には、病室外で1対1で話す機会を持つと、家族は気持ちを表現しやすいでしょう。

　ただし、家族と看護師との関係性が構築されていない中で「思いを表出してもいいですよ

と看護師から突然伝えられても、家族は驚き、とまどってしまいます。そのため、日頃からの家族とのコミュニケーションがとても大切になってきます。

(2) 臨死期の症状を理解してもらう

看取りの時期が近づいてくると、患者にさまざまな身体的変化・兆候が出てきます。意識レベルが低下し、声をかけても反応がなくなってくると、家族はどうしてよいのかわからなくなり、不安で押しつぶされそうになってしまいます。患者のそばに寄ることを恐れ、遠巻きにしていることもあるのではないでしょうか。

特に、呼吸の変化や死前喘鳴（ぜんめい）、けいれん、せん妄などが起こった場合に、家族が「（患者が）とても苦しそうだ。何とかしてあげて……」と混乱したり、家族自身が苦痛を感じることがあります。このような時に、患者に出現している症状について家族が理解できるような言葉を使って説明し（表2-5-1）、患者の今ある状態を家族に理解してもらうことで、家族の不安が軽減されることがあります。

また、これから患者に出現すると予想される身体的変化をあらかじめ家族に伝えていきます。症状が出現してから伝えると、看取りが近づいていることに家族は危機感を強く感じ、落ち着いて話を聴くのが難しくなります。できることならば、家族が看護師の話にしっかりと耳を傾けてもらえるような時期から伝えられるとよいでしょう。

これらの説明をもとに、家族が患者の身体的変化のプロセスをみていくことで、患者に死期が迫っていることを少しずつ実感していくことができます。また、患者の意識が低下し混乱していたとしても、看護師が尊厳を持った態度で患者のケアにあたることは、家族の安らぎとなり、家族の心のケアにつながります。

表2-5-1 ● 臨死期患者の身体的変化の説明例

身体的変化	説明の例
呼吸の変化	「呼吸のリズムが乱れ、徐々に呼吸の回数が少なくなり、間隔が長くなっていきます」
下顎呼吸	「顎が上がりパクパクとするように呼吸をしているのは、体力が低下してしまったために普通の呼吸ができなくなってしまい、残された力を使って呼吸をしているからです」
死前喘鳴・呻吟	「呼吸をする時に、喉にたまった唾液などを振動させて、痰が絡んだようなゴロゴロという音を出しています。また、呼吸する時に声が漏れて、うなるような声を出しますが、これらは身体が衰弱したために喉の筋肉が緩んで出てくる反応なので、ご本人が苦しいわけではないのです」
血圧・脈拍の低下	「徐々に血圧が下がっていきます。血圧が下がると、脈が触れにくくなってきます」
けいれん・ミオクローヌス	「身体の中の電解質のバランスが崩れているために、身体がピクッとなったり震えるような動きをしたりします」
せん妄	「肝臓の働きが悪くなったり、腎臓の働きが悪くなってお小水が出なくなったりしてくると、身体の中に老廃物がたまり電解質のバランスが崩れます。それらによって、つじつまが合わないことを言うことがあります」
筋の弛緩・便失禁	「全身の筋肉が緩んできていて、肛門の筋肉も緩んでいるため、お通じが出続けています」
末梢の冷感	「全身の血液の流れが悪くなって循環が悪くなっていくので、手足が冷たくなっています」

ケアのポイント

(1) 家族が患者のそばにいることができる環境の調整

家族がそばにいると患者は安心し、そのことを患者自身も望んでいることが多いようです。そばにいても構わないことを家族へ伝え、家族が患者のためにできることを提案していきます。そのためには、まず、家族がそばにいられるように病室の調整を行い、環境を整えることが必要になります。

処置を行うために医療者が病室に来ても、家族は患者のそばにいて構わないことを伝えます。家族が医療者に遠慮して、患者から離れることがないようにしていきます。

具体的には、家族に、「意識がもうろうとして、声をかけても返事がない場合でも、耳は最期まで聞こえると言われています。声をかけてもよいのですよ」「全身の血液の流れが悪くなっているので、手足が冷たくなっています。手を握ったりさすったりすると気持ちよく、安心されると思います」というような言葉かけをします。ただし、家族が拒否的な反応を示したり、精神的に負担が増してしまう場合には、決して無理強いをしてはなりません。

(2) 家族を孤立させない

家族と患者の残された時間を邪魔してはいけないと思い、医療者が訪室を控えていると、家族は見放された感じを抱いたり、心細さを感じたりする場合があります。

家族に、医療者の訪室の頻度をどのようにしてほしいかを確認するとともに、状況に合わせて定期的に訪室させてもらうことを伝えます。そして、訪室時は患者と家族に声をかけ、「何か気になることがある時にはいつでも看護師を呼んでください」と伝えておきます。

(3) 看取りの準備を促す

患者が亡くなった後のことについて、事前に家族と話ができるとよいでしょう。

例えば、帰宅される時に何を着せてあげるかを考えてもらいます。患者が好んでいた衣服や家族が着せてあげたいと考えていた衣服が手元にない場合もあるため、家族の悔いを残さないためにも、時機をみて、着て帰る衣服について話をしておくとよいでしょう。また、看取りの時に連絡をしなければならない人についてや、病院から帰る場所への搬送方法なども確認が必要です。

患者が亡くなった直後はあわただしく時間が過ぎ、家族は混乱します。亡くなってからの準備となると、十分に悲しみ、お別れをする時間が少なくなります。正常な悲嘆のプロセスを歩むにあたっても、看取りの時にどのように過ごせるかはとても大切です。よりよい時間を過ごしていただくために、話しづらい内容のことであったとしても、いつでも説明ができる準備をしておきましょう。

【参考文献】
1) 渡辺裕子・鈴木和子：家族看護学—理論と実践，第4版，日本看護協会出版会，2012．
2) 氏家幸子監修：終末期にある患者の看護，成人看護学，第2版，廣川書店，2001．
3) 野嶋佐由美・渡辺裕子編：家族看護，1(2)，2003．
4) 柏木哲夫・藤腹明子編：ターミナルケア，系統看護学講座別巻10，医学書院，2000．
5) 柏木哲夫監修：ナースのためのホスピスケアマニュアル，金原出版，1992．
6) 東原正明・近藤まゆみ編：緩和ケア，看護QOL BOOKS，医学書院，2000．
7) 柏木哲夫・今中孝信監修：死をみとる1週間，総合診療ブックス，医学書院，2002．

(家族へのケア) 2

終末期患者の家族の心理的特徴と支援

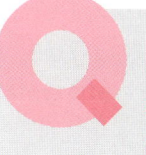

Q「この数日、食欲がなく、勧めても何も食べてくれない。もっとがんばれるはずなのに……」と、家族が硬い表情で相談に来ました。話をしているうちに、「もっと積極的に食事の介助や点滴をしてほしい。ここは何もしてくれないのか！」と怒り始めました。このような家族に対して、どうような関わりができるでしょうか。

　終末期の患者は、病状の進行に伴い、体力の低下、倦怠感の出現、代謝能力の低下などのさまざまな身体的変化によって食欲の低下をきたします。食事がとれなくなってくることは、患者・家族にとっては生命の危機を感じ、不安が大きくなる時期でもあります。

　患者は家族の期待に何とか応えようと思ってはいても、身体は応えられずに悩むことでしょう。家族は日毎に低下していく患者の身体状況やそれらに伴う症状から、さまざまなストレスや大きな不安、何とかしてあげたいという葛藤など、多くの気持ちを抱きます。

　このような場面で、患者・家族それぞれの側面からどのような関わりができるのかを考えてみましょう。

評価の視点と根拠

(1) 患者に対して

　質問の事例の患者は、「食べなくてはいけないのはわかる。食べないとだめになってしまうかもしれない。でも、食べたくても食べることができない」と、日々、自身でも体調の変化を実感し、とまどっていることでしょう。「このままでいいのか」という不安も抱いていると思われます。

　患者が家族から「もっと食べないとだめだよ、がんばれ！」と励まされているとしたら、その励ましに対して応えることができない虚しさもあることでしょう。そして、その言葉が負担とさえ感じてしまうのではないでしょうか。

　このような状況下におかれると、患者は閉鎖的になり、自らの意思や抱えている思いなどを周囲へ伝えることが困難となってしまうことがあります。

(2) 家族に対して

　患者が食べられなくなってきているということは、家族にとってもはっきりとわかることです。

　家族が日々の面会の時に感じていた患者の変化や、患者には知らされていない医療者からの病状説明などにより、患者の状態が悪化してきており、看取りの時が近づいてきていると感じ、

さらに食べられない姿を見るということは、予測はしていたものの衝撃的であり、家族の予期悲嘆を強くする要因の一つとなるでしょう。

その結果として、家族は「患者が食事をとるのはつらいのかもしれない」と理解していてもその事実を受け入れがたく、「食べれば元気がでるから、がんばって。少しでも食べて」と患者を励ます行動を起こしてしまうのでしょう。

そのような時、看護師が家族に、患者がなぜ食べられなくなってきているのかを説明しても、最初は受け入れてもらうことは難しいと思われます。家族は患者に対して、何もしないではいられない、何とかしてほしいと願い、その強い思いは怒りにも変わることがあるからです。

また、医療者が家族にも十分な説明やケアの提供が行われていると思っていても、家族はコミュニケーション不足を感じていて、どのようにケアが行われているのかわからないというケアの不透明感を抱いている場合、「何もしてもらえない」という思いを持つことがあるかもしれません。

ケアのポイント

(1) 患者に対して

❶ **患者には不安な状況や心理的な揺れがあることを理解し、受け入れる**

患者は死期が迫ってきていることを実感すると、自身でも予期悲嘆を抱きます。患者自身が抱えるさまざまな思いや精神的苦痛に対して、医療者はまず理解し、受け止めることが必要です。

家族の前ではがんばって食事をする姿を見せ、医療者の前では「食べたくない」と食事を前にため息をつき、摂取しようとしない姿も、患者のありのままの姿なのです。

❷ **患者と十分なコミュニケーションを図り、孤立させない**

患者が抱える思いや考え、話したいこと、家族へは話しづらいことなど、いつも患者の声に耳を傾け、話を聴いてみましょう。「食べられない」と話す患者の言葉の真意を考えてみてください。そして、その思いは話したい人に伝えても構わないこと、いつも誰かが必ずそばにいること、一人では決してないというメッセージを、患者へ伝えてみてはいかがでしょうか。

また、医療者は、患者と家族との関係性が崩れないような配慮も忘れてはなりません。

❸ **アドバンス・ケア・プランニング**

例えば、「自力で食べられなくなったら食事はいらない。そして、食べられなくなった時には、最低限の点滴をしてほしい」と話している患者が、近い将来、自分自身に意思決定能力がなくなってしまったとします。その場合、家族が患者の意思を尊重し、以前患者自身が語った、もしくは書面に残しておいた治療方法やケア、患者にとっての最善の医療を選択できるように、事前に話し合いや準備をしておくことをアドバンス・ケア・プランニングと言います。

事前の作業の代表的なものとして、リビング・ウィル（生前の意思、意思表明書）やアドバンス・ディレクティブ（事前の指示）があげられます。これらのものは、現在、日本においてはまだ法的な拘束力はありません。よって、事前の指示があるからといって、必ずしも患者の意思を実行しなければならないということではありません。

しかしながら、これらがあることで患者の意思は尊重されやすくなり、患者の望んだケアが実施されやすくなることは確かでしょう。家族にとっても、患者の代わりにケアを選択しなければならなくなった時の大きな手助けになるに違いありません。

そのためには、患者の価値観を知り、十分な

情報提供を行い、患者・家族・医療者の信頼関係を築けるようなコミュニケーションが不可欠です。患者の気持ちは揺れ動くものです。その時その時の病状や気持ちの変化に応じて変更することがいつでもできるような、柔軟で継続的な関係性を常に保つことが大切です。

(2) 家族に対して

❶ 家族の抱える不安を理解し、受け止める

家族は患者の死期が近いことを現実に目のあたりにして、この先どうなってしまうのか、このままでいいのか、と不安を抱くだけでなく、患者のために何もしてやれない自分に対しての無力感にも苦しんでいることでしょう。そのようなやり場のない家族の思いが怒りとして表出されることは、多くの場面で見受けられます。

またこれらのストレスは、身体的な症状として家族に現れることもあります。例えば、不眠や食欲低下、動悸、疲労感などです。

看護師はまず、家族が抱えているものは何かを理解しなければなりません。

❷ 十分なコミュニケーションを図り、家族の言葉の真意をとらえる

質問の事例で、家族はなぜ、そこまで食事を食べさせようとしたいのでしょうか。理由は必ずどこかにあるはずです。

しかし、家族の話している言葉にとらわれていたのでは、見えてこないことがあります。家族は何が言いたいのか、何を伝えようとしているのか、その言葉の真意をとらえていくことが大切なのです。そのためには、家族の表情などをよく観察し、家族の話に耳を傾けてしっかりと聴き、コミュニケーションを図ることが必要です。患者のこと、病気のことだけではなく、家族の日常生活などについても話してもらうことが役立ちます。

家族は、自分たちが見ていないところで患者はどんなふうに過ごしているのか、どんなケアが提供されているのか、といったことに対して、興味があるとともに不安も抱きます。日々のコミュニケーションの中で意識的に患者の様子を伝えることは、家族の不安を軽減できる一つの方法でしょう。

❸ 家族が受け入れ、納得することができるまで、説明を繰り返す

最初から家族の「食べさせよう、点滴をしてもらおう」という行動を止めようとするのではなく、なぜ家族がこのような行動をとっているのかを理解し、その後、今この家族にとって不足しているものを探して補わなければなりません。情報提供が不足しているのか、病状の理解ができていないのか、これから先のことに対しての不安なのか、要因はさまざまでしょう。それぞれの要因に対して、家族が納得し、受け入れることができるまで説明を重ね、話を聴いていくことが大切です。そのような中から、少し

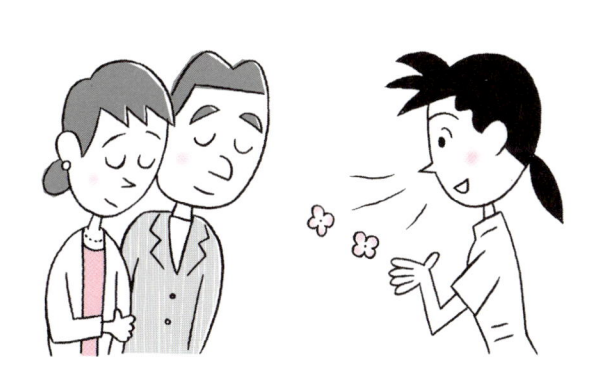

終末期患者の家族の心理的特徴と支援　207

ずつではあっても、家族は患者の気持ちに寄り添い、向かい合うことができるようになるのではないでしょうか。

また先に述べたように、家族に身体的症状が現れている場合には、家族が休息できるような適切な対処が必要です。

❹ **患者の気持ちを家族へ伝える**

家族の前ではがんばっている、家族には話せないことがあるなど、患者には家族の知らない姿があります。それらを家族へ伝えてもよいかを事前に患者に確認し、了承が得られたら、前述のアドバンス・ケア・プランニングを活用して、現在の患者の姿は、本当に患者自身の望んでいる姿なのかどうかを家族に検討してもらうとよいでしょう。

患者が少しでも食べられた時の表情や変化を家族に伝えることは、家族が患者に代わって意思決定をせざるを得ない場面になった時に、これからのことを考えていく際の大切な情報となります。家族がこれらを遂行できることは、患者を失った後も家族が生き続けていくための大きな糧となるでしょう。看護師はそれをサポートしていかなければなりません。

【参考文献】
1）鈴木和子・渡辺裕子：家族看護学─理論と実践，第4版，日本看護協会出版会，2012．
2）池永昌之・木澤義之編：ギア・チェンジ─緩和医療を学ぶ二十一会，医学書院，2004．
3）森岡清美・望月 嵩：新しい家族社会学，4訂版，培風館，1997．
4）柏木哲夫監修：ナースのためのホスピスマニュアル，金原出版，1992．
5）恒藤 暁・内布敦子編：緩和ケア，系統看護学講座別巻10，医学書院，2007．

家族へのケア ③

死亡直前の家族からの蘇生希望

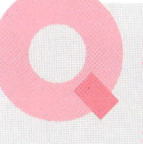

> **Q** 肺がんの臨死期の患者です。夜間、急に呼吸状態が悪化し、ほぼ呼吸停止に近い状態にあります。息子が付き添っていて、妻は自宅に帰っています。患者の希望で蘇生はしないことで家族も同意していましたが、急に呼吸状態が悪化したため、息子は医療スタッフに蘇生を強く要望しています。この場合、蘇生はすべきでしょうか。

結論から述べると、蘇生すべきではないと思います。このような患者の場合、いつ何時、急に呼吸状態が悪化することがあり得ることを、以前から家族に繰り返し説明しておくことや、患者本人が蘇生を望んでいないことを家族とともに語り合っておくことで、家族が急に蘇生を希望するということ自体を回避することができると思います。

評価の視点と根拠

質問の事例のように急に呼吸状態が悪化し、説明は受けていたとしても突然の変化に、家族もパニック状態となり、その時点で最善の判断ができなくなることがあります。パニック状態にある時、家族は「落ち着いて愛する人を見送ろう」という気持ちと、「1秒でも長く生きていてほしい」という気持ちが行き来してしまうのだと思います。まして、この事例のように「夜間」「息子（だけ）が付き添っていて、妻は自宅に帰って」おり、「ほぼ呼吸停止に近い状態」であれば、一人で見送らねばならない息子はパニックになるでしょう。現場に居合わせた看護師も、たくさんの家族に囲まれて穏やかに息を引き取る理想の状況とかけ離れており、非常に困惑する場面です。

ここで大切なことは、現場に居合わせた看護師が、息子といっしょになってパニックにならないことです。人の気持ちは絶えず揺れ動くものです。渡辺は「臨終の瞬間まで、患者が回復するという奇跡が起こることを心のどこかで抱きつづける、むしろ、それこそが『家族』であることの証でもあろう」と述べています[1]。このことをよく理解して、ともにパニックになったり、息子を責めたりしないことが肝心です。

ケアのポイント

(1) 蘇生を望む家族の気持ちを聴く

このような状況の場合、まず、担当看護師が

死亡直前の家族からの蘇生希望 **209**

落ち着いて息子の気持ちを聴くことから始めましょう。呼吸がほぼ停止状態なので、何十分も何時間も時間をかけて気持ちを聴く余裕はありませんが、まずは息子になぜ蘇生を望むのか聴いてみましょう。

　「私たちは、お父さま自身からも他のご家族の方からも、特別な処置をせず穏やかに見送ってほしいとうかがっておりましたが……どうしてですか」と聴いてみると、息子が死別を前にして「このまま逝かせるわけにはいかない」という気持ちが芽生えて揺れ動いているのか、「蘇生はしない」という説明・イメージが息子と医療者との間で相違があるのか、また、息子なりの理由が他にあって蘇生を望んでいるのかがわかると思います。

　この状況では息子を説き伏せるよりも、短時間ではあっても息子の気持ちを聴いて、揺れ動いている心の状況を受け止める必要があります。この場合、「わかっていても急にはお別れできないのですね」「お母さんがいないところで別れていいのかと思うのですね」と息子の気持ちを言葉にして表現し、息子自身が"安心して揺れていられる"環境をつくるようにしてはどうでしょうか。

　そして、この状況から、息子が「自分に最期を看取ってほしいと、お父さんが考えている」「もう十分にがんばったのだから、穏やかに看取ってあげよう」という気持ちになり、心の安定を取り戻せば、母親がいなくても穏やかに看取りができるのではないでしょうか。

(2) 家族の心の整理を待つ

　一方、こうした援助をしている間にも呼吸が止まりそうになり、息子が「そんなことはどうでもいいから蘇生して！」と興奮してしまうことも考えられます。担当看護師は他の夜勤担当看護師と連携をとり、一人が息子の気持ちを聴きながら、もう一人の看護師は家族・医師への連絡の後、アンビューバッグで呼吸補助をして、息子が心の整理ができる状況をつくることも、場合によっては必要でしょう。

　これは最初に述べた「蘇生すべきではない」という結論とは反しているように思われるかもしれません。しかし、本人が蘇生しないと決めたのだから「絶対何もしない」ということが「蘇生をしない」ことではないと思います。

　本来なら自然に呼吸が止まっていくのを看守りたいと思いますが、これは看護師の理想なのかもしれません。だからといって、本人の意に反して、息子の言葉を受けて挿管や人工呼吸器を装着したり、心臓マッサージをする必要はないと思います。この場合のアンビューバッグでの呼吸補助は、息子の気持ちが安定する時間をつくる援助であり、蘇生を望んでいなかった患者には「父親として最後に息子の気持ちを安定させるお手伝いをしていただく」というように考えてもよいのではないでしょうか。

*

　質問の事例は、息子の心の状況によって、事態は全く別の状況を生むかもしれません。また、私とは違う考えをお持ちの緩和ケア認定看護師もいるかもしれません。

　このテーマで(説明状況はこの文面だけで)、病棟のスタッフで意見を交換してみるのもよいのではないでしょうか。自己決定権、代理決定、無害の原則などの倫理的側面や、お互いの死生観、患者観、家族観を知ることができ、有意義な議論になると思います。

【引用文献】
1) 渡辺裕子：終末期患者の家族の看護―家族との向き合い方，家族看護，1(2)，p.7，2003．

【家族へのケア】 4

子どもへの病状の伝え方

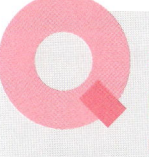

> **Q** 幼稚園児と小学生の子どもがいる患者ですが、今までは子どもにはっきりとは病状を話していなかったそうです。患者の病状が思わしくなくなってきたので、配偶者が子どもに病気のことを伝えたほうがよいのか、そしてどのように伝えるべきか、悩んでいます。どのようにアドバイスすればよいでしょうか。

　筆者は臨床現場で、子育て世代のがん患者が年々増加していると実感しています。そして、質問の事例のように、子どもへの告知について患者と考える機会が何度かありました。

　質問の事例の場合も、何の準備もなく親の死を迎えた時の子どもの衝撃を考えると、「伝えたほうがよいのか」という問いには、「伝えたほうがよい」という結論を出します。ただし、親のがんを子どもにどう伝え、どう支えるのかというのが問題なのです。

評価の視点と根拠

(1) 親ががんになった時に子どもにみられる変化

　親ががんなった時、子どもたちはどのような思いで生活しているのでしょうか。「家族の一員としての子どもたちは、親の病気のさまざまな局面において生活が変化し、大きなストレスを受け、行動面、認知面、情緒面でのさまざまな変化を生じることがある」[1]と言われています。

　具体的には、年少の子どもの場合、発達の退行が生じることがあります。また、イライラして攻撃的になったり、落ち着かなくなったりすることがあります。そして、宿題を忘れる、成績が落ち込むなど、学業に影響が出ることがあります。時には、うつや不安症の兆候を示すことがあります。

　親のがんをめぐる子どもの理解や反応は、年齢や発達状況によって異なります。子どもの発達段階と特徴について、表2-5-2に示します。

(2) なぜ親のがんを子どもに伝えるのか

　発達段階にある未熟な子どもに、親ががんであることを伝えるのは、酷なことのように思われるかもしれません。子どもは何も知らないまま、他の子どもと同じように過ごしてほしいと親は願うかもしれません。しかし、伝えられないことによって、子どもには表2-5-3のような変化が表れると言われています。実際に筆者が体験した事例でも、母親の病状を知らされていない幼い子どもが、嘘をつくなどの問題行動を起こすようになり、告知について看護師に相談されたことがありました。

　一方、親にとっても、真実を隠しとおすには大変なエネルギーを費やすことになり、本来、治療や子どもの世話、家族のコミュニケーショ

表2-5-2 ● 子どもの発達段階と特徴

	発達段階	特徴
幼児期 (〜6歳頃)	・母子の結びつきが強く、家族が生活の中心 ・時間の概念が未発達 ・死は可逆的なものだと考える	・「がん」は初めて聞く言葉で、ショックは少ないかもしれない ・自分のせいで親が病気になった、がんがうつる、と考えることがある
学童期 (6〜12歳頃)	・学校での仲間との活動、対人関係が増してくる ・より科学的で詳細な情報を好む ・9歳ぐらいであれば、死の最終性を理解できる	・がんをある程度概念的に理解でき、命にかかわる病気だと知っている ・親の病状や体調について理解でき、治療について知ろうとする ・死についてたずねてくることもある
思春期 (12〜18歳頃)	・親からの自立と依存の相反する感情を体験している ・友人関係の悩み、将来への不安を感じている ・自己中心的な考え方や反応をしがちな時期	・病状の深刻さが死につながることをはっきり理解する ・不安や心配、怒りの感情を抱きつつも、親とは話したがらないかもしれない ・親を支えることができる年齢ゆえに、親への気遣いや責任感と、自分中心の活動をすることとの間で葛藤がある

表2-5-3 ● 親のがんを伝えられないことにより子どもに表れる変化

・子どもは家族の中に秘密があることに気づく
・何かが起きているのに正体がわからないことで不安になる
・嘘をつかれたことを知った時、親に対する信頼を失う
・親に隠されていると、親に質問できずに、問題行動や身体症状として表現されることが多い
・不信感が長期に及ぶと、自尊心が低下する

ンに向けるべき力を減じてしまうことになります。子どもにも真実を伝えることで、家族みんなでがんと向き合うことができるようになるのです。そして、家族に起きている真実を伝えられた子どもは、つらい状況でも親から信頼されていると感じ、親の支えになってくれることもあります。

ケアのポイント

(1) 親のがんを子どもにどう伝えるか

❶誰が伝えるか

「子どもに親のがんを最初に伝えるのは、親自身であることが望ましい」「子どもにとって大切なことを親から伝えられることで、親への信頼が増す」[2)]と言われています。

私たち医療者は、後方支援としての役割を果たせるように、親へ告知に関する情報提供をしたり、サポート方法をいっしょに考えます。場合によっては、親が伝える場面に同席することもあるでしょう。

❷いつ伝えるのか

がんと診断された早い時期に伝え、現在の状況や今後の治療のことなどを含めて話すことが必要だと言われています。しかし現実には、なかなか話せないでいるうちに、病状が進行することもあります。けれども、病状が進行しすぎてしまったから伝えるには遅すぎる、ということはありません。家族が、子どもにも病気について考えてほしいと思った時期に合わせて話し始めればよいと考えます。

❸何をどう伝えるか

「子どもに親のがんを伝える際には、Aschenbrennerが考案したKNITプログラム (Kids Need Information Too)の"三つのC"を念頭において話すことが重要」[2)]だと言われています。"三つのC"とは、「Cancer がんという

病気」であり、「not Catchy うつらない」こと、「not Caused 誰のせいでもない」ことで、これらを伝えることが大切です。

幼い子どもであれば、「"自分が何か悪いことをした"から親ががんになった」と思い込む傾向があり、思春期の子どもでも「自分が困らせたりストレスを与えたから」と自分を責めることが多いと言われています。「誰のせいでもない」ということを強調して、子どもの罪悪感を緩和させることが大切です。そして、今後の治療計画を年齢に合った言葉で伝え、誰が子どもの世話をするのか、誰に頼ればよいのかなどを伝える必要があります。筆者の職場では、参考資料として冊子[3,4]などを活用しています。

親のがんについて子どもに伝える際の年齢に応じた対応を表2-5-4に示します。

(2) どう支えるか

子どもにどう伝えるか、ということを親にアドバイスするだけでは、親の負担が増すばかりです。看護師は、後方支援として多面的に支える必要があります。

表2-5-4 ● 親のがんについて子どもに伝える際の年齢に応じた対応

幼児期 (〜6歳頃)	・人形や絵本を使ったり、絵を描いたりしながら話す ・誰が何の世話をしてくれるのか、具体的に伝える ・ふだんと変わらない生活を保つ
学童期 (6〜12歳頃)	・正しい言葉を使って、きちんと説明する ・質問には、わかりやすく具体的に答える ・学校や課外授業など、日常生活を維持できるようにする
思春期 (12〜18歳頃)	・状況をできるだけ正直に伝え、子どもの意見を聞きつつ、決定していく ・友人と過ごしたり、自分の時間を過ごしてよいことを伝える ・親以外の友人や先生、知人などにサポートを依頼する

❶患者である親を支える

まずは、症状マネジメントを行うと同時に、患者の気持ちや家族の状況をていねいに聴いて、伝えることに「揺れ動いている親の気持ちを受け止める」[2]ようにします。そして、子どもがどう感じているのかをいっしょに考えます。それぞれ、子どもの年齢や発達課題、家族関係なども異なっているので、真実をいつ、どのように伝えるのかをいっしょに検討します。

筆者の職場には、小児を専門とする臨床心理士がいるので、臨床心理士にも親に面談をしてもらいます。すでに子どもに問題行動等がある場合や家庭の事情で周囲のサポートが不足している場合などは、子どもに真実を伝える前に子どもと面談してもらい、臨床心理士と関係性を築いておくことで、臨床心理士も含めた告知後のフォローが行いやすい状況をつくっています。

❷学校と連携して子どもを支える

学童期の子どもの生活の中心は学校にあります。子どもが不安定になると、学校でさまざまな不適応行動を示してしまうことがあります。担任の先生や、部活動の顧問、保健室の先生、スクールカウンセラーなど、信頼できて話しやすい人に伝えておくことで、子どもの変化に気づいてくれたり、サポートが受けやすくなることを説明しましょう。

❸グループで子どもを支える

放送大学の小林真理子氏らは、2010年より、がんになった親を持つ小学生を対象にしたサポートグループの活動をしています。CLIMB®プログラムを用いて、話し合いや工作活動を通じて、子どもたちが抱えている感情を表現し、お互いにともに支え合い、レジリエンス(回復する力、自分を立て直す力)を高めていくことを目指しているとのことです。今後、このような取組みがさまざまに広がっていくことが期待されます。

＊

　筆者の職場でも、子育て世代のがん患者から、身体ケアの途中で、あるいは夜間の巡視の時に、子どもへ真実を伝えるべきかどうか悩んでいる、と打ち明けられることがありました。しかし、なかなか言い出せない患者もいます。ケアや何気ない会話の中から、患者の家族の状況、子どもの様子をたずねて、子どもの支援に関する情報を提供し、早期からの家族ケアを実践していきたいと思います。

【引用文献】
1）小林真理子，他：親ががんになったとき―子どものために学校にできること，放送大学大学院臨床心理学プログラム小林研究室，p.2，2012．
2）小林真理子：親のがんを子どもにどう伝え，どう支えるか，がん看護，18(1)，p.57－61，2013．
3）Hope Treeプロジェクトチーム，マーサ・アッシュンブレナー制作協力：わたしだって知りたい！―親が"がん"になったとき子どもに何を伝え，どう支えるか，ノバルティスファーマ，2010．
4）Hope Treeプロジェクトチーム，マーサ・アッシュンブレナー制作協力：がんはどんな病気？―親ががんになったときに知っておいてほしいこと，ノバルティスファーマ，2011．

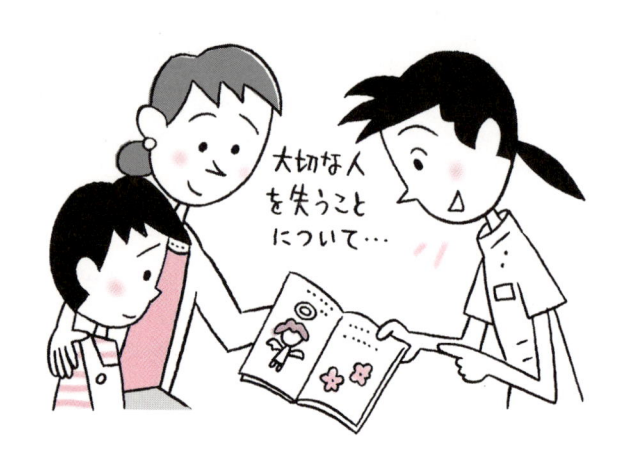

家族へのケア 5

交流の乏しい家族しかいない場合

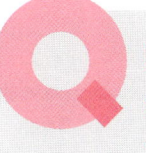

Q 膵臓がんの患者で、治療のすべがなく、痛みや腹水などの症状が目立ち始めています。患者は独身で、家族は妹が一人いますが、数年に一度会う程度でふだんは連絡もなく、病気のことも話していませんでした。連絡を受けて来院した妹は、病状説明を聞き、驚く一方で、どうしたらよいか困っています。患者本人はできるなら妹に頼りたいと考えています。どのように妹に関わっていけばよいでしょうか。

　長年交流の乏しい家族との関係性を構築するのは、簡単なことではありません。病院からの働きかけに家族が防衛的になることもあります。しかし、看護師はどうしても弱い立場にある患者の味方になり、「最期を看取ってあげてもいいのに」と考えて、家族に否定的な感情を持ってしまうことがあります。逆に、家族から過去の経緯を聞いて、「それは仕方ない」という感情を持つかもしれません。

　家族看護において看護師に求められる基本的な援助姿勢は、「中立であること」です。そうすることで、お互いの立場に立って相手を理解しようとする努力を促すことができると言われています。

評価の視点と根拠

　質問の事例のように、過去の複雑な経緯から家族と疎遠になっていた患者の病状が悪化し、家族に支援を求めざるを得ないケースに遭遇すると、私たち医療者は困惑します。この事例では、連絡を受けて妹が来院していますが、連絡をしても拒否される場合もあります。

(1) 家族の気持ちを確認する

　この事例で、妹は「驚く一方で、どうしたらよいか困っています」とあります。まず、妹から、病状説明を聞いて何をどう感じているのか、何に困っているのかを聴いていくことから始めなければなりません。「家族からの具体的な不安や心配事を引き出し、それに応えていくというていねいな働きかけは、家族が一歩手前に踏み出すことを後押しする上で重要な鍵を握っている」[1)]と考えます。

　妹は、過去の経緯から患者のことを快く思っていないかもしれません。それが、突然、病気で予後が悪いことを聞いて、患者を「かわいそう」に感じる反面、「どうして私が面倒をみな

いといけないの」という気持ちがあり、葛藤しているのかもしれません。他の親類との関係や妹自身の家族の問題があり、自分だけでどうするべきか決断できないのかもしれません。

(2) 患者の気持ちを確認する

質問の事例の患者の「できるなら妹に頼りたい」というのは、どういう心境なのでしょうか。入院費を含め経済的な面倒をみてもらいたいのか、身体介護をしてもらいたいのか、それとも、精神的なつながりを求めているのでしょうか。これも本人に話を聴くことが大切です。

この患者は、人生の最期に妹と家族としての人間関係を再構築したいと考えているのかもしれません。「死に直面した人は人生の総決算をする」[2]と言われています。事例の患者のように家族との交流が乏しい場合は、過去の何らかの人間関係の摩擦が原因になっていることもあります。「患者は、死後に人から悪い評価をされたくないと考え、できるだけ未解決の問題を解決しておきたいと考える」[2]と言われるように、患者が妹と和解し、精神的に頼りたいと思っていても、妹の立場からすると、仮に患者から最後に和解を求められても、過去の関係性から非常に苦痛だというケースもあるでしょう。

看護師は、「最期なのに」「家族なのに」と、自分の価値観を押しつけないことが大切です。

ケアのポイント

まず、家族の気持ちを確認するために、面談室でプライバシーが確保された状況をつくることが必要です。疎遠になった経緯、現在の家族のおかれた立場、気持ちなどをたずね、どのような感情でも話してよいことを保証し、ゆっくり語っていただくようにしましょう。

また、患者の求めている「頼りたい」気持ちが経済的問題であるなら、医療ソーシャルワーカーなどにも協力を求める必要があります。家族のできる範囲を確認して、社会制度を有効に利用することができるかもしれません。身体介護に関しての問題であるならば、家族の状況（この事例の場合は、妹自身の健康状態、妹の家族の状態、経済的状態など）を考慮して介入する方法を検討する必要があります。

患者も家族もお互いの気持ちをうまく表出できる環境をつくることが大切です。そして、うまく伝えられない場合は、看護師が代弁者となるとよいでしょう。家族に患者への早急なサポートを求めるのではなく、まずはできる範囲の援助でよいことを伝えましょう。家族に、看護師もいっしょに支援していくということを伝えることも大切です。

また、質問の事例には妹だけが登場していますが、他の家族成員はどうなっているのでしょうか。記述からは両親も他の兄弟姉妹もいないと想像されますが、親類だけでなく親しい友人などもいないのでしょうか。私たち看護師は、来院してくれた近親者をキーパーソンと勝手に決めつけて、家族の役割を期待してしまうことがありますが、その近親者をサポートしてくれる家族や友人がいるのかどうかを確認することも重要です。「看護者が、個々の家族成員、家族成員の関係性、家族単位全体の三者間の視点を認識の中で柔軟に行き来することができて初めて、家族援助が可能になる」[3]と言われます。キーパーソンとして特定の個人に視点が集中してしまっていないか、柔軟な視点を持ち援助することが大切だと考えます。

【引用文献】
1) 渡辺裕子：家族ケア，2(10)，p.7，2004.
2) 窪寺俊之：スピリチュアルケア入門，三輪書店，p.79，2000.
3) 鈴木和子・渡辺裕子：家族看護学―理論と実践，第4版，日本看護協会出版会，p.172，2012.

家族へのケア 6

家族の疲労に対する支援

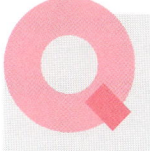

> **Q** 家族が面会に来られる様子をみると、とても疲労しているようにみえて心配です。家族が来ることを楽しみにしている患者の気持ちもわかるので、どう介入すればよいか困っています。

家族は、セカンドペイシェント（第二の患者）であると言われています。家族の看取りに伴う二次的ストレスを予防する援助は、終末期患者を抱える家族に対する援助としては非常に重要なものです。看護師はまず、家族がどのような影響を受けているのかを知ることが大切です。

評価の視点と根拠

患者が終末期を迎えることで家族が受ける影響としては、精神的影響、身体的影響、家庭生活上の影響、家族成員間の関係性、家族と周辺社会の関係性があると言われます。

(1) 精神的影響

精神的影響の具体的なものとしては、「予期悲嘆」があります。患者との死別が不可避であるという大きなストレスに対する対処過程ですが、その過程で激しい情緒的混乱や抑うつ状態になることもあります。

また、病名告知に対するストレスもあります。これはかなり深刻です。患者に告知しないと決めた場合は、真実を知らせないことに対する罪の意識を抱いたり、患者に隠しとおすためにエネルギーを消耗したりすることがあります。また告知した場合も、患者の苦悩を受け止めるという重い課題があります。

さらに、患者の苦痛に対して、何もしてあげられないという無力感、患者の死後の生活に対する不安もあるでしょう。あるいは、患者の看取りのために家族がそれまで積み重ねてきた仕事などを中断しなければならないストレスもあるかもしれません。

そして、これは私たち看護師が慣れてしまってなかなか気づかないことですが、病院という環境から受けるストレスもあると言われます。モニター音、他室からのうめき声、においなど、否応なく死について考えてしまう環境で、それが死への恐怖につながることもあります。

(2) 身体的影響

予期悲嘆の各期には、表2-5-5に示すような多様な身体症状が現れます。

また、患者の症状が重症化すると、家族の介護による身体的負担が増えてきます。夜間付き添っている場合は痰の吸引が頻繁になり、睡眠が確保できなくなることもあります。家族は、食事をとることも入浴することもままならない状況になることも考えられます。他の家族と交代できても、たまった家事をわずかな時間に片づけようとして、かえって疲労が増強することも考えられます。

家族の疲労に対する支援 217

表2-5-5 ● 予期悲嘆で現れる身体症状

・動悸	・不眠	・嘔気
・嚥下困難	・倦怠感	・胃部不快
・めまい	・胸が締めつけ	・食欲不振
・頭痛	られる感じ	・疲労感　など

(3) 家庭生活上の影響

家庭生活では、患者が一家の大黒柱であれば、経済的打撃やリーダーシップ機能の喪失の影響を受けることになります。

(4) 家族成員間の関係性

患者に病名を告知していないことにより、家族は患者と正面から向き合えなくなり、関係性が悪化することがあります。また、身体症状の悪化に伴い、患者自身が精神的にイライラしたり、退行したりすることもあり、患者から家族の気持ちが離れていくこともあります。

また、他の家族成員も生活の中でいろいろな犠牲を強いられるため、お互いに不満が生じることもあります。

(5) 家族と周辺社会の関係性

家族は知人や友人との交流が一時的に困難になり、疎遠になることがあります。

また、医療者の一挙手一投足に敏感に反応するようになるとも言われています。

ケアのポイント

このように、家族にはさまざまな二次的ストレスがあります。看護師はこのことを理解し、家族がどのような状況にあり、疲労しているようにみえる原因はどこにあるのかを、家族と直接話をして聴いてみることから始めましょう。

(1) 健康管理についてのアドバイス

家族は、少々身体の具合が悪くても弱音を吐いてはいけないという気持ちから、不調を訴えないことが多いです。よって、家族が自分自身の健康に注意を向けられるように、日頃からアドバイスしておくことも必要です。

顔色や表情を観察し、「お疲れではないですか」と声をかけ、必要ならば血圧を測定し、自宅での休息を提案するなどの介入をすることで、家族も、それを見ている患者自身も、介護と健康管理をバランスよくすることが大切であると認識することになると思います。また、家族をサポートする人をいっしょに考えることも、家族の健康を保つ介入になります。

介護と日常生活を両立するにはどうすればよいか、両立できる方法をともに考えていくことも必要です。今の介護だけに集中するのではなく、患者の死後の生活も考えて仕事を継続する方法などを検討していくことも大切です。

(2) 介護方法の指導

家族に介護方法を指導することも大切です。これは家族に看護師の代替を期待するのではなく、一般的なケアのコツを患者の病状に合わせて指導することで、患者に何もしてあげられないという家族の無力感を取り除き、やりがいを見出すことにもなります。たとえ短時間の付き添いであっても、「何かできたと」いうやりがいを家族に持ってもらうことができ、同時に患者にも満足感をもたらすことができます。

質問の事例のように、家族が来ることを楽しみにしている患者の場合でも、家族が疲労を示すことで逆に不安になることがあります。家族の二次的ストレスを予防する援助をすることで、患者へも安心感を与えることができると考えます。

【参考文献】
1) 鈴木和子・渡辺裕子：家族看護学—理論と実践，第4版，日本看護協会出版会，2012.

家族へのケア 7

経済的な支援

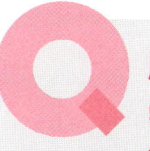

> **Q** 肺がん治療のため就労困難な50代の男性患者の妻が、まだ学生の子ども二人を抱え、今後の生活状況に大きな不安を感じている様子です。妻の不安軽減のために、医療費の支払いや一家の暮らしの助けになる方法や助言はあるでしょうか。

評価の視点と根拠

　家族の誰かが病気になり、治療に取り組むことで他の家族の生活も大きく一変します。特に患者が一家の生計中心者であると、療養の開始とともに、医療費の支払いや一家の生活費の工面などの経済的問題が大きな現実的問題として起こりやすくなります。よって、まずその点に留意し、患者・家族の心理・社会的問題の評価に努めることが重要です。

　また経済的問題について、「患者に余計な心配をさせたくない」と考える家族も少なくないことから、家族だけでその方策がわからずに不安を抱えている状況もよくみられます。

　こうした経済的問題の解決につながる諸制度の利用は、加入している健康保険の種類によって窓口や手続き方法が異なります。経済状況のアセスメントに始まり、制度説明や手続き方法の案内について、院内のソーシャルワーカーと患者や家族とで相談しながら進める方法が最も効率的です。

　病棟での患者や家族との会話の中で、経済的な不安についての話や質問が出てきた時なども含め、経済的問題の有無を評価して、できるだけ早くソーシャルワーカーへ依頼するといったチーム医療の実践につながる視点を持つことが大切です。

ケアのポイント

(1) 医療費支払いに関する制度について
❶健康保険限度額適用認定証
[制度の内容]

　70歳未満の患者は、入院医療費の3割分を病院の窓口でいったん支払い、その後、前年度所得に応じた月額の自己負担限度額を超えた金額が高額療養費として支払月の約3カ月後に戻ってくる「高額療養費制度」があります（表2-5-6）。国民健康保険や各種社会保険など、いずれの健康保険でも実施しています。いずれは患者・家族に高額療養費が戻るわけですが、この制度だけでは支払月に高額な費用を用立てなければならず、大きな負担が生じることもありました。

　こうした問題に対して有効な「健康保険限度額適用認定証」が、2007年4月より入院医療費を対象として始まりました。この制度が始まったことにより、認定証を病院窓口に提示すれば、入院医療費については月額の自己負担限度額だけを窓口に支払えばよいことになりました（図

経済的な支援 219

表2-5-6 ● 高額療養費制度の自己負担限度額

所得区分	自己負担限度額（月額）
ア　年収約1,160万円〜の方 　　健保：標準報酬月額83万円以上の方 　　国保：基礎控除後の総所得金額の合計額901万円超の方	252,600円＋（医療費総額[*1]－842,000円）×1％ 多数該当[*2]→月額140,100円
イ　年収約770〜約1,160万円の方 　　健保：標準報酬月額53万円以上83万円未満の方 　　国保：基礎控除後の総所得金額の合計額600万円超901万円以下の方	167,400円＋（医療費総額－558,000円）×1％ 多数該当→月額93,000円
ウ　年収約370〜約770万円の方 　　健保：標準報酬月額28万円以上53万円未満の方 　　国保：基礎控除後の総所得金額の合計額210万円超600万円以下の方	80,100円＋（医療費総額－267,000円）×1％ 多数該当→月額44,400円
エ　〜年収約370万円の方 　　健保：標準報酬月額28万円未満の方 　　国保：基礎控除後の総所得金額の合計額210万円以下の方	57,600円 多数該当→月額44,400円
オ　住民税非課税の方	35,400円 多数該当→月額24,600円

[*1] 自己負担限度額算出式の医療費総額とは、医療保険適用前の医療費10割の金額を意味する。
[*2] 多数該当：過去12カ月間に高額療養費の支給を4カ月以上受けた時、4回目以降の自己負担限度額。

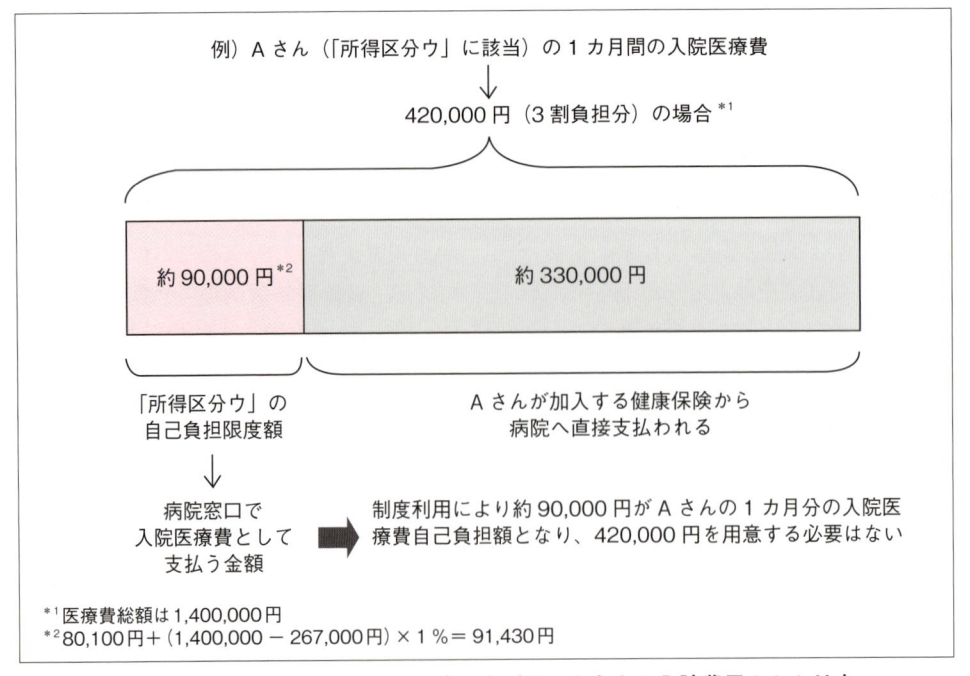

例）Aさん（「所得区分ウ」に該当）の1カ月間の入院医療費
↓
420,000円（3割負担分）の場合[*1]

| 約90,000円[*2] | 約330,000円 |

「所得区分ウ」の自己負担限度額
↓
病院窓口で入院医療費として支払う金額

Aさんが加入する健康保険から病院へ直接支払われる

➡ 制度利用により約90,000円がAさんの1カ月分の入院医療費自己負担額となり、420,000円を用意する必要はない

[*1] 医療費総額は1,400,000円
[*2] 80,100円＋（1,400,000－267,000円）×1％＝91,430円

図2-5-1 ● 健康保険限度額適用認定証を利用したときの入院費用のかかり方

表2-5-7 ● 健康保険限度額適用認定証の各種健康保険申請窓口および手続き方法

健康保険の種類	申請窓口と手続き方法
国民健康保険	各市区町村役所の国保年金課等の当該窓口へ申請手続きに出向く。郵送での手続きも相談可
組合健康保険 共済組合保険	健保組合によっては独自のホームページがあり、インターネットによる申請書類のダウンロードも可。各保険者（保険証記載の電話番号）へ問い合わせ、申請書類の郵送にて手続き可能
協会けんぽ （旧政府管掌健康保険）	全国健康保険協会ホームページ（http://www.kyoukaikenpo.or.jp）より申請書類をダウンロードし、職場管轄の各協会支部へ申請書と保険証コピーを郵送する

表2-5-8 ● 70歳以上の患者の医療費自己負担限度額と限度額適用・標準負担額減額認定証

	入院医療費 自己負担限度額（月額）	外来医療費 自己負担限度額（月額）
一般所得者 （1割または2割負担）	57,600円 多数該当→44,400円	14,000円
現役並み所得者 （3割負担）	80,100＋（医療費総額－267,000円）×1% 多数該当→44,400円	57,600円

＊住民税非課税世帯の場合は、限度額適用・標準負担額減額認定証を医療機関窓口に提示すると、自己負担限度額が以下のように減額される

低所得者Ⅱ[＊1]	24,600円	8,000円
低所得者Ⅰ[＊2]	15,000円	8,000円

[＊1] 70歳以上で、世帯主と加入者全員が住民税非課税の場合。
[＊2] 70歳以上で、世帯主と加入者全員が住民税非課税で、いずれの人も所得が一定基準以下の場合。

2-5-1）。この制度の利用により、支払時点での入院医療費を用立てる患者・家族の負担が軽減され、用意する費用の目安も立てられるようになりました。

また、2012年4月からは、外来でも同じように「健康保険限度額適用認定証」が利用できるようになりました。抗がん剤の治療などで毎月高額な医療費がかかる場合も、月額の自己負担限度額だけを窓口に支払えばよく、少なからず負担は軽減されるようになりました（表2-5-6）。

[利用上の注意点]

「健康保険限度額適用認定証」は通常、申請月からの適用とされ、それ以前の月への遡りはできないため、その月内に早めの申請手続きが必要です。高額な治療の予定がある、もしくは現在入院中であれば、基本的に制度の利用の対象となります。しかし、保険料の滞納があった場合は、上位所得者の自己負担限度額（表2-5-6）まで負担しなければならない、などの条件がつきます。

万一、保険料の滞納がある時や、申請月以前の入院医療費支払いが困難な時には、他の方法を検討するなど、患者・家族と相談しながら、ソーシャルワーカーが各保険者との相談調整を行います。

[手続き方法]

患者が加入する各保険者に対して健康保険限度額適用認定証の発行を申請し（表2-5-7）、発行後の認定証を医療機関の窓口に提示しま

す。

❷**限度額適用・標準負担額減額認定証**

今回の事例とは異なりますが、患者が70歳以上の場合は「高齢受給者証」、75歳以上では「後期高齢者医療被保険者証」の交付を受けます。入院医療費については前年度所得に応じた自己負担限度額までしか請求されないしくみですが、低所得に該当する方は、自己負担限度額が減額される「限度額適用・標準負担額減額認定証」の利用を検討します（表2-5-8）。

なお、70歳以上の「高齢受給者証」の一般所得世帯の自己負担限度額が、2014年4月以降、新たに70歳に達する方から、1割負担から2割負担となりました。

(2) 生活費などに関わる制度について

❶**傷病手当金制度**

[制度の内容]

治療や療養のため就労困難で、その間無給もしくは減給の状況にある社会保険（各健康保険組合、共済組合保険、協会けんぽなど）の加入者の患者に対して、標準報酬日額（月給を30日で日割りした1日相当の金額）の2/3が支給される制度です。

同一傷病について、支給開始から1年6カ月が傷病手当金の支給期間であり、この間に病状が改善し復職した期間があれば、その間手当金は支給されません。あくまで同一疾病で支給開始から1年6カ月の間に就労できない日数について、各保険者から標準報酬日額の2/3が支給されるしくみです。

[利用上の注意点]

国民健康保険にはない制度のため、患者が社会保険に加入している場合にしか検討はできませんが、正社員、契約社員などの雇用形態にかかわらず制度利用はできます。

また、病気を契機に退職および健康保険の資格喪失予定となっている時には、連続して1年以上の当該健康保険加入期間があれば、初回の傷病手当金を在職中に申請している、もしくは退職日時点に傷病手当金を受けていれば、以後退職して社会保険の資格喪失後も、支給開始から1年6カ月は支給対象となります。ただし、2007年4月より、任意継続被保険者は傷病手当金の支給対象外となっています。

なお、病気休職中の給与保障の方法は会社により異なります。休職開始から当面給与保障される会社もあれば、すぐ傷病手当金支給に切り替わる会社もあります。傷病手当金は2年の遡及期間がありますが、社会保険資格喪失後では申請できないため、早めに休職中の保障内容を会社に確認して手続きを進めることが大切です。

[手続き方法]

各保険者が実質的な窓口ですが、通常、職場の福利厚生担当者に相談し、手続きすることもできます。申請書類は1カ月ごとに各健康保険組合の窓口へ提出するのが一般的で、記載内容には本人申請欄の他、在職中であれば職場の証明欄、さらに担当医の診断記載欄があるため、場合によっては、職場の福利厚生担当者と患者・家族との書類のやり取りが多くなることもあります。

いずれの場合も、利用を検討する際は、職場の福利厚生担当者か加入中の健康保険組合の窓口へ問い合わせます。

❷**生活保護制度**

この制度は、傷病手当金、障害年金*など、あらゆる制度を検討しても経済的困窮の状態にある時の最終的手段として検討する公的制度です。所持金がほとんどないなどの緊急を要する

＊障害年金は、国民年金・厚生年金に加入している間に初診日（障害の原因となった病気やけがについて、初めて医師の診察を受けた日）のある病気やけがで、法令により定められた障害等級表による障害の状態になった場合に支給される制度。

時は早急に申請手続きを進めますが、通常は「他法優先の原則」にのっとり、他に手立てがない時に初めて検討するものです。生命保険など資産とみなされるものがあれば解約・活用し、貯金残高なども確認の上、具体的な申請時期を相談します。

また、「世帯単位の原則」によって、患者が病気で就労困難であっても、生活実態としての同居者がいれば、同居者の収入や資産も含めて患者世帯の経済状況として評価の上、生活保護基準に照らして制度に該当するか否かが判断されます。

生活保護制度は、医療費や家賃の支給、生活費、教育費、葬祭費など状況に応じた費用支給が国の細かな生活保護基準に準じて判断されます。まずはソーシャルワーカーが患者・家族や同居者などから経済状況をうかがい、生活実態に応じて、管轄となる各市区町村役所の生活福祉課などの当該窓口で連絡・相談を進めていきます。

*

医療費支払いや生活費の見込みが立つことで、患者や家族が抱える療養上のさまざまな不安の一部が解消され、安心して療養に専念できる環境づくりにつながることも少なくありません。その点では、早めに院内のソーシャルワーカーへの相談につなげることの意味は大きく、チームで家族ケアを協働して行う契機にもなります。日頃の病棟での関わりの中にこそ、その契機につながるポイントがあることを意識に止めて、患者・家族の言葉に耳を傾けましょう。

【参考文献】
1）厚生労働省ホームページ．http://www.mhlw.go.jp
2）日本年金機構ホームページ．http://www.nenkin.go.jp/
3）東京都保健福祉局ホームページ．http://www.fukushihoken.metro.tokyo.jp/
4）全国健康保険協会（協会けんぽ）ホームページ．http://www.kyoukaikenpo.or.jp/

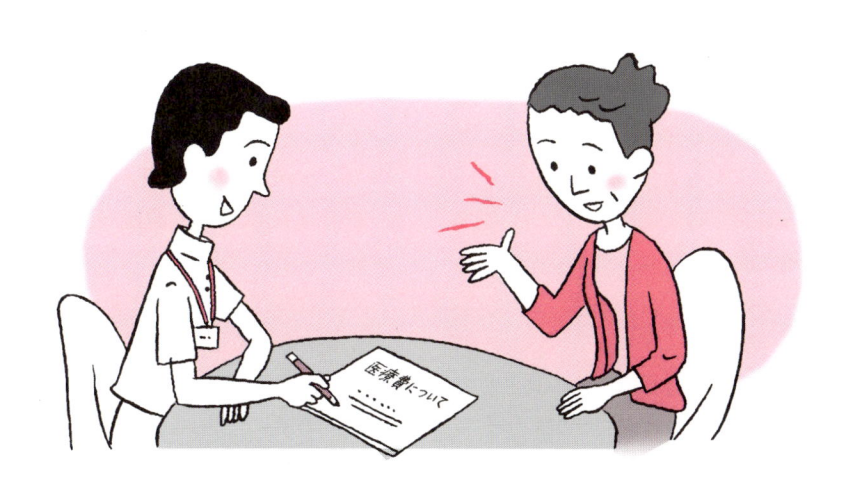

Pick Up 遺言にまつわる相談

ソーシャルワーカーとして筆者が終末期のがん患者と相談を通じて出会う中で、患者自身がやり残した作業の完遂を求めて、身辺整理や遺産相続についての相談を希望されることがあります。その中でも遺言にまつわる相談は、患者が現状で気がかりな問題を整理し、家族やお世話になった周囲の人々への自身の感謝の気持ちや意向を形として遺すことを意味する作業であり、その作業が患者の心理的苦痛や社会的・実存的苦痛の緩和につながる場合もあります。

具体的には、患者の親族状況や希望に応じた形の遺言状をつくる作業を、その手続き方法から説明し、手続きの一つひとつを可能な範囲で患者が進められるようにサポートします。病状によって患者自身で作業を進めることが難しい場合や、親族のサポートが得られにくい状況であれば、私たちソーシャルワーカーが関係機関への問い合わせや情報収集を行い、相談しながら、患者の意思を形にする作業をお手伝いしています。

遺言は法律に定める要式に従うことが必要です。一般的な遺言状としては、次の2種類があります。

❶ 自筆証書遺言

患者本人が作成する遺言状です。形式として次の条件を満たしていることが必要です。

- 全文を本人（遺言者）が自筆していること（パソコン作成は無効）
- 遺言者が署名、押印していること
- 作成した日付を年月日まで記載していること（〇年〇月吉日などの日付を特定できない記載方法は無効）
- 遺言内容の加入、削除、訂正箇所には捺印してあること
- 2枚にわたる場合には契印が必要

本人逝去後に、相続人全員に立ち会う機会を与え、家庭裁判所で遺言を開封する「検認」の手続きが必要となります。作成は無料ですが、形式が法律的条件を満たしていない場合には無効、紛失、隠匿、破棄、偽造などの恐れもあります。

❷ 公正証書遺言

本人（遺言者）が公証人に希望する遺言内容を口述し、証人立会いのもと公証人がそれを文章にまとめ、公文書として遺す遺言状です。注意点は次のとおりです。

- 証人を二人以上決める必要がある（推定相続人、未成年者、被後見人などは証人になれない。適当な証人がいない場合には公証人が紹介してくれる）。
- 公証人と日時などを打ち合わせるが、本人が公証役場へ出向けない時には、公証人に病院まで出張してもらえる（出張費有料）。
- さまざまな書類（遺言者の印鑑証明書、戸籍謄本、登記簿謄本など、相続内容や遺贈相手により揃える書類は異なる）の用意が必要である。
- 本人逝去後に、他の相続人の同意を要さず、公正証書で登記や銀行預金の解約などの手続きがとれる利点がある。
- 遺産の金額により、数千円から数万円までの手数料がかかる。

その他、死期が迫り本人が署名・押印できない状態の時に、証人三人以上の立会いで作成する「危急時遺言」という形式もあります。

> **事例**　遺言を残し、安心して最期を迎えたCさん
>
> 　実際に遺言に関する相談で出会った患者(60代、女性、肺がんの終末期の状態)、Cさんのケースを紹介します。
>
> 　Cさんは7人きょうだいの末っ子で独身です。定年まで専門職として働き、非常に自立した生き方をされてこられました。30代の頃に、実兄の妻が子どもを二人残したまま他界したことにより、働きながら実兄の家に通い、甥たちの世話を母親代わりになって行ってきました。甥たちはCさんになつき、Cさんもまたわが子同然に二人を可愛がってきたそうです。
>
> 　実兄は数年前に亡くなり、甥たちはそれぞれ所帯を持っています。Cさんは定年後、悠々自適な毎日を過ごしていたところ、肺がんに罹患していることがわかりました。具合が悪くなり緊急入院された時にはすでに終末期の状態で、酸素投与の量も非常に多く、医師からも残された時間は数週間ではないかと話がありました。まだ意識は清明にあり、Cさんが遺言状をつくりたいと看護師に話したところから、ソーシャルワーカーの介入が始まりました。
>
> 　病室で初めてお会いした時は、息も絶え絶えで大変苦しそうな状態でした。時間をかけてお話をお聞きすると、田舎にもう何十年も会っていないきょうだいが生存しているが、付き合いはなく、できれば自分のマンションと預金はきょうだいに渡すことなく、わが子同然に可愛がった甥たちだけに残したいという希望が語られました。
>
> 　ソーシャルワーカーが遺言作成の方法について伝えたところ、その中から口述による遺言を選ばれました。すでに外出ができる状態ではなかったため、公証役場の公証人に病院まで出張してもらう形で「公正証書遺言」の作成を検討しました。「公正証書遺言」を作成するためには揃えなければならない書類が多く、時間との勝負でしたが、幸い甥たちも本人の願いをかなえるべく協力してくださり、比較的スムーズに必要書類を揃えることができました。
>
> 　病室でCさんが公証人に希望する遺言を口述し、証人立会いのもと、公証人が文章にまとめ、公文書として遺言は遺されました。Cさんは遺言状をつくれたことにより安心されたのか、一時的に体力、気力を取り戻し、見舞いに来た友人と昔話に花を咲かせ、スタッフと談笑されるなどしてとても穏やかな時間を過ごされ、旅立って行かれました。

　遺言にまつわる相談の中では、患者のそれまでの家族間の葛藤や生き様などが語られ、その内容が手続きにも反映されます。実際に行う作業は遺言状作成という法的手続きですが、患者自身の病状認識や葛藤の受け入れ、家族との向き合い方などの要素が作業過程に関わってきます。だからこそ、遺言状の作成を通じて、患者は葛藤に向き合い、気がかりを整理し、やり残した作業を終えることで精神的な落ち着きを得ることができるのだろうと思います。なお、その過程では、患者の病状認識に対する働きかけ方を病棟スタッフと相談し、日々の患者の様子や状況の受け止め具合について情報提供してもらうなど、病棟との協働が必要です。

　子どものいない患者や事実婚の方、相続人が全くいない場合など、遺言を残しておいたほうがよい親族状況の方がいる場合なども、ソーシャルワーカーに相談していただき、協働によって患者の気持ちの安寧につながるケアに携わっていけたらと思います。

【参考文献】
1) 日本公証人連合会ホームページ.
　 http://www.koshonin.gr.jp/index2.html

(家族へのケア) 8

在宅への移行に伴う支援

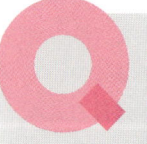

Q 病棟では多くのがん末期の患者に看護師は向き合っています。限られた時間であるからこそ、患者のみならず家族にとってもよい時間が過ごせるよう支援をしたいと考えています。しかし、退院が決まり、いざ具体的な準備を進めようとすると、「急に退院が決まり、まだ帰るのは不安」「もう入院をしていてもできる治療がないから、とりあえず退院するしかない」などと、退院に不安を抱える患者・家族が多く、対応の難しさを感じています。

評価の視点と根拠

超高齢化社会を見据え、生活者としての高齢者を支える在宅医療の普及が期待されています。医療サービスの提供体制は、住み慣れた地域でその人らしく生活することを主体とし、対応するようになってきました。一方で、一般病院では急性期病院としての機能分化が促進され、在院日数の短縮化、病床利用率の上昇がみられています。医療はこれまでのように施設で完結するのではなく、地域へ移行しており、切れ目のない医療の提供体制や、在宅ケアの充実が期待されています。

がん患者においても例外ではなく、特に終末期医療においては、医療依存度が高い患者の在宅への移行も増えています。終末期における患者の在宅療養への移行は、療養の場の意思決定支援、在宅療養へ移行する時期の見極めやサービスの調整、患者を支える家族の支援なしでは成り立ちません。家族は"看取り"も視野に入れた患者を支える立場にあることも多く、家族が抱える身体的・精神的な負担は計り知れません。

病棟や退院調整部門が協働し、在宅での医学的な管理や生活・介護を家族がイメージできるような情報提供や意思決定支援を行うことは、安心した在宅療養への移行につながります。そのためには、患者・家族が早期から退院後の生活をイメージし、共有できるような情報提供が必要です。入院決定時から在宅での緩和ケアを継続するためのサービスについて、退院調整部門と連携し、地域と円滑なケアの受け渡しができるとよいでしょう。

(1) 在宅緩和ケアを可能にする社会的資源

❶介護保険制度と医療保険制度

[介護保険制度]

介護保険制度は主に高齢者を対象とし、要介護状態となっても、病院や施設を含む住み慣れた地域で自立して生活ができるように、療養生活を支えるための制度です。財源は40歳以上

の国民が納める保険料と税金であり、運営主体(保険者)は市町村です。対象者は40歳以上の要介護者であり、65歳以上(第1号被保険者)の者と40～64歳の特定疾病の診断を受けた医療保険加入者(第2号被保険者)です。特定疾病の一つには「がん末期」が含まれるため、40～64歳の方のサービス利用も病状により可能です。

介護保険によるサービスを受けるには、利用者または家族等の代理者による申請が必要となります。サービスは申請後の認定調査を経て、「要介護」または「要支援」の要介護認定の判定を受けます。要介護の認定を受けると、介護支援専門員(ケアマネジャー)が利用者の自宅の状況を把握し、利用者が望む生活を送るためにケアプランを立案します。

介護度により利用できるサービスの量は異なりますが、利用者は1割負担の費用でサービスを利用することができます(表2-5-9)。また、心身の状況により迅速な介護サービスを必要とする末期がん患者については、迅速な要介護認定や迅速かつ暫定ケアプランの作成、暫定介護ケアプランに基づく介護サービスが提供されてきています。

[医療保険制度]

医療保険制度の運営主体(保険者)は国、市町村、民間団体などさまざまです。健康保険法等により個人の負担額は異なります。病院の受診や往診は医療保険が適応となります。医療費が高額になった際には、高額療養費制度により、一定以上の負担は医療保険から支払われるしくみとなっています。あらかじめ保険者に対して健康保険限度額適用認定証の交付を申請し、医療機関に提示しておくことで、負担額は自己負担限度額とすることができます。

❷訪問診療

定期的な病院への通院が病態により困難となった場合、在宅医の定期的な訪問により、診療を受け在宅で療養を継続することも可能です。特に、在宅療養支援診療所は24時間体制で連絡や往診、訪問看護が可能な体制を整えています(表2-5-10)。

家族は不安のあまり、24時間医療者がいる病院と同じ管理を在宅の医療スタッフに期待することもあります。担当医が十分な病状説明を患者・家族に行った上で、末期がん患者の多くは入院していてもできることには限りがあることを率直に説明し、訪問診療の導入について検討していくことも必要となるでしょう。

❸訪問看護

訪問看護は担当医から指示(訪問看護指示書の発行)を受け、サービスを開始します。訪問看護は、医療と日常生活支援の二つの側面から看護師が専門的な支援するため、医療保険、介

表2-5-9 ● 介護保険により利用できる主なサービス(費用の1割を利用者負担)

- 訪問介護　　● 訪問看護　　● 訪問入浴
- 訪問リハビリテーション　　● 通所介護
- 通所リハビリテーション　　● ショートステイ
- 福祉用具貸与(通常は要支援、要介護1の判定がされると、指定福祉用具貸与費や指定介護予防福祉用具貸与費が原則算定できない。しかし、がん末期の診断がついている場合、急速な状態悪化により短期間に日常の生活に支障をきたすことが見込まれる者には、市町村の判断により医師の医学的な所見をもとに判断し、算定ができる)
- 特定福祉用具販売(要介護者に対し入浴や排泄関連の用具を販売)
- 住宅改修

表2-5-10 ● 在宅療養支援診療所の特徴

連絡体制	24時間連絡を受けられる医師・看護師がいる
往診	24時間往診が可能な体制がある(または、連携医療機関と協働して体制がとれる)
訪問看護	24時間訪問看護が可能な体制がある(または、連携する訪問看護ステーションと協働して体制がとれる)
緊急入院体制	医療機関等との連携等により緊急入院に対応できる

護保険いずれでも利用できます。介護保険により訪問看護のサービスを受けても、訪問診療や往診は医療保険を利用して導入するなど、医療保険と介護保険の両方を使ってサービスを受けることが制度上可能となっています。

通常は、介護保険の認定を受けている場合は、ケアマネジャーのプランのもと、介護保険の給付内での利用となります。しかし、介護保険の認定を受けて「末期がん」の診断がついている場合は、医療保険によるサービスの利用となり、利用者の病状により訪問回数を増やすことも可能です。訪問看護ステーションによっては、24時間体制で支援をしている施設もあります。訪問看護を導入することにより、緊急時や予期せぬ状況、判断に困った際に相談や支援が受けられる体制を整えることができます。

ケアのポイント

(1) 病院から在宅への移行の支援

退院支援は、入院決定時から退院までの一つのプロセスです。早期から先を見据えて考えていくことは、家族が在宅で介護していくことのイメージ化を助け、療養できる環境の準備に早期から取り組むことにつながります。患者・家族が在宅での生活をイメージできるよう、外来や病棟が退院調整部門と協働し、社会的資源についての情報提供を行い、患者・家族の意思決定を支えることが重要です。

早期に在宅への支援を進めていくことで、「本当は家にいたい」「家で過ごさせてあげたいけれども、自信がない」などと考えている患者・家族の不安や心配事が具体化し、療養の場を選択するにあたって、患者・家族が大切にしていきたいことなどを改めて考える機会となります。「何とか家に今帰れるかもしれない」と、療養の場の選択肢に在宅を加えて考えていけるよう支援ができるとよいでしょう。

(2) 具体的な対応

❶ 退院調整部門と協働し、社会的資源や医療サービスを取り入れた生活のイメージができるよう情報提供を行い、意思決定支援につなげる

診療報酬上からは、入院早期に退院支援の必要な患者をスクリーニングし、病棟と退院調整部門と協働して支援することが評価（退院調整加算）されるようになり、そのしくみづくりも必須となってきました。患者が医療や福祉のサービスを在宅に組み入れた生活のイメージができるよう、社会的資源や制度について退院調整部門と協働して情報提供し、外来や病棟スタッフの支援を受けながら、患者・家族が意思決定を行えること望ましいでしょう。

また、がん患者の治療は外来にシフトされています。長期間の外来通院や入退院を繰り返し、療養を継続している患者も少なくありません。外来通院中から先々の病状の変化を見越して、在宅で活用できるサービスや支援を情報提供し、医療連携を築いていくことも重要です。

❷ 介護・生活上の支援

在宅での療養環境を把握し、介護力や入院前と入院時のADL状況、退院後に予測される体調の変化やそれに伴うADLの変化をアセスメントします。65歳以上であれば介護保険を申請し、ベッド等の福祉用具のレンタルやポータブルトイレ、入浴用いす等の特定福祉用具の購入、介護者の負担軽減のための訪問介護を導入できます。40歳以上であれば、抗がん剤治療中であっても、「がん末期」の診断基準（表2-5-11）に基づき要介護認定の申請を行い、同様のサービスを受けることができます。また、地域密着型サービスの一つである定期循環・随時対応型訪問介護看護は、24時間定時循環訪問と随時訪問で在宅での生活を支えます。

老老介護の増加、家族関係や価値観が多様化する現代においては、介護負担が大きい状況や

表2-5-11 ● 特定疾病「がん末期」の診断基準

> 悪性新生物であると診断され、かつ治療を目的とした治療に反応せず、進行性かつ治癒困難な状態にあるもの。
> ここでいう治癒困難な状態とは、概ね6月間程度で死が訪れると判断される場合を指す。なお、現に抗がん剤等による治療が行われている場合であっても、症状緩和等、直接治癒を目的としていない治療の場合は治癒困難な状態にあるものとする。

(「特定疾病におけるがん末期の取扱いに係る研究班」による診断基準より抜粋)

日中独居の利用者も多く、こうしたサービスの提供により在宅での療養を支援することができます。しかしながら、がん末期の方の要介護認定やケアプランの作成、介護サービスの提供は迅速に進められるようにはなってきましたが、一定の期間を要しているのが現状です。入院前の社会的資源の利用状況を把握し、退院調整部門と協働して、ケアマネジャーとの連携や介護保険申請の支援を行い、在宅へ向けての準備を早めに進めていくことが重要です。

❸ 医学管理上の支援

具体的な不安について患者・家族とともに整理し、準備を進めていきます。入院時より在宅療養を見据えて、日常の生活に医療を取り入れる工夫が重要です。例えば、オピオイドの管理にあたっては、服薬が確実にできる時間や回数を検討し、家族の介護の状況や生活のリズムに合わせて、多くのオピオイドの中から薬を選択するなどです。無理なく患者・家族が継続できる方法を検討していくことが大切です。点滴の量や処置の回数・方法についても、24時間医療者が管理している方法ではなく、在宅で可能な管理の方法を検討し、指導につなげましょう。

また、在宅における緊急時の連絡先、緊急入院が予測される場合の受診先と受診方法等を明確にし、在宅での困り事に対する相談窓口について、地域の医療機関との連携を早くから調整し、体制を整えていくことも必要です。

❹ 病棟と連携医療機関との退院時の協働指導

介護保険のサービスを利用して在宅療養に移行する場合、ケアマネジャーが事前に病院を訪問し、退院後の介護サービスについて病院の看護師らと協働して患者・家族へ説明や指導を行い、退院後のケアプラン作成につなげることが診療報酬上評価されています(介護支援連携指導料)。また、在宅の医療を担う訪問診療を行う診療所や訪問看護ステーション等が退院前に病院に訪問し、病院の医師または医師から指示を受けた看護師らとともに協働して、退院後の療養に関する説明や指導を行うことも診療報酬上評価されています(退院時共同指導料2)。こうした連携を通して、在宅でその人らしく暮らすために日常の生活に医療を取り入れる工夫を、在宅での医療や介護を担うスタッフと最終調整し、個々に合った方法を考えていくことも可能となるでしょう。

患者・家族、病院のスタッフや在宅での介護や医療を担うスタッフが在宅療養へ向けての準備のために一同に揃うことは、ケアの受け渡しを円滑に進め、切れ目のないサービスの提供につながります。患者・家族にとっても、在宅療養を支援する多職種のスタッフと事前に会い、具体的な説明を受けることは、安心した在宅療養につながるでしょう。

【参考文献】

1) 厚生労働省:平成18年全国厚生労働関係部局長会議資料.
 http://www.mhlw.go.jp/topics/2006/bukyoku/rouken/03.html
2) 日本看護協会編:平成23年版 看護白書—看護がつなぐ・ささえる在宅療養. 日本看護協会出版会, 2011.
3) 宇都宮宏子:病院から地域への療養移行期の看護マネジメントを体系化する. 看護管理, 23(12), p.986−995, 2013.

家族へのケア 9

グリーフケア

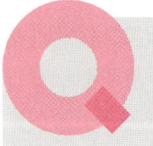

> **Q** 患者の死後、6カ月以上経っても家族が死を受け入れられず、患者のいない人生に意味がないと感じているようです。どのように関わったらよいでしょうか。

　大切な家族員との死別は、人が人生の中で直面する最も大きい出来事の一つである[1]と言われています。愛する人を失った家族は、悲嘆（グリーフ）という、死に伴う喪失から生じる強い悲しみの感情を抱きながら、故人のいない生活の中で生き続けなければなりません。

　悲嘆は、喪失に対する正常な心理反応であり、その期間は通常6カ月～1年に及び、時には2～3年の場合もあります。つまり、悲嘆の過程は、死別の状況や年齢によってさまざまであり、死を迎えるまでの患者と家族との関係、どのようにその死を受け止めていたのかなどによって現れる反応や期間は異なります。

　悲嘆、悲しみの深さやあふれ出す思いは、家族の今までの生き方、歴史が大きく影響します。そのため、さまざまな悲嘆反応があることを理解することが大切です。また、家族が悲嘆を乗り越え、それを受容するためには、その人自身が存分に悲しむこと（グリーフワーク[悲嘆作業]）が必要であり、家族が十分に悲しむことこそ、故人のいない現実を受け入れ、新たな生活を踏み出す第一歩につながります。

　ここでは、悲嘆のプロセス、正常な悲嘆と複雑性悲嘆について、そしてグリーフケアの具体的な方法、家族を支える社会的資源について述べます。さらに、入院期間の短縮・在院日数削減の中で、患者の看取りまでの家族ケアが十分に行えない、関わりが築きにくい場合のグリーフケアについて考えます。

評価の視点と根拠

(1) 悲嘆のプロセス

　BrownとStoudemire[1]によると、悲嘆のプロセスは一つの位相から別の位相へ移る時に、多くの重複があるとされています。このプロセスでは、完全な終結には2～3年かかることもあり、人によっては一生を要する場合もあります。決して焦る必要はなく、一人ひとりの悲嘆のプロセスを歩むことが大切です。

❶第1位相：ショックの位相
　死亡の通知を受けた直後、あるいは末期疾患の診断を受けた直後に始まります。通常は1～2週間続き、信じられない気持ちや情緒的に麻痺した感じにとらわれ、食欲不振、不眠などの身体的症状が現れてきます。

❷第2位相：死者に心がとらわれる位相
　死別体験者は、強迫的に死者への思いにとらわれるようになります。情緒的に麻痺した感じは収まり、死に対する急激な自覚が始まります。
　症状としては、不眠、疲労、食欲不振などがみられます。この段階は1カ月から半年くらい

続きます。

❸第3位相：解決の位相

悲嘆のある人は、情緒エネルギーを死者から次第に取り去り、新たな関係に向けるようになります。この時になると、第2位相の症状は大部分が鎮静化し、一時的に出現しても長続きしません。社会的活動の中で新たな分野への関心や創造的な物事の遂行などを含め、全般的に新たな興味を示すようになります。

(2) 正常な悲嘆と複雑性悲嘆[2]

複雑性悲嘆は、2001年9月11日のアメリカ同時多発テロ事件のような外傷的な事件後の心理的反応と、このような事件で人の死を経験した後の悲嘆を表すものとされています。つまり、複雑性悲嘆は"自然の原因"によって人を失う経験を記述するために用いられています。

慢性的な喪の状態であり、残された遺族は喪失の現実を受け入れることができず、人生においていかなる適応をすることに対しても抵抗を示し、亡くなった人に対する強い切望が特徴です。このような悲嘆の状態は、大うつ病性障害（MDD）など交絡的な診断に加えて、自殺などの危険因子と言われています。

❶複雑性悲嘆の考え方

Prigersonを中心とする研究グループがDSM-5（The Diagnostic and Statistical Manual of Mental Disorders, 5th edition）の作成にあたり提出した診断基準によると、複雑性悲嘆は表2-5-12のようなA〜Dの四つの基準で示されています。

この診断の要件として、「死別を経験した人が日常生活に支障が出るほどに亡くなった人を持続的に切望する」こと、さらに「上記の診断基準の症状が6カ月以上続いている」ことがあげられています。6カ月の時点でまだ症状が持続している人は、自然に悲嘆が和らぐことが困難であり、喪失後13〜23カ月以内に悪い結果を経験しやすいと言われています。

❷危険因子

RayとPrigerson[2]は、複雑性悲嘆の危険因子として、まず遺族と死者の関係の親密さをあげ、依存的で信頼し、親密だった関係の場合は、最も不十分な死別反応となりやすい、としてい

表2-5-12 ● Prigersonを中心とする研究グループが提出した複雑性悲嘆の診断基準

基準A	亡くなった人に対しての願望、切望、また求めること。願望は過去1カ月間毎日経験している、または苦痛を感じるか、障害となる程度でなければならない
基準B	過去1カ月間、以下の8症状のうち4症状を強く、対処不可能な程度に、または極端に経験していなければならない ・死を受け入れる困難さ ・死以来、他者を信頼することができない ・死についての過剰な苦々しさ、または怒り ・人生に前向きに進んでいくことに対する心地悪さ（例：新しい関係を形成する困難さ） ・死以来、感情がなくなったり、または他者から疎遠に感じること ・亡くなった人なくして人生は空虚で意味がないと感じること ・亡くなった人なくして将来は意味なく、満足する見込みはないと感じること ・死以来、興奮した、飛びたくなる、または崖っぷちにいると感じること
基準C	症状障害が際立って社会的、職業的または重要な領域における機能障害を引き起こしていること
基準D	症状障害が少なくとも6カ月以上続いていること

（Prigerson, H.G., et al. : Chapter 8. Stroebe, M.S., et al. ed. : Handbook of Bereavement Research and Practice: 21st Century Perspectives, American Psychological Association Press, 2008／Ray, A., Prigerson, H.：悲嘆．ストレス百科事典翻訳刊行委員会編：ストレス百科，丸善出版，p.2267，2010）

ます。さらに、一般的にいかなる変化（例えば、ライフスタイルの変化）も嫌う人は、より複雑性悲嘆を経験しやすい、と述べています。

ケアのポイント

(1) グリーフケアの具体的な方法

一般病棟では、患者の死別後、家族と関わる機会はほとんどなく、家族が病棟まであいさつに来られた場合に会う機会を持てるのが現状ではないでしょうか。そのため、一般病棟ではグリーフケアなんてできないと諦め、支援にまでつながらない状況があるかもしれません。また、家族が病棟にあいさつに来られたときに、どのように言葉をかけ、どう対応すればよいのかわからず、何とかしなくてはならないと焦ってしまうこともあるでしょう。

❶ グリーフケアは入院時から始まっている

グリーフケアは、患者が亡くなるまでの患者と家族に対するケアの延長線上にある最終章のようなものです。つまり、グリーフケアの原点は、患者の看取りの前から、さらには積極的治療を受けている時から、家族が抱えている思い、患者のために何をしたいと思っているのかなどをいっしょに考え、家族のケアパートナーとしてともに患者を支えることにあります。これまでの家族との関わりの積み重ねや絆が、グリーフケアへつながり、家族とともに故人を偲び、悲しみを分かち合うことになります。

また、愛する人の死に対する準備の欠如と喪失後の複雑性悲嘆の発現には強い関連があると言われており[2]、患者の亡くなる前から、医療者は死にゆく患者の家族と関わり、家族が患者の迫りくる死を予感することが大切です。家族の喪失に対する準備（心理的支援を含む）を行うことへの支援は、今後の喪失体験を家族が受け入れていくことへの道標となります。

だからこそ医療者は、家族の思いを理解し、家族が患者を支えていること、それぞれの家族のがんばりを認め、リフレーミング（ケアの意味づけ）を行うことが大切なのです。このような関わりは、死別後の家族にとって、自分たちは今まで患者の力となり、支えることができたという肯定的な評価を見出すことにつながります。

❷ 死別後の対処方法

死別後の対処方法は人それぞれですが、Nolen-HoeksemaとLarson[3]は自らの研究に基づき、一般的な方法として、①感情表出（emotional expression）、②援助希求（support seeking）、③再評価（reappraisal）をあげています。

感情表出とは、悲しみや苦しみだけではなく、怒りや罪責感など、ありのままの感情を表出することです。援助希求とは、家族や親友、医療者など第三者に援助を求めることです。再評価とは、喪失の意味を自分なりに理解したり、死別後の経験の中で少しでもよかった思えることを見出すことです。

家族が、このような対処方法を自分のペースで行えるように支援することがグリーフケアにつながります。質問の事例のような家族に対しては、今その家族が抱えている悲しみや苦しみなどそれぞれの悲嘆の感情に関心を持ち、理解しようとする関わりが大切です。

❸ 家族の気持ちを聴く

医療者は家族の語るペースに合わせ、こちらから次々に質問などせず、沈黙があればいっしょにその沈黙の中で気持ちを共感し、家族が語る言葉を一つひとつていねいに聴いていきます。家族自身が語ることで、気持ちが少しでも楽になったと感じられるように聴くことが、家族への支援となるのです。

ただし、死別後の家族は心が揺らぎ、傷つきやすい状態であることから、医療者自らの言葉や態度が家族のストレッサーになる場合もあり得ることを十分認識し、家族の反応を敏感に感

じながら関わることも忘れてはなりません。

❹悲嘆のアセスメント

医療者はグリーフケアを通して、家族に病的な悲嘆が現れているか、専門的治療が必要かどうかをアセスメントすることも重要な支援です。表2-5-12に示したような複雑性悲嘆の基準を参考にしながら、家族との関わりの中から複雑性悲嘆が認められた場合は、臨床心理士や精神科医の介入を受けることができるように調整することも必要となります。

(2) 家族を支える社会的資源

家族が悲嘆のプロセスや正常な悲嘆反応などについての知識や対処方法などの情報を得ることで、自分の今の状況が当たり前の状態であることを理解し、少しずつ癒されていくことがあります。このような知識や情報の提供は、一般病棟のように遺族ケアが積極的に行えていない状況においては有効な支援となります。

❶パンフレットなどの活用

例えば、遺族向けの小冊子『これからのとき―大切な方を亡くしたあなたへ』[4]は、(財)日本ホスピス・緩和ケア研究振興財団のホームページから無料でダウンロードできます。家族を亡くされた方が経験する「心と体の変化」についてわかりやすく説明されており、「悲しんでいるときに必要なこと」や「悲しみをやわらげるためにできること」は、落ち着きを取り戻すきっかけになるでしょう。

看取りを迎えた家族に対し、この小冊子を渡し、「つらい時などはいつでもご相談ください」と、ひと言付け加えることができれば、家族の心の支えとなり、グリーフケアにつながると思います。

❷電話相談

無料の電話相談（表2-5-13）も有効です。特に、入院していた医療施設などへ直接相談ができにくい家族の場合は、このような社会的資源

表2-5-13 ● 無料電話相談の例

日本対がん協会	がん相談ホットライン TEL：03-3562-7830 毎日（祝日除く）10:00～18:00 看護師と社会福祉士ががんに関する相談に応じる
ホスピスケア研究会	がん電話相談 TEL：03-6909-5432 平日（土日祝は不可）11:00～16:00

についての情報を伝えることで、必要時に家族自ら利用することができるでしょう。

(3) チームでの支援

がん患者と家族の現状に対して、私たち看護師ができることは何かについて考えてみます。病院の在院日数削減により、入院より外来での通院期間が増えてきています。そのため患者・家族は、外来という短時間の診察で、医師としか言葉を交わすことなく家に帰るという状況も少なくありません。その中で患者は、治療の効果がなく積極的治療が困難となる時期を迎え、今後の生活や最期の時をどこで迎えたいのかという苦しみを抱えることになります。また、家族は愛する人が亡くなるかもしれない現実を突きつけられ、どうしたらよいのかと悩むでしょう。そしてこのような苦悩を抱えた患者と家族が、孤独に外来の待ち合い室で診察の順番を待っている現状があるのです。

このような時期から、医師だけではなく、院内外、多職種の医療者が患者や家族の思いに寄り添い、チームで支援することができれば、その関わりが患者の死別後の家族のグリーフケアにつながると考えます。

❶相談員との連携

例えば、病院の中に相談支援センターや地域連携室が設置されていれば、必要時に医療ソーシャルワーカーなどの相談員に介入を依頼し、連携を図るようにするとよいでしょう。

外来など時間が限られた中でゆっくり話を聴くことは時間的に不可能な場合もあります。相談員は、在宅支援の具体的な説明、医療費の問題などさまざまな相談に対して話を聴きながら、患者や家族が今後どのようにしたいと考えているのか、悩んでいるのかなどの気持ちを理解する関わりをもつことができます。

❷外来から病棟までの一貫した支援

相談員が関わることによって、外来や病棟を問わず、患者や家族の支援が一貫して実践できるようになり、患者の死後、家族の悲嘆が強く現れるような状況が予測される場合には、相談員から家族へ定期的に連絡をとることも可能になります。

❸地域の医療者との連携

患者が自宅で生活することを希望した場合は往診や訪問看護の支援が必要になるため、地域の医師や訪問看護師がチームメンバーに加わり、病院の医師や看護師と連携を図りながら支援することができます。また、介護保険制度を利用する場合は、ケアマネジャーが患者と家族の支援に加わることになります。

このように、病院だけではなく、地域の医療者が患者と家族を支えることができれば、患者の死別後も家族の身近な支えとなり、患者を失った悲しみをともに感じ、ともに語り合うことができる存在となると思います。

(4) 医療者の心のケア

グリーフケアは、特別に難しい知識や技術を必要とするものではなく、医療者として、さらには人間として、相手の気持ちを大切にして、何を求めているのかを理解する関わりが最終的には最も意味あることなのです。

そして、グリーフケアに関わる医療者自身の心のケアも重要です。この場合、家族と同様に医療者も悲嘆に伴う悲しみを抱えることになるので、その思いを癒すことはグリーフケアの実践者にとって大切になります。

患者や家族に対するケアの振り返りを行うことは、医療者自身が自分の感情に気づき、その思いを語ることになります。その時間はグリーフケアに関わる者の悲嘆作業となり、さらには家族のグリーフケアにつながると考えます。

【引用文献】
1) Brown, J.T., Stoudemire, G.A.：Normal and pathological grief, JAMA, 250(3), p.378-382, 1983.
2) Ray, A., Prigerson, H.：悲嘆．ストレス百科事典翻訳刊行委員会編：ストレス百科，丸善出版，p.2266-2270，2010.
3) Nolen-Hoeksema, S., Larson, J.：Coping with Loss, Lawrence Erlbaum Associates, 1999.
4) 遺族支援システム研究会：これからのとき―大切な方を亡くしたあなたへ，日本ホスピス・緩和ケア研究振興財団，2006.
http://www.hospat.org/from-now-on.html

【参考文献】
1) 緩和ケア編集委員会編：緩和ケアにおけるがん患者の家族のケア，緩和ケア，17(10月増刊号)，2007.
2) 野嶋佐由美・渡辺裕子編：遺族に対するケア，家族看護，4(2)，2008.
3) 東原正明・近藤まゆみ編：緩和ケア，看護QOL BOOKS，医学書院，2000.
4) 野嶋佐由美・渡辺裕子編：終末期患者の家族への看護，家族看護，1(2)，2003.

Pick Up

緩和ケアの教育
緩和ケアをさらに学びたい方のために

緩和ケアを学ぶ方法
―考え方と手段

　本書を手にした人の中には、緩和ケアについてさらに学んでみたいと考えている人が少なからずいることでしょう。本項では、緩和ケアを学ぶためのいくつかの手段を紹介します。

(1) やっぱり本で学ぶ

　インターネットで緩和ケアについて検索すると、本のタイトルがたくさん出てきます。本書初版が出版された2006年に比べると、現在は緩和ケアに関連した書籍はかなり増え、内容も専門分化してきています。上手に探せば、知りたい知識を体系的に得ることができます。ただし、職場や自宅の近くに医学書を扱う大きな書店がない場合、内容を比較検討して必要な本を選ぶのは難しいかもしれません。

　いろいろな本をみてみたいとか、内容をきちんと確認して購入したいという人にお勧めなのが、緩和ケアに関連した学会に出店している書店の利用です。学会の規模にもよりますが、開催期間中はたいてい数店の書店が、関連した領域の本を取り揃えて、出店しています。学会に参加したら、プログラムの早い段階で、空き時間を利用して書店に足を運んでみるとよいでしょう。はじめて参加した人は、販売されている本の種類の多さに少し驚きをおぼえるかもしれません。配送も受け付けていることが多いので、荷物が増える心配もありません。

(2) 学会に参加して学ぶ

　学会というと、なんだか敷居が高いと感じる人もいることでしょう。しかし、学会のプログラムをみると、研究発表の他に、多くの場合、いくつもの教育セッションが用意されています。あるいは、事例検討を中心としたセッションが組まれていることもあります。こうしたプログラムに参加することで、書籍では得られにくい、専門家の個別の臨床に即した評価や判断、ケアの実際について学ぶことができます。

　緩和ケアに関連のある主な学会・団体について表1にまとめました。ホームページで興味のある学会の開催時期やプログラムなどをチェックしてみてください。

(3) 研修を受講して学ぶ

　緩和ケアの専門家から、緩和ケアについて体系的に、または関心のあるテーマを掘り下げて学びたい人は、緩和ケアに関連した研修会や講習会に参加する方法もあります。表1で紹介した学会・団体や都道府県の看護協会、あるいは都道府県単位や二次医療圏単位のがん診療連携拠点病院などが中心となって、研修会や講習会を企画運営することがよくあります。

　以下では、いくつかある教育研修プログラムの中から、日本緩和医療学会が進めているELNEC-Jについて紹介します。

❶ ELNEC-J とは

　ELNECとは、The End-of-Life Nursing Education Consortiumの略で、2000年にアメリカ看護大学協会とCity of Hope National Medical Centerが協同して設立した組織です。エンド・オブ・ライフ・ケアや緩和ケアを提供する上で、必要な能力を習得するための教育プログラムを

表1 ● 緩和ケアに関連した主な学会・団体

- 日本緩和医療学会　http://www.jspm.ne.jp/
- 日本サイコオンコロジー学会
　　http://www.jpos-society.org/
- 日本ホスピス緩和ケア協会
　　http://www.hpcj.org/
- 日本がん看護学会　http://jscn.umin.jp/
- 日本臨床死生学会　http://www.jsct.org/
- 日本ホスピス・在宅ケア研究会
　　http://www.hospice.jp/
- 日本死の臨床研究会　http://www.jard.info/
- ホスピスケア研究会　http://hospice-care.jp/
- 日本ホスピス・緩和ケア研究振興財団
　　http://www.hospat.org/

（2014年2月16日現在）

表2 ● ELNEC-Jのカリキュラム

モジュール1	エンド・オブ・ライフ・ケアにおける看護
モジュール2	痛みのマネジメント
モジュール3	症状マネジメント
モジュール4	エンド・オブ・ライフ・ケアにおける倫理的配慮
モジュール5	エンド・オブ・ライフ・ケアにおける文化への配慮
モジュール6	コミュニケーション―患者の意思決定を支えるために
モジュール7	喪失・悲嘆・死別
モジュール8	臨死期のケア
モジュール9	高齢者のエンド・オブ・ライフ・ケア
モジュール10	質の高いエンド・オブ・ライフ・ケアの達成

開発しています。米国では39万人以上の医療スタッフが受講し（2012年9月現在）、プログラムは、世界70カ国以上で使用されています。

日本では、2007年に指導者養成プログラムが開始され、全国で850人以上の指導者が誕生しています（2013年11月現在）。2011年には、日本の実状を考慮した改訂（ELNEC-J）が行われ、新たに高齢者をテーマにしたモジュールを追加して、10のモジュールで構成されるプログラム（表2）に刷新されました。2011〜12年度において全国で100以上のプログラムが開催され、3,000人以上の看護師を中心とする医療スタッフが受講しています。

❷ ELNEC-Jの研修内容

ELNEC-Jは、症状マネジメント、倫理、コミュニケーション、文化的側面、高齢者など、さまざまな切り口からエンド・オブ・ライフのケアについて学ぶことができるようになっています。講義は指導者養成プログラムを受講した、緩和ケアの臨床・教育に造詣の深い専門家が行っています。

また講義に加えて、事例検討やロールプレイなど受講者が能動的に学ぶ機会も盛り込まれていることが多く、そのため目安として、8人程度の受講者に対して1人のファシリテーターを配置することが推奨されています。このように専門家と話す機会が用意されているので、臨床で感じる疑問を研修の中で個別に投げかけることもできます。プログラムの日程は、2〜3日連続して行うものや1モジュール毎に日にちを設定するものまで形はさまざまありますが、全部で10時間以上かけてプログラムを実施することが規定されています。

＊

緩和ケアについて学ぶ手段を紹介してきました。これ以外にも学ぶ方法はいくつもあります。大切なことは、学びたいという意欲を持ち、行動することです。行動することで道は拓けてきます。そして、学んだことを臨床で生かすことも、イメージを持ち続けてください。学ぶこと、生かすことがセットになることで、次の学びの機会が生まれていくことでしょう。

索引

数字・欧文

Cancer Dyspnea Scale ········ 79
CFS（Cancer Fatigue Scale）·· 100
ELNEC-J ·················· 235
HADS（Hospital Anxiety and Depression Scale）········ 143
MSコンチン® ·········· 56, 62, 70
NMDA受容体拮抗薬 ········ 74
NRS（Numerical Rating Scale）
 ···················· 43, 79, 90
NSAIDs ················· 69, 73
PaP Score（Palliative Prognostic Score）·················· 165
PPI（Palliative Prognostic Index）
 ························ 165
PPS（Palliative Performance Scale）·················· 165
SHARE ··················· 156
SPIKES ·················· 156
STAS-J（Support Team Assessment Schedule 日本語版）
 ···················· 80, 100
VAS（Visual Analog Scale）
 ··············· 43, 79, 90, 100
WHO3段階除痛ラダー
 ········ 46, 68, 70, 73, 75, 117, 124

あ行

悪液質 ···· 35, 99, 103, 108, 126, 138, 180, 190
悪臭 ················ 103, 123, 190
アセスメント ··· 9, 20, 22, 39, 41, 97
アセトアミノフェン ····· 51, 66, 70
圧迫療法 ················ 110, 113
アドバンス・ケア・プランニング
 ························ 206
アブストラル®舌下錠 ··· 47, 55, 58
アルプラゾラム ·········· 82, 141
アロマセラピー ·········· 78, 134
怒り ··········· 7, 74, 127, 153, 207
意思決定 ······ 26, 180, 189, 228
意思決定能力 ········ 169, 173, 206

遺体の変化の特徴 ·········· 198
痛み
　—の訴えの評価 ·········· 41
　—の種類 ················ 38
一般病棟 ········ 8, 14, 19, 26, 198
イーフェン®バッカル錠 ······ 47
医療保険 ················ 188, 227
うつ（抑うつ）···· 7, 31, 36, 74, 102, 138, 142, 146, 161, 171, 217
エネルギー温存療法 ········ 100
塩酸ペンタゾシン ············ 48
エンゼルメイク ············· 200
嘔気 ······· 6, 45, 47, 62, 81, 88, 102
嘔吐 ········ 6, 47, 62, 81, 88, 96, 102
オキシコドン徐放性製剤
 ················ 59, 69, 72, 75, 92
オキシコドン製剤 ········· 47, 52
オキシコドン速放性製剤
 ···················· 47, 59, 72, 92
オキシコンチン®
 ················ 52, 53, 59, 69, 72, 75, 92
オキノーム® ········· 55, 59, 72, 92
オキファスト® ·············· 52
オクトレオチド酢酸塩 ········ 96
オピオイド ····· 4, 45, 50, 52, 62, 66, 72, 81, 97, 102, 105, 147, 170, 186
　—に関する誤解 ·········· 50
　—の換算 ················ 52
　—の種類と特徴 ·········· 45
　—の副作用 ·············· 62
オピオイド拮抗薬 ············ 48
オピオイドローテーション ·· 65, 66
オプソ® ····················· 56
オランザピン ·········· 143, 148
温罨法 ············ 95, 118, 128, 139

か行

介護支援連携指導料 ········ 229
介護保険 ············ 25, 226, 234
外来化学療法加算 ············ 25
外来サロン ················· 20
化学療法 ······ 5, 14, 39, 76, 89, 105

喀痰 ······················ 84
家族 ···· 9, 14, 20, 22, 31, 90, 101, 103, 110, 117, 149, 150, 154, 156, 166, 169, 173, 175, 182, 183, 185, 188, 189, 192, 195, 198, 202, 205, 209, 215, 217, 219, 226, 230
　—を呼ぶタイミング ······ 192
価値観 ···· 6, 28, 91, 97, 150, 158, 169, 173, 175, 179, 188, 206
かゆみ ················ 47, 120
がん患者の消化器症状の緩和に関するガイドライン ········ 89
がん患者リハビリテーション料
 ························· 33
環境の調整 ··· 32, 83, 87, 100, 121, 124, 139, 197, 204
がん診療連携拠点病院 ···· 2, 19, 25
がん性腹膜炎 ············ 96, 118
関節可動域訓練 ·········· 35, 129
感染 ··· 5, 70, 107, 109, 122, 123, 190
がん対策基本法 ·········· 2, 3, 25
カンファレンス ····· 10, 13, 34, 163
緩和ケア ······ 2, 8, 11, 18, 25, 29, 33
　—の教育 ················ 235
　—の定義 ················· 4
緩和ケア外来 ········ 15, 20, 25
緩和ケア診療加算 ······· 2, 19, 27
緩和ケアチーム
 ········ 2, 15, 19, 26, 127, 161, 178
緩和ケア病棟 ···· 8, 11, 19, 25, 153
緩和ケア病棟入院料 ···· 11, 12, 25
緩和的化学療法 ············· 5
希死念慮 ·················· 142
気分転換 ·········· 78, 82, 122, 131
希望 ········ 142, 151, 153, 160, 178
気持ちのつらさと生活支障の寒暖計 ···················· 143
強オピオイド ············ 47, 67
胸水 ············ 35, 74, 80, 103, 179
クエチアピン ·············· 148
苦痛緩和のための鎮静に関するガイドライン ············· 167

索引

グリーフケア ……… 188, 198, 230
グリーフワーク ……………… 182, 230
ケアの見直し ……………………… 189
ケアマネジャー ……… 28, 227, 234
経済的負担 ………………………… 7, 48
経済的問題 ……………… 67, 216, 219
傾聴 ……… 7, 36, 119, 151, 159, 174
けいれん ……………………… 185, 203
下剤 ………………………… 65, 93, 119
血中濃度 ………… 31, 55, 59, 66, 74
下痢 ……………………………… 6, 65, 92
健康保険限度額適用認定証
 ……………………………………… 219, 227
倦怠感
 ……… 6, 99, 126, 138, 143, 165, 167
限度額適用・標準負担額減額
 認定証 ……………………………… 222
抗うつ薬 ………………… 74, 77, 143
高額療養費制度 ………… 219, 227
口渇 …………………… 102, 143, 165, 180
口腔カンジダ症 ……… 102, 105, 127
口腔ケア ……… 90, 105, 127, 172, 191
口腔内乾燥 ………………… 82, 87, 107
抗けいれん薬 ……………………… 74
抗不安薬 ………………… 81, 141, 171
抗不整脈薬 ……………………… 74
高齢者 ……………………………… 29
呼吸介助法 ……………………… 85
呼吸困難 ……… 6, 35, 79, 84, 118, 125,
 138, 165, 167, 171
呼吸法 ………………… 78, 82, 132
呼吸抑制 …………………………… 60, 68
骨吸収抑制薬 ……………………… 71
骨転移 …… 5, 35, 66, 69, 72, 75, 88, 185
コデインリン酸塩水和物 ……… 45
子どもへの告知 …………………… 211
コミュニケーション ……… 7, 16, 22,
 26, 82, 131, 151, 158, 174, 203, 206
コルチコステロイド
 ……… 74, 81, 89, 118, 125, 138, 171
コンサルテーション
 ……………………… 2, 26, 127, 161, 178

さ行

在宅への移行 …………………… 226
在宅療養 ………………… 14, 20, 226
在宅療養支援診療所 …………… 227
酸化マグネシウム ……………… 92, 95
酸素療法 ………………… 82, 87, 171
ジクロフェナクナトリウム …… 69
自己決定 ………………… 18, 22, 187
自己効力感 ……………… 56, 65, 160
自己コントロール感 …… 7, 101, 160
死後のケア ………………………… 198
支持的精神療法 ………… 141, 145
しびれ ……………………………… 72, 75
社会的苦痛 ………………………… 7
社会的資源 ……………… 18, 28, 226, 233
弱オピオイド ……………………… 45, 68
終末期医療の決定プロセスに
 関するガイドライン …………… 175
終末期がん患者の特徴 ………… 6
終末期がん患者の輸液療法に関す
 るガイドライン …… 85, 103, 179
消化管閉塞 ………… 63, 89, 96, 102
傷病手当金制度 ………………… 222
食事 ……… 91, 95, 97, 103, 131, 205
褥瘡 ……………………… 109, 129, 190
食欲不振
 ……… 6, 35, 102, 126, 165, 180, 230
侵害受容性疼痛 ………………… 38
神経障害性疼痛
 ……… 39, 45, 70, 73, 75, 129, 138
神経ブロック …………………… 4, 35
身体的苦痛 ……… 6, 32, 138, 179, 190
診療報酬 …………… 2, 11, 15, 27, 33
スキンケア ……………… 109, 112, 120
スクイージング ………………… 87
スコポラミン臭化水素酸塩水和物
 ……………………………………… 84, 184
ステロイド糖尿病 ……………… 126
ステロイドミオパチー ………… 127
スピリチュアルペイン ……… 7, 150
スピロノラクトン ……………… 118
生活保護制度 …………………… 222

精神的苦痛 ……… 6, 74, 161, 189, 206
制吐薬 ……………………… 64, 65, 89
積極的治療から症状緩和中心の
 ケアへの移行 …………………… 22
舌苔 ………………………………… 105
全人的苦痛 …… 6, 38, 41, 128, 171, 196
センナ ……………………………… 95
喘鳴 ………………… 165, 171, 183, 203
せん妄 …… 31, 47, 127, 138, 141, 142,
 146, 161, 165, 171, 180, 203
掻痒感 ……………………………… 120
ソーシャルワーカー ……… 13, 21, 28,
 34, 216, 219, 224, 233
蘇生 ………………………………… 209
ゾルピデム酒石酸塩 …………… 139

た行

体位交換 ………… 109, 129, 160, 191
体位排痰法 ………………………… 85
退院調整 ……………………… 27, 226
退院調整加算 ………………… 28, 228
地域連携 …………………………… 27
チーム（医療チーム）…… 13, 20, 22,
 34, 103, 119, 120, 143, 148, 154,
 157, 161, 167, 175, 189, 192, 233
チーム医療 …………………… 25, 219
腸閉塞 ………………………… 96, 118
鎮静 ………………………… 167, 173
鎮静薬 …………………………… 170
鎮痛補助薬 …… 60, 66, 73, 75, 171
鎮痛薬 ……… 43, 49, 52, 56, 59, 117
 ―の増量 ……………………… 59
手足症候群 ……………………… 76
定期循環・随時対応型訪問介護
 看護 ……………………………… 228
デイホスピス ……………………… 20
デキサメタゾン ………………… 126
摘便 …………………………… 95, 119
デスケースカンファレンス … 10, 13
デュロキセチン塩酸塩 ………… 76
デュロテップ®MTパッチ ……… 47
電解質異常 …… 31, 63, 99, 118, 185

電撃痛 …………………… 72, 77	複合的理学療法 …………… 112	メサドン塩酸塩 ………… 48, 68
転倒 …… 32, 76, 109, 119, 139, 149	複雑性悲嘆 ……… 195, 202, 231	メトクロプラミド …… 88, 96, 102
疼痛（がん疼痛）… 6, 35, 38, 56, 66, 69, 72, 102, 124, 128, 140, 167, 171	副腎皮質ステロイド薬 …… 81, 96, 100, 102, 105, 118, 125	メトロニダゾール ………… 123 モルヒネ徐放性製剤 … 56, 62, 70
疼痛緩和 ………………… 4, 128	腹水 …… 6, 35, 74, 102, 117, 179	モルヒネ製剤 …… 47, 49, 56, 65, 66, 81, 84, 96, 171
疼痛緩和技術 ……………… 128	腹水穿刺 ……………… 102, 117	
投与経路変更 …… 47, 52, 65, 66, 74	腹部膨満感 ……… 6, 103, 117, 138	モルヒネ速放性製剤 …… 47, 56
トータルペイン …………… 6, 38, 41, 128, 171, 196	浮腫 …… 74, 103, 108, 118, 165, 179 ブチルスコポラミン臭化物 …………………… 84, 96, 184	──（や行）──
突出痛 …………………… 39, 56		薬物動態 ………………… 4, 31
トラマドール塩酸塩 …… 45, 51, 68	ブプレノルフィン塩酸塩 …… 48	薬物療法 …………………… 4
トリアゾラム ……………… 139	不眠 ………… 99, 138, 148, 207, 230	遺言 ……………………… 224
ドンペリドン ……………… 102	フルニトラゼパム … 139, 148, 170	輸液 …… 14, 85, 97, 103, 118, 171, 175, 179, 183
	プレドニゾロン …………… 126	
──（な行）──	プロクロルペラジン ………… 62	予期悲嘆 …………… 166, 172, 197, 202, 206, 217
二次的ストレス …………… 217	フロセミド ………………… 117	
認知症 …………… 31, 127, 146	ブロチゾラム ……………… 139	予後予測 …………… 164, 192
ネブライザー …………… 84, 183	ブロムヘキシン塩酸塩 ……… 84	
眠気 … 47, 59, 62, 66, 74, 76, 99, 141	分子標的薬 ………………… 71	──（ら行）──
	ペインスケール ………… 41, 79	ラクツロース ……………… 94
──（は行）──	ベタメタゾン …………… 81, 126	リスペリドン ……………… 148
排便コントロール … 92, 119, 143	便秘 …… 6, 45, 53, 62, 81, 92, 97, 102, 119, 143, 190	利尿薬 …………… 79, 110, 117, 138
肺理学療法 ………………… 85		リハビリテーション … 33, 148, 172
パーカッション …………… 87	便秘治療薬 ………………… 93	療養の場の選択 …… 7, 18, 166, 228
バッドニュース ……… 22, 156	放射性医薬品 ……………… 71	リラクセーション法 … 82, 100, 132
ハフィング ………………… 85	放射線療法 ……… 5, 39, 63, 89, 105	臨死期 …… 14, 147, 175, 179, 183, 185, 189, 192, 203, 209
パロキセチン塩酸塩水和物 … 143	訪問看護 ……… 20, 188, 227, 234	
ハロペリドール …………… 148	訪問診療 ………………… 227	臨死期患者の身体的変化 …………………… 192, 203
ピコスルファートナトリウム 水和物 ……………… 65, 92	保温 …………… 77, 109, 139 補完代替療法 ……………… 132	臨床倫理の4分割法 ……… 176
非ステロイド抗炎症薬 …… 69, 73	ポジショニング ………… 35, 129	リンパドレナージ ………… 112
悲嘆 …… 152, 174, 182, 195, 202, 230	ホスピス …………… 8, 11, 19, 25	リンパ浮腫 ………………… 111
不安 …… 6, 27, 31, 36, 49, 74, 81, 99, 102, 119, 138, 140, 142, 151, 171, 202, 205, 217, 219	──（ま行）──	倫理的ジレンマ …………… 175 冷罨法 ………………… 128, 139
	マッサージ …… 78, 95, 100, 110, 112, 118, 129, 139	レスキュー …… 45, 52, 56, 59, 72
フェイススケール ……… 43, 79		──の原則 ……………… 56
フェンタニル® ………… 47, 55	麻薬 …………………… 49, 60	ロキソプロフェンナトリウム 水和物 ………………… 72, 75
フェンタニル製剤 … 47, 53, 58, 96	満月様顔貌 ………………… 127	
フェンタニル速放性製剤 …………………… 47, 55, 58	ミオクローヌス …………… 185 ミダゾラム …………… 148, 170	ロラゼパム …………… 82, 141
フェンタニル貼付剤 …… 45, 55	看取り … 8, 14, 182, 193, 204, 217	──（わ行）──
フェントス®テープ … 47, 53, 55	ムーンフェイス …………… 127	ワンデュロ®パッチ ………… 47

一般病棟でもできる！
終末期がん患者の緩和ケア 第3版
あなたの疑問に認定看護師が答えます

〈検印省略〉

2006年1月20日	第1版第1刷発行
2008年7月10日	第1版第4刷発行
2009年5月30日	第2版第1刷発行
2013年7月30日	第2版第3刷発行
2014年6月10日	第3版第1刷発行
2017年9月20日	第3版第3刷発行

編 集 ● 岩崎 紀久子・酒井 由香・中尾 正寿

発 行 ● 株式会社 日本看護協会出版会
〒150-0001 東京都渋谷区神宮前 5-8-2 日本看護協会ビル 4 階
〈注文・問合せ／書店窓口〉Tel / 0436-23-3271 Fax / 0436-23-3272
〈編集〉Tel / 03-5319-7171
http://www.jnapc.co.jp

デザイン ● 齋藤久美子

イラスト ● 小林雅代（表紙カバー）・志賀 均（本文）

印 刷 ● 株式会社フクイン

本書の一部または全部を許可なく複写・複製することは著作権・出版権の侵害になりますのでご注意ください。
©2014 Printed in Japan

ISBN978-4-8180-1847-1